协和听课笔记

系统解剖学

李 炎 夏小雨 主 编

中国协和医科大学出版社

图书在版编目（CIP）数据

系统解剖学／李炎，夏小雨主编. —北京：中国协和医科大学出版社，2020. 11

（协和听课笔记）

ISBN 978-7-5679-1599-2

Ⅰ. ①系… Ⅱ. ①李… ②夏… Ⅲ. ①系统解剖学-医学院校-教学参考资料 Ⅳ. ①R322

中国版本图书馆 CIP 数据核字（2020）第 187020 号

协和听课笔记

系统解剖学

主　编：李　炎　夏小雨
责任编辑：张　宇

出版发行：中国协和医科大学出版社
　　　　　（北京市东城区东单三条 9 号　邮编 100730　电话 010-65260431）
网　　址：www. pumcp. com
经　　销：新华书店总店北京发行所
印　　刷：北京玺诚印务有限公司

开　　本：889×1194　1/32
印　　张：11. 75
字　　数：260 千字
版　　次：2020 年 11 月第 1 版
印　　次：2020 年 11 月第 1 次印刷
定　　价：52. 00 元

ISBN 978-7-5679-1599-2

编者名单

主　编　李　炎　夏小雨

编　委（按姓氏笔画排序）

王雅雯（中国医学科学院肿瘤医院）

白熠洲（清华大学附属北京清华长庚医院）

朱一鸣（中国医学科学院肿瘤医院）

朱晨雨（北京协和医院）

李　炎（北京协和医院）

李晗歌（北京协和医学院）

杨　寒（中山大学肿瘤防治中心）

吴春虎（阿虎医学研究中心）

张　镭（南方医科大学南方医院）

陈　玮（中日友好医院）

夏小雨（中国人民解放军总医院第七医学中心）

蔺　晨（北京协和医院）

管　慧（北京协和医院）

前 言

　　北京协和医学院是中国最早的一所八年制医科大学，在100多年的办学过程中积累了相当多的教学经验，在很多科目上有其独特的教学方法，尤其是各个学科的任课老师，都是其所在领域的专家、教授。刚进入协和的时候，就听说协和有三宝：图书馆、病案和教授。更有人索性就把协和的教授誉为"会走路的图书馆"。作为协和的学生，能够在这样的环境中学习，能够聆听大师们的教诲，确实感到非常幸运。同时，我们也想与大家分享自己的所学所获，由此，推出本套丛书。

　　本套丛书是以对老师上课笔记的整理为基础，再根据第9版教材进行精心编写，实用性极强。

　　本套丛书的特点如下：

　　1. 结合课堂教学，重难点突出

　　总结核心问题，突出重难点，使读者能够快速抓住重点内容；精析主治语录，提示考点，减轻读者学习负担；精选执业医师历年真题，未列入执业医师考试科目的学科，选用练习题，以加深学习记忆，力求简单明了，使读者易于理解。

　　2. 紧贴临床，实用为主

　　医学的学习，尤其是桥梁学科的学习，主要目的在于为临床工作打下牢固的基础，无论是在病情的诊断、解释上，还是在治疗方法和药物的选择上，都离不开对人体最基本的认识。桥梁学科学好了，在临床上才能融会贯通，举一反三，学有所用，学以致用。

3. 图表形式，加强记忆

通过图表的对比归类，不但可以加强、加快相关知识点的记忆，通过联想来降低记忆的"损失率"，也可以通过表格中的对比来区分相近知识点，避免混淆，帮助大家理清思路，最大限度帮助读者理解和记忆。

解剖学与医学各学科之间联系密切，是医学科学中一门重要的必修课。可以说，解剖学是学习医学各学科不可动摇的基石。全书共分 21 章，基本涵盖了教材的重点内容。每个章节都由本章核心问题、内容精要等部分组成，重点章节配历年真题，重点内容以下划线标注，有助于学生更好地把握学习重点。

本套丛书可供各大医学院校本科生、专科生及七年制、八年制学生使用，也可作为执业医师和研究生考试的复习参考用书，对住院医师也具有很高的学习参考价值。

由于编者水平有限，如有错漏，敬请各位读者不吝赐教，以便修订、补充和完善。如有疑问，可扫描下方二维码，会有专属微信客服解答。

编　者

2020 年 8 月

目 录

绪　　论

一、人体解剖学的定义

解剖学是研究正常人体形态结构的科学，是一门医学基础课程。目的是让医学生掌握人体各器官系统的正常形态结构、位置与毗邻关系、生长发育规律及其功能意义，为其他医学课程的学习奠定坚实的基础。

二、人体解剖学的分科

广义的解剖学包括人体解剖学、组织学、细胞学和胚胎学。我国通常把人体解剖学分为系统解剖学和局部解剖学，两者又称巨视解剖学。

1. 系统解剖学　是按人体的器官功能系统阐述正常人体器官的形态结构、生理功能及其生长发育规律的科学。

2. 局部解剖学　按人体的某一局部（如头部、颈部、胸部、腹部等）或某一器官，重点描述人体器官的配布、位置关系及结构层次等。

3. 其他　微视解剖学、外科解剖学、表面解剖学、X 线解剖学、断层解剖学、运动解剖学、神经解剖学和艺术解剖学。

当人类进入了智能化、信息化和数字化的时代，解剖学的研究也进入了分子和基因水平。产生了微创解剖学、虚拟解剖学、数字解剖学等新学科。

三、人体的分部和器官系统

（一）人体重要的局部

1. 头部　包括颅、面部。

2. 颈部　包括颈、项部。

3. 背部、胸部、腹部、盆会阴部　合称躯干部。

4. 左、右上肢与左、右下肢。

（二）九大系统

包括运动系统、消化系统、呼吸系统、泌尿系统、生殖系统、脉管系统、感受器、神经系统、内分泌系统。神经-免疫-内分泌网络将人体各器官系统有机整合起来。

四、人体解剖学的基本术语

（一）人体的标准解剖姿势

人体直立，面向前方，两眼平视正前方，两上肢下垂于躯干的两侧，掌心向前，两足并立，足尖向前。

（二）方位术语

1. 上与下　近颅者为上，近足者为下。

2. 前与后　近腹者为前（腹侧），近背面者为后（背侧）。

3. 内侧与外侧　近正中矢状面者为内侧，远离正中矢状面者为外侧。

4. 内与外　近内腔者为内，远内腔者为外。

5. 浅与深　近皮肤者为浅，离皮肤远而近人体内部中心者为深。

6. 近侧与远侧　在四肢，距肢体根部近者为近侧，离肢体根部远者为远侧。上肢的尺侧与桡侧，和下肢的胫侧与腓侧分别与内侧和外侧相对应。

主治语录：注意内、外与内侧和外侧的显著区别。

（三）人体的轴和面（图绪-0-1）

1. 垂直轴　上下方向。

2. 矢状轴（腹背轴）　前后方向。

3. 冠状轴　左右方向。

4. 矢状面　按前后方向，将人体分成左、右两部分的剖面。将人体分成相等的左、右两半的剖面，称正中矢状面。

5. 冠状面　按冠状轴方向，将人体分成前、后两部分的剖面。

6. 水平面（横切面）　与地平面平行，与矢状面和冠状面相互垂直，将人体分成上、下两部分的平面。

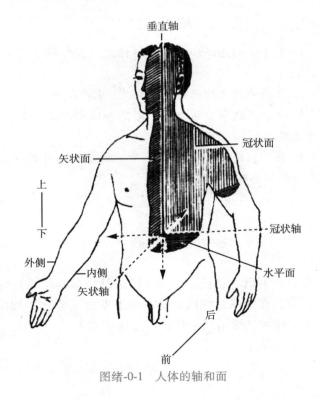

图绪-0-1　人体的轴和面

第一篇 运动系统

第一章 骨 学

核心问题

1. 躯干骨的组成和重要骨性标志。各部椎骨的主要特征。

2. 颅底的内、外面观及前面观,骨性标志。

3. 上、下肢带骨的位置、形态和结构,上、下肢骨的骨性标志。

4. 肱骨、尺骨、桡骨,股骨、胫骨及腓骨的位置、形态和结构。腕骨的组成。

内容精要

骨是以骨组织(包括骨细胞、胶原纤维和基质等)为主体构成的器官,在结缔组织或软骨基础上发育(骨化)形成。骨为体内最坚硬的结缔组织,骨髓具有造血功能。

第一节　总　　论

一、骨的分类

正常成人共有 206 块骨，可分为颅骨、躯干骨和四肢骨，前两者合称中轴骨。

1. 长骨　分布于四肢，呈长管状，两端膨大——骺，中间缩窄——体（骨干）。

2. 短骨　形似立方体，如腕骨和跗骨。

3. 扁骨　呈板状，如肋骨和顶骨等。

4. 不规则骨　形状不规则，如椎骨和髋骨等。有些不规则骨内有与外界相通的腔洞，称含气骨，如上颌骨。位于肌腱内的扁圆形小骨称籽骨，在运动中有助于减少摩擦和改变肌肉牵拉方向。髌骨是人体最大的籽骨。

二、骨的表面形态

骨面突起（棘、隆起、粗隆或结节、嵴和线）、骨面凹陷（窝、凹、沟和压迹）、骨的空腔（腔、窦、房和管）、骨端的膨大（头、髁）、其他特征（面、缘和切迹）。

三、骨的构造

1. 骨质　①骨密质：致密，抗压抗扭曲力强，位于骨表面。②骨松质：海绵状、由骨小梁构成，位于骨内部。

　　主治语录：扁骨的骨密质分内板、外板，骨松质配布于中间，称板障，有板障静脉经过。

2. 骨膜　主要由纤维结缔组织构成，富有血管、神经、淋巴管。骨膜的内层和骨内膜有分化成骨细胞和破骨细胞的能力。

3. 骨髓 ①红骨髓：有造血和免疫功能。②黄骨髓：含大量脂肪组织。失血过多或重度贫血时，黄骨髓能转化为红骨髓，恢复造血功能。

4. 骨的血管、淋巴管和神经

（1）长骨的动脉包括滋养动脉（主要）、干骺端动脉、骺动脉及骨膜动脉。不规则骨、扁骨和短骨的动脉来自骨膜动脉或滋养动脉。

（2）骨膜有丰富的淋巴管。

（3）神经：伴滋养血管进入骨内，分布至哈佛管的血管周隙中，以内脏传出纤维（无髓）居多，分布至血管壁；躯体传入纤维（有髓）则多分布于骨膜。

主治语录：骨膜对张力或撕扯的刺激较敏感，故骨脓肿和骨折常引起剧痛。

四、骨的化学成分和物理性质

见表 1-1-1。

表 1-1-1 骨的化学成分和物理性质

组 成	有机质	无机质
化学成分	胶原纤维束和黏多糖蛋白等	主要是碱性磷酸钙
特点	构成骨的支架，赋予骨弹性和韧性	使骨坚硬挺实
临床意义	幼儿时期：有机质和无机质各占一半，故弹性较大，柔软，易变形，在外力作用下不易骨折或折而不断称青枝骨折	
	成年人：有机质和无机质约为 3∶7，最为合适，骨具有较大的硬度和一定的弹性	
	老年人：骨无机质所占比例更大，脆性增加，骨质呈现多孔性，骨组织总量减少，出现骨质疏松，易发生骨折	

五、骨的发生和发育

骨发生于中胚层间充质。

1. 膜化骨　自胚胎第 8 周开始间充质呈膜状分布，并逐渐骨化称膜化骨，如颅顶骨和面颅骨的发生。

2. 软骨化骨　首先发育为软骨，继续骨化称软骨化骨，如四肢骨（锁骨除外）和颅底骨的发生。

六、骨的可塑性

1. 骨的基本形态由遗传因素调控，但环境因素会影响骨的生长发育，如神经、内分泌、营养、疾病及其他物理、化学因素等。例如，神经系统参与调节骨的营养过程，协助骨质的增生，使骨坚韧粗壮。神经调节功能减弱时会出现骨质疏松。瘫痪患者因神经损伤出现骨脱钙、疏松和骨质吸收，甚至发生自发骨折。

内分泌对骨的发育影响较大，成年之前，垂体生长激素分泌亢进会促使骨过度生长导致巨人症；若分泌不足，则发育停滞导致侏儒症。成年人生长激素分泌亢进则出现肢端肥大症。

2. 骨折后，折断处有骨痂形成。骨折愈合初期，骨痂颇不规则，经过一定时间的吸收和改建，骨可基本恢复原有的形态结构。

第二节　中　轴　骨

一、躯干骨

包括 24 块椎骨、1 块骶骨、1 块尾骨、1 块胸骨和 12 对肋骨。

（一）椎骨

幼年时为 32 块或 33 块，分为颈椎 7 块，胸椎 12 块，腰椎 5 块，骶椎 5 块，尾椎 3~4 块。成年后 5 块骶椎融合成骶骨，3~4 块尾椎融合成尾骨。

1. 椎骨的一般形态　椎骨由前方短圆柱形的椎体和后方板状的椎弓组成。

（1）椎体：是椎骨负重的主要部分。上、下面粗糙，借椎间盘与邻近椎骨相接。椎体后面微凹陷，与椎弓共同围成椎孔。各椎孔上下贯通，构成容纳脊髓的椎管。

（2）椎弓：为弓形骨板，其紧连椎体的缩窄部分称椎弓根，根的上、下缘分别称椎上、下切迹。相邻椎骨的上、下切迹共同围成椎间孔，有脊神经和血管通过。椎弓根向后内扩展变宽，称椎弓板，两侧椎弓板于中线会合。由椎弓发出 7 个突起：1 个棘突，1 对横突和 2 对关节突。棘突尖端可在体表扪到。相邻关节突构成关节突关节。

2. 各部椎骨的主要特征

（1）颈椎（图 1-2-1）：椎体较小，横断面呈椭圆形。上、下关节突的关节面呈水平位。第 3～7 颈椎体上面侧缘向上突起称椎体钩。椎体钩与上位椎体下面的两唇缘相接形成钩椎关节，又称 Luschka 关节。如椎体钩过度增生肥大，可致椎间孔狭窄，压迫脊神经，产生颈椎病的症状和体征。

颈椎椎孔较大，呈三角形。横突有孔，称横突孔，有椎动脉（穿 1～6 横突孔）和椎静脉通过。第 6 颈椎横突末端前方有明显的隆起，称颈动脉结节，有颈总动脉经其前方。当头部出血时，用手指将颈总动脉压于此结节，可暂时止血。第 2～6 颈椎的棘突较短，末端分叉。

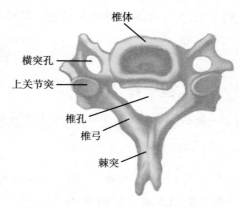

图 1-2-1　颈椎（上面）

1）第1颈椎（图1-2-2）：即寰椎，呈环状，无椎体、棘突和关节突，由前弓、后弓及侧块组成。前弓较短，后面正中有齿突凹，与枢椎的齿突相关节。侧块连接前后两弓，上面各有一椭圆形关节面，与枕髁相关节；下面有圆形关节面与枢椎上关节面相关节。后弓较长，上面可见横行的椎动脉沟，有椎动脉通过。

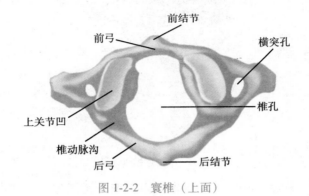

图 1-2-2　寰椎（上面）

2）第2颈椎（图1-2-3）：即枢椎，椎体向上伸出齿突，与寰椎齿突凹相关节。

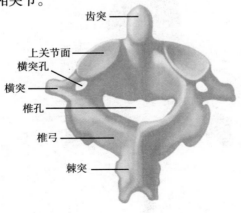

图 1-2-3　枢椎（上面）

3）第7颈椎（图1-2-4）：即隆椎，棘突长，末端不分叉，活体易触及，常作为计数椎骨序数的标志。

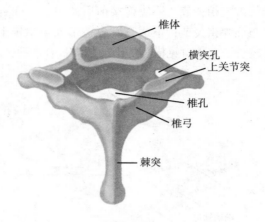

图1-2-4　第7颈椎（上面）

（2）胸椎（图1-2-5）：椎体自上向下逐渐增大，横断面呈心形。有上下肋凹（与肋头相关节）、横突肋凹（与肋结节相关

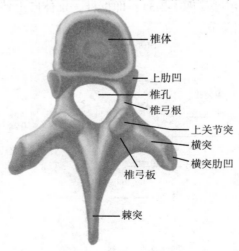

图1-2-5　胸椎（上面）

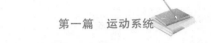

节）。棘突较长，向后下方倾斜，各相邻棘突呈叠瓦状排列。

（3）腰椎（图 1-2-6）：椎体粗壮，横断面呈肾形。椎孔呈卵圆形或三角形。上、下关节突粗大，关节面几呈矢状位。上关节突后缘的卵圆形隆起称乳突。棘突宽短呈板状，水平伸向后方。<u>各棘突的间隙较宽，临床上可于此做腰椎穿刺术。</u>

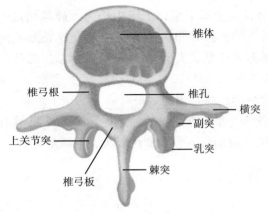

图 1-2-6 腰椎（上面）

（4）骶骨：由 5 块骶椎融合而成，呈倒三角形，底向上，尖朝下。盆面（前面）凹陷，上缘中份向前隆凸，称岬。盆面中部可见四条横线，是椎体融合的痕迹。横线两端有 4 对骶前孔。后面粗糙隆凸，正中线处为骶正中嵴，嵴外侧有 4 对骶后孔。

骶前、后孔分别有骶神经前、后支通过。骶前、后孔均与骶管相通，骶管上通连椎管，下端的裂孔称骶管裂孔，裂孔两侧有向下突出的骶角（为骶管麻醉的常用标志）。骶骨外侧部上宽下窄，上份有耳状面与髂骨的耳状面构成骶髂关节，耳状面后方称骶粗隆。骶骨参与构成骨盆后壁，上连第 5 腰椎，下接尾骨。

（5）尾骨：由 3~4 块退化的尾椎融合而成。上接骶骨，下端游离为尾骨尖。

（二）胸骨

胸骨长而扁，位于胸前壁正中，自上而下分为以下部分。

1. **胸骨柄** 上宽下窄，上缘中份为颈静脉切迹，两侧有锁切迹与锁骨连结。胸骨角为胸骨柄与体交界处形成向前的微隆起，两侧平对第 2 肋，是计数肋的重要标志。胸骨角部位又相当于左、右主支气管分叉处、主动脉弓下缘水平、心房上缘、上下纵隔交界部。胸骨角向后平对第 4 胸椎下缘。

2. **胸骨体** 呈长方形，外侧缘连接第 2~7 肋软骨。

3. **剑突** 扁而薄，形状变化较大，下端游离。

（三）肋

1. **肋**（图 1-2-7） 由肋骨和肋软骨组成，共 12 对。真肋：第 1~7 对。假肋：第 8~10 对。浮肋：第 11、12 对。

2. **肋骨** 肋骨属扁骨，后端膨大，称肋头，有关节面与胸椎上、下肋凹相关节。肋头外侧稍细，称肋颈。颈外侧的粗糙突起，称肋结节，与相应的胸椎横突肋凹相关节。肋体长而扁，分内、外两面和上、下两缘。内面近下缘处有肋沟，肋间神经和血管走行其中。体的后份急转处称肋角。前端稍宽，与肋软骨相接。

（1）第 1 肋骨扁宽而短，分上、下面和内、外缘，无肋角和肋沟。内缘前份有前斜角肌结节，为前斜角肌结节附着处。其前、后方有锁骨下静脉沟和锁骨下动脉经过的压迹。

（2）第 2 肋骨为过渡型。第 11、12 肋骨无肋结节、肋颈及肋角。

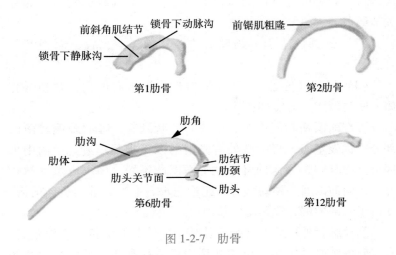

前斜角肌结节　锁骨下动脉沟　前锯肌粗隆

锁骨下静脉沟

第1肋骨　　　　　　　　　第2肋骨

肋角

肋沟

肋体　　　　　　　　　　肋结节

肋颈

肋头关节面　　肋头

第6肋骨　　　　　　　　　第12肋骨

图 1-2-7　肋骨

3. 肋软骨　位于各肋骨前端，由透明软骨构成，终身不骨化。

二、颅骨

（一）脑颅骨

脑颅由 8 块骨组成。成对：顶骨、颞骨。不成对：额骨、枕骨、筛骨、蝶骨。

1. 顶骨　外隆内凹，呈四边形，居颅顶中部，左右各一。两块顶骨间以矢状缝相连。前方经冠状缝同额骨相连，后方经人字缝与枕骨相连。

2. 颞骨　位于颅两侧，并延至颅底，参与构成颅底和颅腔侧壁，形状不规则，以外耳门为中心分 3 部分。

（1）鳞部：位于外耳门前上方，内面有脑回的压迹和脑膜中动脉沟；外面光滑，前下部有前伸的额突，与颧骨的颞突构成颧弓。颧突根部下面的深窝称下颌窝，窝前缘的横行突起称关节结节。

（2）鼓部：位于下颌窝后方，从前、下、后三面围绕外耳道。

（3）岩部（锥部）：呈三棱锥形，尖指向前内，紧临蝶骨体，底与颞鳞、乳突部相接。

岩部前面朝向颅中窝，中央有弓状隆起，隆起外侧较薄的部分，称鼓室盖，近尖端处有光滑的三叉神经压迹。后面中央部可见内耳门，通入内耳道。下面凹凸不平，中央有颈动脉管外口，向前内通入颈动脉管。此管先垂直上行，继而折向前内，开口于岩部尖端，称颈动脉管内口。

颈动脉管外口后方有颈静脉窝，后外侧的细长骨突称茎突。岩部后份肥厚的突起，位于外耳门后方称乳突，其内的含气小腔隙称乳突小房，茎突根部后方有茎乳孔。

主治语录：颞骨岩部因含有多个孔隙、管道与气房，较为脆弱，1/3 的颅底骨折发生于此。

3. 额骨 ①额鳞：为扁骨，中央隆起称额结节，内含空腔称额窦，开口于鼻腔。②眶部：构成眶上壁。③鼻部：位于两侧眶部之间，呈马蹄铁形，与筛骨和鼻骨连结，缺口处为筛切迹。

4. 枕骨 位于颅的后下部，呈勺状。前下部有枕骨大孔。枕骨借此孔分为四部：前为基底部，后为枕鳞，两侧为侧部。侧部的下方有椭圆形关节面，称枕髁。枕骨大孔后方有枕外嵴延伸至枕外隆凸，隆凸向两侧延伸为上项线，其下方有与之平行的下项线。

5. 筛骨 为脆弱的含气骨。位于两眶之间，额骨与蝶骨之间，参与构成鼻腔上部、鼻腔外侧壁和鼻中隔。筛骨在冠状切面上呈"巾"字形，分3部分。

（1）筛板：是多孔的水平骨板，构成鼻腔的顶，板的前份有鸡冠，其两侧有多个筛孔。

（2）垂直板：自筛板中线下垂，居正中矢状位，构成骨性鼻中隔上部。

（3）筛骨迷路：位于垂直板两侧，由菲薄骨片围成许多小腔，称筛窦。迷路内侧壁附有上鼻甲和中鼻甲。迷路外侧壁骨质极薄，构成眶的内侧壁，称眶板。

6. 蝶骨 居颅底中央。

（1）体：为中间部的立方形骨块，内含蝶窦，窦分隔为左右两半，分别向前开口于蝶筛隐窝。体上面呈马鞍状，称蝶鞍，中央的凹陷为垂体窝。体部两侧有颈动脉沟，颈内动脉经颈动脉管入颅后行于此沟内。

（2）大翼：自蝶骨体两侧伸向上方，分为凹陷的大脑面、前内侧的眶面和外下方的颞面。颞面借颞下嵴分上下两部。大翼根部自前内向后外可见圆孔、卵圆孔和棘孔，分别通过重要的神经和血管。

（3）小翼：为三角形，从体的前上份发出。其上面为颅前窝的后部，下面构成眶上壁的后部。小翼与体的交界处可见视神经管。两视神经管内口之间有交叉前沟连通。小翼与大翼间的裂隙为眶上裂。

（4）翼突：体与大翼连接处下垂，向后敞开形成内侧板和外侧板。翼突根部呈矢状贯通的细管，称翼管，向前通入翼腭窝。

（二）面颅骨

面颅有15块骨。成对：泪骨、鼻骨、颧骨、上颌骨、下鼻甲、腭骨。不成对：下颌骨、犁骨、舌骨。作用：连结构成眼眶、鼻腔、口腔的骨性支架。

1. 下颌骨　为最大的面颅骨，分为一体2支。

（1）下颌体：为弓状板，有上、下、两缘及内、外两面。上缘构成牙槽弓，有容纳下牙根的牙槽。下缘为下颌底。体外面正中有颏隆凸，其外侧有颏孔。内面正中有颏棘，其下外方有二腹肌窝。

（2）下颌支：为方形骨板。下颌支末端有2个突起：前方的称为冠突，为颞肌附着处；后方的称为髁突，两突之间的凹陷称为下颌切迹。髁突上端的膨大称为下颌头，与下颌窝相关节，头下方较细处称为下颌颈。下颌支后缘与下颌底相交处，称为下颌角。下颌支内面中央有下颌孔。

2. 上颌骨　成对，构成颜面的中央部，可分为一体4突。

（1）上颌体内含上颌窦，分前面、颞下面、眶面及鼻面。前面有眶下孔和尖牙窝。颞下面中部有牙槽孔。眶面构成眶的下壁，有矢状位的眶下沟，向前下连于眶下管。鼻面构成鼻腔外侧壁，有上颌窦裂孔通上颌窦。

（2）额突突向上方，接额骨、鼻骨和泪骨。颧突伸向外侧，接颧骨。牙槽突由体向下伸出，其下缘有牙槽，容纳上颌牙根。腭突由体向内水平伸出，于中线与对侧腭突结合，组成骨腭的前份。

3. 舌骨　位于下颌骨下后方，分为体、大角、小角。大角和体都可在体表们到。

4. 腭骨　位于上颌骨腭突与蝶骨翼突之间，分为水平板、垂直板。

主治语录：颅骨有23块（中耳的3对听小骨未计入）。以眶上缘、外耳门上缘、枕外隆凸的连线为界，颅分为后上部的脑颅与前下部的面颅。

（三）颅的整体观

1. 顶面观　可见顶结节、冠状缝、矢状缝、人字缝、顶孔。

2. 后面观　可见人字缝、枕鳞、枕外隆凸、上项线、下项线。

3. 内面观　正中线上可见纵行浅沟，为上矢状窦沟。

（1）颅前窝：由额骨眶部、筛骨筛板和蝶骨小翼构成。正中线上有额嵴、盲孔、鸡冠等结构。筛板上有筛孔通鼻腔。

（2）颅中窝：由蝶骨体及大翼、颞骨岩部等构成。窝中央是蝶骨体，上面有垂体窝，前外侧有视神经管通眶腔，管口外侧有前床突。垂体窝前方是鞍结节，后方是鞍背，其两侧有后床突。垂体窝和鞍背统称蝶鞍，其两侧浅沟为颈动脉沟，前端通眶上裂，后端有破裂孔。蝶鞍两侧，由前内向后外，依次可见圆孔、卵圆孔和棘孔。脑膜中动脉沟自棘孔走向外上方。弓状隆起与颞鳞之间有鼓室盖，岩部尖端有三叉神经压迹。

（3）颅后窝：可见枕骨大孔、斜坡、舌下神经管内口、枕内隆凸、上矢状窦沟、横窦沟、乙状窦沟、颈静脉孔、内耳门。

4. 颅底外面观（图1-2-8）　可见牙槽弓、骨腭、腭中缝、鼻后孔、切牙孔、切牙管、腭大孔、下颌窝、关节结节、枕髁、舌下神经管外口、颈静脉孔、颈动脉管外口、茎突、茎乳孔和破裂孔等。

5. 颅底侧面观　侧面中部有外耳门，后方为乳突，前方为颧弓。颧弓将颅侧面分为上方的颞窝和下方的颞下窝。

（1）颞窝：前下部较薄，在额、顶、颞、蝶骨汇合处最为薄弱，常构成"H"形的缝，称翼点，位于颧弓中点上方两横指（或3.5～4.0cm）处，其内面有脑膜中动脉前支通过。骨折

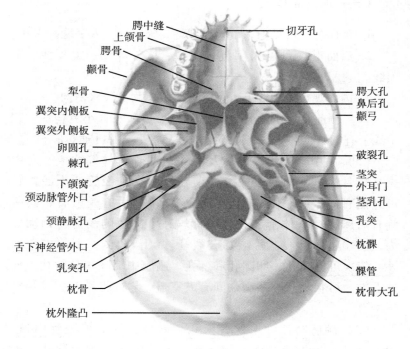

图 1-2-8　颅底外面观

时易伤及该动脉，形成硬膜外血肿。

（2）颞下窝：容纳咀嚼肌和血管、神经等。

前壁为上颌骨体和颧骨，内壁为翼突外侧板，外壁为下颌支，下壁与后壁缺如。

此窝向上与颞窝通连，经卵圆孔和棘孔与颅中窝相通，向前经眶下裂通眶，向内经翼上颌裂通翼腭窝。

（3）翼腭窝：深藏于颞下窝内侧，有重要血管、神经通过。此窝向外通颞下窝，向前借眶下裂通眶，向内借腭骨与蝶骨围成的蝶腭孔通鼻腔，向后借圆孔通颅中窝，借翼管通颅底外面，向下移行于腭大管，继而经腭大孔通口腔。源于口鼻腔、眶内、颅中窝、颞下窝、鼻旁窦的病变均可能蔓延至此窝。

6. 颅前面观（图 1-2-9）　可见额骨和面颅诸骨，面部中央为梨状孔，向后通鼻腔。孔的外上方为眶，下方为上、下颌骨围成的骨性口腔。分为额区、眶、骨性鼻腔和骨性口腔。

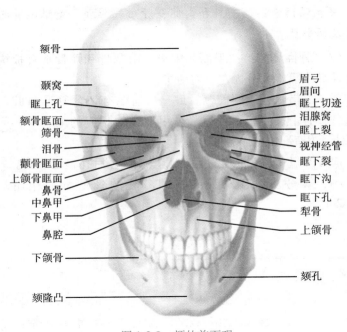

图 1-2-9　颅的前面观

（1）额区：由额鳞组成。两侧可见隆起的额结节，眉弓、眉间都是重要的体表标志。

（2）眶：容纳眼球及其附属结构，有一尖、一底、四壁。

1）底：眶上缘有眶上孔或眶上切迹，眶下缘有眶下孔。

2）尖：有视神经管口通入颅中窝。

3）上壁：前外侧有泪腺窝，容纳泪腺。

4）内侧壁：前下方的泪囊窝经鼻泪管通鼻腔。

5）下壁：与外侧壁交界处有眶下裂，向后通入颞下窝、翼腭窝，向前经眶下沟通眶下孔。

6）外侧壁：与上壁交界处有眶上裂，向后通入颅中窝。

主治语录：眶下裂和内侧壁骨质较薄弱，是眼眶骨折最常累及的部位。

（3）骨性鼻腔：位于面颅中央，由犁骨和筛骨垂直板构成的骨性鼻中隔将其分为左、右两半。

顶——借筛孔通颅前窝；底——前端有切牙管通口腔；外侧壁——有上、中、下鼻甲，鼻甲下方为相应的上、中、下鼻道，上鼻甲后上方有蝶筛隐窝。

前方开口——梨状孔；后方开口——鼻后孔，通咽腔。

（4）鼻旁窦：有发音共鸣和减轻颅骨重量的作用，见表1-2-1。

表 1-2-1　鼻旁窦

名　称	特　点	开　口
额窦	位于眉弓深面	中鼻道前部的筛漏斗处
筛窦	又称筛骨迷路（也称筛小房）	前、中群：中鼻道
		后群：上鼻道
蝶窦	位于蝶骨体内	蝶筛隐窝
上颌窦（最大）	位于上颌骨体内；前壁有尖牙窝，骨质最薄；窦口高于窦底，窦内积液时直立位不易引流	中鼻道半月裂孔

（5）骨性口腔：由上颌骨、腭骨及下颌骨围成。顶即骨腭，其前方正中有切牙孔，后方两侧有腭大孔和腭小孔。前壁及外侧壁由上、下颌骨牙槽部及牙围成，向后通咽，底由软组织封闭。

主治语录：颅的骨性标志有眶上切迹、眉弓、顶结节、枕外隆凸、颞骨乳突、颧弓、下颌支、下颌角。

（四）新生儿颅的特征

1. 脑颅远大于面颅，颅顶观呈五角形。

2. 有颅囟 前囟（额囟）最大，呈菱形，位于矢状缝与冠状缝相接处，在1~2岁时闭合。后囟（枕囟）呈三角形，位于矢状缝与人字缝汇合处；蝶囟位于顶骨前下角；乳突囟位于顶骨后下角，三者均在生后不久闭合。

3. 上、下颌骨不发达，下颌角呈钝角；鼻旁窦未发育，乳突不明显，口、鼻显得较小。

第三节 附 肢 骨

附肢骨包括上肢骨和下肢骨。上、下肢骨分别由与躯干相连接的肢带骨和游离的自由肢骨组成。上、下肢骨的数目和排列方式基本相同，上肢骨每侧32块，共64块，下肢骨每侧31块，共62块。

一、上肢骨

（一）上肢带骨

1. 锁骨 呈"~"形，横架于胸廓前上方，内端称胸骨端，外端称肩峰端，内侧 2/3 凸向前，外侧 1/3 凸向后。内、外侧交界处易发生骨折。<u>锁骨是唯一直接与躯干相连的上肢骨</u>。

2. 肩胛骨（表 1-3-1、图 1-3-1）　呈三角形扁骨，贴于胸廓后外面，介于第 2~7 肋骨之间。

表 1-3-1　肩胛骨形态

名　称	特　点
三角	上角：平对第 2 肋骨
	下角：平对第 7 肋或第 7 肋间隙，为计数肋的标志
	外侧角：外侧为关节盂，与肱骨头相关节。关节盂上、下方的粗隆为盂上结节、盂下结节
三缘	上缘：外侧有肩胛切迹，更外侧有喙突
	外侧缘：腋缘
	内侧缘：脊柱缘
二面	腹侧面（肋面）：与胸廓相对，称肩胛下窝
	背侧面：有肩胛冈、肩峰、冈上窝、冈下窝

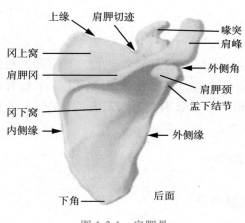

图 1-3-1　肩胛骨

（二）自由上肢骨

自由上肢骨的组成，见表1-3-2。

表 1-3-2　自由上肢骨的组成

肱骨（图 1-3-2）	①上端：肱骨头、解剖颈（肱骨头头周围的环状浅沟）、大小结节、大小结节嵴、结节间沟、外科颈（易发生骨折） ②体：三角肌粗隆、桡神经沟（有桡神经和股深动脉经过，中部骨折易损伤桡神经） ③下端：肱骨小头（与桡骨相关节）、肱骨滑车（与尺骨形成关节）、冠状窝、桡窝、鹰嘴窝、外上髁、内下髁、尺神经沟（位于内下髁后方，有尺神经通过）
桡骨（图 1-3-3）	①上端：桡骨头（关节凹与股骨小头相关节、环状关节面与尺骨相关节）、桡骨颈（其内下侧为桡骨粗隆） ②体：内侧缘为骨间缘（骨间嵴）、外侧面中点的粗糙面为旋前圆肌粗隆 ③下端：桡骨茎突、尺切迹、腕关节面（与腕骨相关节）
尺骨（图 1-3-3）	①上端：滑车切迹、鹰嘴、冠突、桡切迹（与桡骨头相关节）、尺骨粗隆 ②体：外缘锐利，为骨间缘 ③下端：尺骨头（其前、后、外有环状关节面与桡骨的尺切迹相关节，下面借关节盘与腕骨分隔）、尺骨茎突
手骨	①腕骨（8 块）：近侧列由桡侧向尺侧——手舟骨（骨折最多见）、月骨、三角骨、豌豆骨；远侧列——大多角骨、小多角骨、头状骨、钩骨 ②掌骨（5 块）：由桡侧向尺侧依次为第 1~5 掌骨 近端为底，接腕骨；远端为头，接指骨；中间部为体 ③指骨（14 块）：拇指 2 节，包括近节指骨、远节指骨；其他各 3 节，包括近节指骨、中节指骨和远节指骨

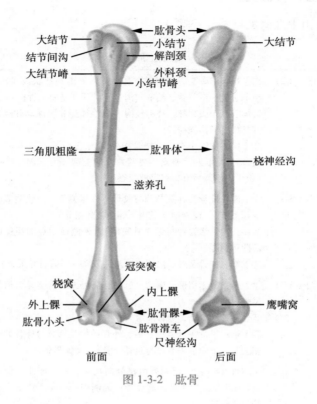

图 1-3-2　肱骨

1. 8 块腕骨构成掌面凹陷的腕骨沟。手舟骨、月骨、三角骨近端形成的椭圆形关节面，与桡骨腕关节面、尺骨下端的关节盘构成桡腕关节。

2. 第 1 掌骨短而粗，其底有鞍状关节面，与大多角骨的鞍状关节面相关节。

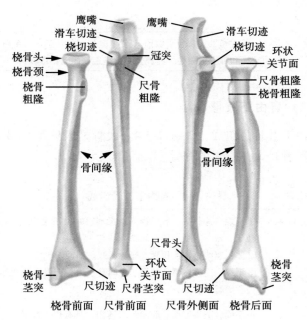

桡骨头
桡骨颈
桡骨粗隆
鹰嘴
滑车切迹
桡切迹
鹰嘴
冠突
尺骨粗隆
滑车切迹
桡切迹
环状关节面
尺骨粗隆
桡骨粗隆
骨间缘
骨间缘
尺骨头
环状关节面
桡骨茎突
尺切迹
尺骨茎突
尺切迹
桡骨茎突
桡骨前面 尺骨前面 尺骨外侧面 桡骨后面

图 1-3-3 桡骨和尺骨

二、下肢骨

（一）下肢带骨

髋骨的组成，见表 1-3-3。

表 1-3-3 髋骨组成

组成	①髂骨：髂嵴（两侧髂嵴最高点的连线约平第 4 腰椎棘突，是计数椎骨的标志）、髂前上下棘、髂后上下棘、髂结节、髂窝（下界为弓状线）、耳状面、髂粗隆等
	②耻骨：髂耻隆起、耻骨上下支、耻骨梳、耻骨结节、耻骨嵴、耻骨联合，与坐骨围成闭孔
	③坐骨：坐骨结节（为坐骨最低部）、坐骨棘、坐骨小切迹及大切迹

续表

临床意义	髂骨、耻骨和坐骨会合于髋臼（有髋臼），16 岁左右完全融合。因骨质疏松和骨质脆弱导致的髋骨骨折是常见的老年性骨折

（二）自由下肢骨

自由下肢骨的组成，见表 1-3-4。股骨是人体最长最结实的长骨，髌骨是人体最大的籽骨。

表 1-3-4　自由下肢骨组成

股骨（图 1-3-4）	①上端：股骨头、股骨颈（与股骨体的夹角称颈干角）、大小转子、转子间线、转子间嵴 ②体：粗线、臀肌粗隆、耻骨肌线、腘面 ③下端：内外侧髁、髌面、髁间窝、内外上髁、收肌结节（为内收肌腱附着处）
髌骨	位于股骨下端前面、股四头肌腱内，具有保护膝关节、避免股四头肌腱对股骨髁软骨面的摩擦、增加膝关节稳定性的功能
胫骨（图 1-3-5）	①上端：内外侧髁（上关节面）、髁间隆起、腓关节面（与腓骨头相关节）、胫骨粗隆 ②体：骨间缘、比目鱼肌线，胫骨体上、中 1/3 交界处有滋养孔 ③下端：内踝、腓切迹，下端的下面和内踝的外侧面有关节面与距骨相关节
腓骨（图 1-3-5）	腓骨头、腓骨颈、外踝
足骨	①跗骨（7 块）：后列为跟骨、距骨，中列为足舟骨，前列为骰骨、内侧楔骨、中间楔骨、外侧楔骨 ②跖骨（5 块）：内侧至外侧分别为第 1~5 跖骨，第 5 跖骨底向后突出形成粗隆 ③趾骨（14 块）：拇趾 2 节，其余各趾均为 3 节（近节趾骨、中节趾骨、远节趾骨）

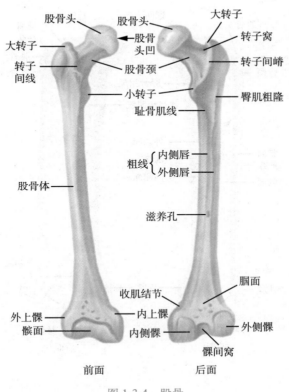

图 1-3-4 股骨

主治语录：上、下肢骨的常用骨性标志有锁骨、肩胛下角、肱骨内上髁、肱骨外上髁、尺骨鹰嘴、尺骨茎突、桡骨茎突；髂前上棘、髂嵴、髂结节、耻骨结节、股骨大转子、腓骨头、胫骨前缘、内踝、外踝。

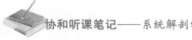

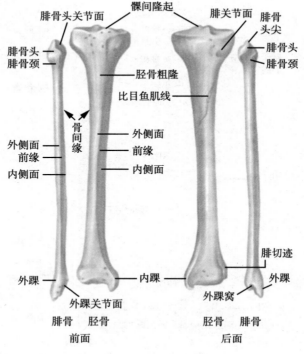

图 1-3-5 胫骨和腓骨

 历年真题

1. 骨的构造是
   A. 由骨密质、骨松质和骨膜
      构成
   B. 由骨密质、骨松质和骨髓
      构成
   C. 由骨质、骨膜、骨髓、神经
      和血管等构成

   D. 由骨密质、骨松质和黄骨髓
      构成
   E. 骨的表面全部被覆有骨膜
2. 躯干骨的组成为
   A. 椎骨、尾骨、胸骨、胸骨
      柄、颅骨
   B. 椎骨、肋骨、胸骨柄、骶骨、

胸骨

C. 椎骨、尾骨、胸骨、12 对
　　肋、骶骨

D. 胸骨、肋骨、肩胛骨、颅骨

E. 椎骨、颅骨、胸骨、尾骨

3. 有横突孔的椎骨是

A. 颈椎

B. 胸椎

C. 腰椎

D. 骶椎

E. 尾椎

4. 第 7 颈椎

A. 又称枢椎

B. 棘突长而分叉

C. 横突孔供椎动脉穿过

D. 其棘突是计数椎骨的标志

E. 横突前结节称颈动脉结节

5. 关于骶管的描述，正确的是

A. 由骶前孔连接而成

B. 由骶后孔连接而成

C. 由骶椎椎孔连接而成

D. 由骶管裂孔连接而成

E. 由骶前后孔连接而成

6. 胸骨

A. 分为胸骨柄和胸骨体两部分

B. 上缘两侧借锁切迹与锁骨相
　　连接

C. 与第 1~10 对肋骨相接

D. 与上 8 对肋软骨相关节

E. 胸骨体与剑突连接处形成胸
　　骨角

7. 胸骨角两侧平对

A. 第 5 肋

B. 第 4 肋

C. 第 3 肋

D. 第 2 肋

E. 第 1 肋

8. 参加构成鼻中隔的骨是

A. 额骨

B. 蝶骨

C. 犁骨

D. 鼻骨

E. 下鼻甲

9. 具有鼻旁窦的是

A. 额骨、蝶骨、颧骨、上颌骨

B. 筛骨、上颌骨、下颌骨、蝶骨

C. 颞骨、下颌骨、颧骨、上颌骨

D. 上颌骨、蝶骨、额骨、筛骨

E. 筛骨、蝶骨、额骨、枕骨

参考答案：1. C　2. C　3. A
　　　　　4. D　5. C　6. B
　　　　　7. D　8. C　9. D

第二章 关 节 学

核心问题

1. 关节的基本构造、辅助装置和运动形式。

2. 颞下颌关节、肩关节、肘关节和桡腕关节的特点和运动。

3. 髋关节、膝关节、踝关节的特点和功能。

内容精要

骨与骨之间借纤维结缔组织、软骨或骨相连，形成骨连结。按骨连结的方式，可分为直接连结和间接连结，后者是骨连结的最高分化形式。关节是参与执行躯体运动功能的重要组成部分。

第一节 总 论

一、直接连结

较牢固，不活动或仅有少许活动，包括纤维连结、软骨连结和骨性连结 3 种类型。

（一）纤维连结

1. 韧带连结　如椎骨棘突之间的棘间韧带、前臂骨间膜等。

2. 缝 如颅的矢状缝和冠状缝等。如果缝骨化，则成为骨性结合。

（二）软骨连结

1. 透明软骨结合 如长骨骨干与骺之间的骺软骨，多见于幼年时期，成年后骨化形成骨性结合。

2. 纤维软骨联合 如椎间盘、耻骨联合。

（三）骨性结合

常由纤维连结或透明软骨骨化而成，如骶椎椎骨之间的骨性结合以及髂、耻、坐骨之间在髋臼处的骨性结合等。

二、间接连结

又称关节或滑膜关节，特点：相对骨面间存在含滑液的腔隙，仅借周围的纤维结缔组织相连结，具有较大的活动性。

（一）关节的基本构造

1. 关节面 每一关节至少包括 2 个关节面，一般为一凸一凹，凸者称为关节头，凹者称为关节窝。表面覆有关节软骨（多为透明软骨，少数为纤维软骨），关节软骨使粗糙不平的关节面变为光滑，同时在运动时减少关节面的摩擦，缓冲震荡和冲击。

2. 关节囊 包围关节，封闭关节腔。

（1）外层（纤维膜）：含有丰富的血管和神经。厚薄与关节的功能有关。纤维膜的有些部分，还可明显增厚形成韧带以增强关节的稳固，限制其过度运动。

（2）内层（滑膜）：包被着关节内除关节软骨、关节唇和关节盘以外的所有结构。表面有滑膜绒毛，多见于关节囊附着部的附近。滑液是透明的蛋清样液体，增加润滑，也是关节软骨和半月板新陈代谢的重要媒介。

3. 关节腔

（1）由关节囊滑膜层和关节面共同围成。

（2）特点：密闭腔隙、内含少量滑液、呈负压状态。

（3）功能：对维持关节的稳固有一定作用。

（二）关节的辅助结构

关节的辅助结构，见表 2-1-1。

表 2-1-1　关节的辅助结构

名　称	概　述	作　用
韧带	为致密结缔组织束，分为囊内韧带、囊外韧带	限制关节过度运动，加强关节的稳定性
关节盘	位于两骨的关节面之间，其周缘附着于关节囊，将关节腔分为两部。如关节盘呈半月形，则称为半月板	调整关节面的适应性，缓冲冲击和震荡，增加关节的运动形式和范围
关节唇	指附着于关节窝周缘的纤维软骨环	加深关节窝，增大关节面，增加关节的稳定性
滑膜襞	关节囊的滑膜表面积大于纤维层，滑膜重叠卷折并突入关节腔形成滑膜襞。有时此襞内含脂肪，形成滑膜脂垫	在关节运动时，滑膜脂垫可起调节或填充作用。滑膜襞和滑膜脂垫在关节腔内扩大了滑膜的面积，有利于滑液的分泌和吸收
滑膜囊	滑膜也可从关节囊纤维膜的薄弱或缺如处做囊状膨出，充填于肌腱与骨面之间，形成滑膜囊	可减少肌肉活动时与骨面之间的摩擦

（三）关节的运动

关节的运动方式取决于关节面的形态、运动轴的数量和位置。

1. 屈、伸　沿冠状轴运动。
2. 收、展　沿矢状轴运动。
3. 旋转　沿垂直轴运动。
4. 环转　运动骨的上端在原位转动，下端做圆周运动。
5. 移动　一个骨关节面在另一骨关节面的滑动。

（四）关节的分类

1. 按构成关节的骨数目　单关节（2块骨构成）、复关节（2块以上的骨构成）。

2. 按关节运动轴的数及关节面的形态

（1）单轴关节

1）屈成关节：又称滑车关节。通常只能绕冠状轴做屈伸运动，如指间关节。

2）车轴关节：可沿垂直轴做旋转运动，如寰枢正中关节和桡尺近侧关节。

（2）双轴关节

1）椭圆关节：可沿冠状轴做屈、伸运动，沿矢状轴做内收、外展运动，并可做环转运动，如桡腕关节和寰枕关节等。

2）鞍状关节：有2个运动轴，可沿两轴做屈、伸、收、展和环转运动，如拇指腕掌关节。

（3）多轴关节

1）球窝关节：关节头较大，关节窝浅而小，如肩关节。可做屈、伸、收、展、旋内、旋外和环转运动。有的关节窝特别深，但运动范围受到一定限制，如髋关节。掌指关节因其侧副韧带较强，旋转运动受限。

2）平面关节：可做多轴性的滑动或转动，如腕骨间关节和跗跖关节等。

3. 按关节运动方式　单动关节（肘关节、肩关节）、联合关节（两侧的颞下颌关节）。

第二节　中轴骨连结

一、躯干骨的连结

躯干骨的连结包括椎骨间的连结形成脊柱和由 12 块胸椎、12 对肋和 1 块胸骨连结构成的胸廓。

脊柱由 24 块椎骨、1 块骶骨和 1 块尾骨藉骨连结形成，构成人体的中轴，上承载颅，下连肢带骨。

（一）脊柱

1. 椎骨间的连结　各椎骨之间借韧带、软骨和滑膜关节相连。

（1）椎体间的连结：椎体间借椎间盘及前、后纵韧带相连。

1）椎间盘：为连于相邻两椎体之间的纤维软骨盘（第 1~2 颈椎之间除外）。椎间盘由周围部的纤维环和中央部的髓核（坚韧而富有弹性）组成。纤维环富于坚韧性，牢固连结各椎体上、下面，保护髓核并限制髓核向周围膨出。椎间盘具有"弹性垫"样作用，可缓冲外力对脊柱的震动，也可增加脊柱的运动幅度。腰部椎间盘最厚，颈部次之，中胸部较薄，故颈椎、腰椎活动度较大。

主治语录： 在脊柱负重情况下猛然屈转或慢性劳损时，有可能引起纤维环破裂，髓核易向后外侧脱出突入椎管或椎间孔，压迫相邻的脊髓或脊神经根，引起牵涉性痛，临床称椎间盘脱出症。

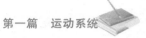

2）前纵韧带：位于椎体前面，上自枕骨大孔前缘，下达第1或第2骶椎椎体。可防止脊柱过度后伸和椎间盘向前脱出。

3）后纵韧带：位于椎管内椎体的后面，可限制脊柱过度前屈。

（2）椎弓间的连结

1）黄韧带：位于椎管内，连结相邻两椎弓板间的韧带。协助围成椎管，限制脊柱过度前屈。

2）横突间韧带：位于相邻椎骨横突之间。

3）棘上韧带：是连结胸、腰、骶椎各棘突尖之间的纵行韧带，可限制脊柱前屈。

4）项韧带：常被认为与棘上韧带和颈椎棘突间韧带同源，向上附着于枕外隆凸及枕外嵴，向下达第7颈椎棘突并续于棘上韧带，是颈部肌肉附着的双层致密弹性纤维隔。

5）棘间韧带：连结相邻棘突间，向前与黄韧带、向后与棘上韧带相移行。

6）关节突关节：由相邻椎骨的上、下关节突的关节面构成，属平面关节，只能做轻微滑动。

（3）寰椎与枕骨及枢椎的关节

1）寰枕关节：由寰椎的上关节凹与枕骨的枕髁构成。两侧关节同时活动，可使头做俯仰和侧屈运动。

2）寰枢关节：包括3个滑膜关节，2个在寰椎侧块，1个在正中复合体，分别称为寰枢外侧关节和寰枢正中关节。可带动头部做旋转运动。

2. 脊柱的整体观和运动　脊柱的功能是支持躯干和保护脊髓。成年男性脊柱长约70cm，女性约为60cm。

（1）脊柱前面观：自第2颈椎至第3腰椎，自上而下随负重增加而逐渐增宽，至第2骶椎为最宽。自骶骨耳状面以下，椎体体积逐渐变小。

（2）脊柱后面观：可见所有椎骨棘突纵列形成的纵嵴，位于背部正中线上。颈椎棘突短而分叉近水平位；胸椎棘突细长，呈叠瓦状斜向后下方；腰椎棘突呈板状，水平伸向后方。

（3）脊柱侧面观：成人脊柱有颈、胸、腰和骶4个生理性弯曲。其中颈曲和腰曲凸向前，胸曲和骶曲凸向后。这些生理性弯曲增大了脊柱的弹性，有利于维持人体的重心平衡及减轻震荡。胸曲和骶曲在一定意义上扩大了胸腔和盆腔的容积。

（4）脊柱的运动：相邻两椎骨间的活动很有限，但整个脊柱的活动度却很大。脊柱可做屈、伸、侧屈、旋转和环转等运动，其中颈部和腰部的运动灵活。

（二）胸廓

1. 组成　1块胸骨、12对肋骨及12块胸椎及其之间的连结。

2. 功能　保护、支持功能，主要参与呼吸运动。

3. 主要关节

（1）肋椎关节：包括肋头关节、肋横突关节，均属于微动关节。

（2）胸肋关节：第1肋前端与胸骨柄之间的连结是一种不动关节。第2~7肋软骨与胸骨相应的肋切迹构成微动关节。第8~10肋软骨的前端各与上位肋软骨形成软骨连结，故在两侧各形成一个肋弓。第11和12肋的前端游离于腹壁肌肉之中。

4. 胸廓的整体观及其运动

（1）成人胸廓近似圆锥形，容纳胸腔脏器。胸廓的形态，见表2-2-1。

表 2-2-1　胸廓的形态

上口	由胸骨柄上缘，第 1 肋及第 1 胸椎椎体围成，是胸腔与颈部的通道
下口	由胸骨剑突、肋弓、第 11 及第 12 对肋前端、第 12 胸椎围成
前壁	由胸骨、肋软骨、肋骨前端构成
后壁	较长，由胸椎和肋角内侧的部分肋骨构成
外侧壁	最长，由肋骨体构成

相邻两肋之间称为肋间隙。两侧肋弓构成向下开放的胸骨下角。剑突可将胸骨下角分成左、右剑肋角。剑突尖约平对第 10 胸椎下缘。

（2）胸廓主要参与呼吸运动：吸气时，在肋间外肌作用下，肋的前部抬高，伴以胸骨上升，从而加大了胸廓的前后径。肋上提时，肋体向外扩展，加大胸廓横径，使胸腔容积增大。呼气时，在重力和肌肉作用下，胸廓做相反的运动，使胸腔容积减小。胸腔容积的改变，促成了肺呼吸。

二、颅骨的连结

（一）颅骨的纤维连结和软骨连结

各颅骨之间借缝、软骨和骨相结合。

1. 颅盖诸骨　骨与骨之间留有薄层结缔组织膜，构成缝，如冠状缝、矢状缝、人字缝和蝶顶缝等。随年龄增长，有的缝可成为骨性结合。

2. 颅底诸骨　骨与骨之间是软骨性连结，如成年前蝶骨体后面与枕骨基底部之间的蝶枕软骨结合，尚有蝶岩、岩枕软骨结合等。随年龄增长都先后成为骨性结合。

（二）颅骨的滑膜关节

颅骨的滑膜关节为颞下颌关节（又称下颌关节）。

1. 组成　由下颌骨的下颌头及颞骨的下颌窝和关节结节构成。

2. 结构特点　关节面覆盖纤维软骨，关节囊松弛，囊内有关节盘。关节盘的周缘与关节囊相连，将关节腔分成上、下两部分。关节囊的前份较薄弱，下颌关节易向前脱位。

3. 运动方式　颞下颌关节属联合关节，两侧须同时运动。下颌骨可作上提、下降、前进、后退及侧方运动。

（1）下颌骨的上提和下降运动发生在下关节腔，前进和后退运动发生在上关节腔，侧方运动是一侧的下颌头对关节盘做旋转运动，而对侧的下颌头和关节盘一起对关节窝做前进运动。

（2）张口是下颌骨下降并伴有向前的运动。如果张口过大且关节囊过分松弛时，下颌头可滑至关节结节前方而不能退回关节窝，造成下颌关节脱位。闭口则是下颌骨上提并伴下颌头和关节盘一起滑回关节窝的运动。

第三节 . 附肢骨连结

一、上肢骨的连结

（一）上肢带连结

1. 胸锁关节　由锁骨的胸骨端、胸骨的锁切迹和第 1 肋软骨的上面构成，属于多轴关节，为上肢骨与躯干骨连结的唯一关节。关节囊坚韧并由胸锁前、后韧带，锁间韧带、肋锁韧带等囊外韧带加强。

2. 肩锁关节　由肩峰的关节面与锁骨的肩峰端构成，是肩胛骨活动的支点。活动度小。

3. 喙肩韧带　连结于喙突与肩峰之间，它与肩峰、喙突共同构成喙肩弓，架于肩关节上方，可防止肱骨头向上脱位。

（二）自由上肢骨连结

1. 肩关节

（1）形态：为多轴球窝关节。

（2）组成：肱骨头与肩胛骨关节盂，也称盂肱关节。

（3）结构特点：肱骨头大、关节盂浅而小，有盂唇加深关节窝，关节周围的肌肉、韧带对其稳固性起了重要作用。关节囊薄而松弛，关节囊的滑膜层可形成滑液鞘或滑膜囊，以利于肌腱的活动。关节囊内有肱二头肌长头腱通过。上壁有喙肱韧带，前后壁有许多肌腱加腔，下壁最为薄弱，故肩关节易发生前下方脱位。

（4）运动方式：肩关节是全身最灵活的关节，可做三轴运动，即冠状轴上的做屈、伸，矢状轴上的收、展，垂直轴上做旋内和旋外以及环转运动。臂外展超过 40°～60°，继续抬高至180°时，常伴随胸锁与肩锁关节的运动及肩胛骨的旋转运动。

2. 肘关节

（1）组成：由肱骨下端与尺骨和桡骨上端构成的复关节，见表 2-3-1。

表 2-3-1　肘关节的组成

名　　称	构　　成
肱尺关节	肱骨滑车与尺骨滑车切迹
肱桡关节	肱骨小头与桡骨关节凹
桡尺近侧关节	桡骨环状关节面与尺骨的桡切迹

（2）结构特点：上述 3 个关节包在一个关节囊内；关节囊前、后壁薄而松弛，两侧壁厚而紧张，并有韧带加强，囊的后

部最薄弱，故常见桡、尺骨向后脱位。

（3）肘关节的韧带：①桡侧副韧带。②尺侧副韧带。③桡骨环状韧带：位于桡骨环状关节面的周围，两端附着于尺骨桡切迹的前、后缘，与尺骨桡切迹共同构成一个上口大、下口小的骨纤维环来容纳桡骨头，防止桡骨头脱出。幼儿 4 岁前，桡骨头尚在发育，环状韧带松弛，在肘关节伸直位猛力牵拉前臂时，桡骨头易被环状韧带卡住，或环状韧带部分夹在肱桡骨之间，从而发生桡骨小头半脱位。

（4）运动方式

1）以肱尺关节为主，可做屈、伸运动，尺骨在肱骨滑车上运动，桡骨头在肱骨小头上动。因肱骨滑车的内侧缘更为向前下突出，超过外侧缘约 6mm，使关节的运动轴斜向下外，当伸前臂时，前臂偏向外侧，与上臂形成约 163° 的"提携角"。提携角增加了其运动幅度，有利于生活和劳动的操作。

2）肱桡关节能做屈、伸和旋前、旋后运动，桡尺近侧关节与桡尺远侧关节联合可使前臂旋前和旋后。

3）肱骨内、外上髁和尺骨鹰嘴都易在体表扪及。当肘关节伸直时，此三点位于一条直线上；当肘关节屈至 90° 时，此三点的连线构成尖朝下的等腰三角形。

主治语录：肘关节脱位时，鹰嘴移位，三点位置关系发生改变。而肱骨髁上骨折时，三点位置关系不变。

3. 桡尺连结

（1）前臂骨间膜：连结于桡、尺骨的骨间缘之间。当前臂处于旋前或旋后位时，骨间膜松弛。前臂处于旋前或旋后位时，骨间膜松弛。前臂处于半旋前位时，骨间膜最紧张，这也是骨间膜的最大宽度。处理前臂骨折时，应将前臂固定于半旋前或半旋后位，以防骨间膜挛缩。

（2）桡尺近侧关节：参见肘关节部分。

（3）桡尺远侧关节：关节囊松弛，关节盘（三角形纤维软骨板）隔开尺骨头和腕骨。

桡尺近侧关节和远侧关节是联合关节，可做前臂的旋转运动，其旋转轴为通过桡骨头中心至尺骨头中心的连线。运动时，桡骨头在原位旋转，桡骨下端连同关节盘围绕尺骨头旋转。

4. 手关节

（1）桡腕关节（腕关节）

1）形态：椭圆关节。

2）组成：桡骨的腕关节面、尺骨头下方的关节盘作为关节窝，舟骨、月骨和三角骨的近侧关节面作为关节头。

3）结构特点：关节囊松弛，关节的前、后和两侧均有韧带加强，其中掌侧韧带最为坚韧，所以腕的后伸运动受限。

4）运动方式：屈、伸、收、展及环转运动。

（2）腕骨间关节：属微动关节。

（3）腕掌关节：由远侧列腕骨与5个掌骨底组成。除拇指和小指的腕掌关节外，其余各指的腕掌关节运动范围极小。

拇指腕掌关节由大多角骨与第1掌骨底构成，为人类及灵长目动物所特有。关节囊厚而松弛，可做屈、伸、收、展、环转和对掌运动。对掌运动是拇指向掌心、拇指尖与其余四指尖掌侧面相接触的运动。这一运动加深了手掌的凹陷，是人类进行握持和精细操作时所必需的主要动作。

（4）掌骨间关节：是第2~5掌骨底相互之间的平面关节，其关节腔与腕掌关节腔交通。

（5）掌指关节：共5个，由掌骨头与近节指骨组成。伸位时，能做屈、伸、收、展及环转运动（幅度小）。

（6）指骨间关节：共9个，由各指相邻两节指骨的底和滑车构成，是典型的滑车关节，能屈、伸。

二、下肢骨的连结

（一）下肢带连结

1. **骶髂关节**　由骶骨和髋骨的耳状面构成。关节面凹凸不平，结合紧密，关节囊紧张，有骶髂前、后韧带加强。关节后上方有骶髂骨间韧带。该关节有相当大的稳固性。妊娠妇女其活动度可稍增大。

2. **髋骨与脊柱间的韧带连结**

（1）髂腰韧带：强韧肥厚，由第 5 腰椎横突横行放散至髂嵴的后上部。

（2）骶结节韧带：位于骨盆后方，起自骶、尾骨的侧缘，呈扇形，集中附着于坐骨结节内侧缘。

（3）骶棘韧带：位于骶结节韧带的前方，起自骶、尾骨侧缘，呈三角形，止于坐骨棘。

骶棘韧带与坐骨大切迹围成坐骨大孔，骶棘韧带、骶结节韧带和坐骨小切迹围成坐骨小孔，有肌肉、血管和神经等从盆腔经坐骨大、小孔达臀部和会阴。

3. **耻骨联合**　由两侧耻骨联合面借纤维软骨构成的耻骨间盘连结而成，其上、下方分别有连结两侧耻骨的耻骨上韧带和耻骨弓状韧带加强。耻骨联合的活动甚微，但在分娩过程中，耻骨间盘中的裂隙增宽，以增大骨盆的径线。

4. **髋骨的固有韧带（闭孔膜）**　封闭闭孔并为盆内外肌肉提供附着。膜的上部与闭孔沟围成闭膜管，有神经、血管通过。

5. **骨盆**

（1）组成：<u>左右髋骨、骶尾骨及其间的骨连结。</u>

（2）功能：是躯干和自由下肢骨之间的骨性成分，可传递重力和支持、保护盆腔内器官。

（3）分部：以环形界线（骶骨岬，弓状线，耻骨梳，耻骨

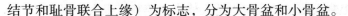

结节和耻骨联合上缘）为标志，分为大骨盆和小骨盆。

1）大骨盆由界线上方的髂骨翼和骶骨构成。由于骨盆向前倾斜状，故大骨盆几乎没有前壁。

2）小骨盆是大骨盆向下延伸的骨性狭窄部，可分为骨盆上口、骨盆下口和骨盆腔。

骨盆上口：由上述界线围成。

骨盆下口：由尾骨尖、骶结节韧带、坐骨结节、坐骨支、耻骨支和耻骨联合下缘围成。两侧坐骨支与耻骨下支连成耻骨弓，它们之间的夹角称为耻骨下角。

骨盆腔：指骨盆上下口之间的腔。小骨盆腔也称固有盆腔，该腔内有直肠、膀胱和部分生殖器官。小骨盆腔是一前壁短，侧壁和后壁较长的弯曲通道，其中轴为骨盆轴，分娩时，胎儿循此轴娩出。

（4）性别差异：与其功能有关。虽然主要功能是运动，但女性骨盆还与分娩有关。女性骨盆外形短而宽，骨盆上口近似圆形，较宽大，骨盆下口和耻骨下角较大，女性耻骨下角可达 $90° \sim 100°$，男性为 $70° \sim 75°$。

（二）自由下肢骨连结

1. 髋关节

（1）形态：多轴的球窝关节。

（2）组成：股骨头与髋臼。

（3）结构特点：髋臼边缘有髋臼唇增加其深度；髋臼切迹被髋臼横韧带封闭，使半月形的髋臼关节面扩大为环形以紧抱股骨头。髋臼窝内充填有脂肪组织。关节囊坚韧致密，向上附于髋臼周缘及横韧带，向下附于股骨颈，前面达转子间线，后面包绕股骨颈的内侧 2/3。关节囊周围有多条韧带加强。

1）髂股韧带：最为强健，起自髂前下棘，向下止于转子间线。可限制大腿过伸，对维持人体直立姿势有很大作用。

2）股骨头韧带：位于关节内，连结股骨头凹和髋臼横韧带之间，内含营养股骨头的血管。当大腿半屈并内收时，韧带紧张，外展时韧带松弛。

3）耻股韧带：由耻骨上支向外下于关节囊前下壁与髂股韧带的深部融合。可限制大腿的外展及旋外运动。

4）坐股韧带：加强关节囊的后部，起自坐骨体，斜向外上与关节囊融合，附着于大转子根部。可限制大腿的旋内运动。

5）轮匝带：是关节囊的深层纤维围绕股骨颈的环形增厚，可约束股骨头向外脱出。

（4）运动方式：髋关节可做三轴的屈、伸、展、收、旋内、旋外以及环转运动。髋关节囊的后下部相对较薄弱，脱位时，股骨头易向下方脱出。

2. 膝关节

（1）组成：股骨下端、胫骨上端和髌骨。膝关节是人体最大最复杂的关节。髌骨与股骨的髌面相接，股骨的内、外侧髁分别与胫骨的内、外侧髁相对。

（2）结构特点：关节囊薄而松弛，周围有韧带加强。

1）主要韧带：见表2-3-2。

2）半月板：是垫在股骨内、外侧髁与胫骨内、外侧髁关节面之间的两块半月形纤维软骨板。外侧关月板较小，近似"O"形，外缘与关节囊相连。内侧半月板较大，呈"C"形，前端窄后份宽，其外缘与关节囊及胫侧副韧带紧密相连。

3）滑膜在髌骨上缘的上方，向上突起形成深达5cm左右的髌上囊，在股四头肌腱和股骨体下部之间。在髌骨下方的中线两侧，部分滑膜层突向关节腔内，形成一对翼状襞，襞内含有脂肪组织，充填关节腔内的空隙。还有不与关节腔相通的滑液囊，如位于髌韧带与胫骨上端之间的髌下深囊。

表 2-3-2 膝关节的主要韧带

韧　带	起　自	止　于	特　点
髌韧带	髌骨下端	胫骨粗隆	为股四头肌肌腱的延续
腓侧副韧带	股骨外上髁	腓骨头	伸膝时紧张，屈膝时松弛；与外侧半月板不直接相连
胫侧副韧带	股骨内上髁	胫骨内侧髁	伸膝时紧张，屈膝时松弛；与关节囊和内侧半月板紧密结合
腘斜韧带	胫骨内侧髁	股骨外上髁	可防止膝关节过伸
前交叉韧带	胫骨髁间隆起的前方内侧	股骨外侧髁的内侧	伸膝时最紧张，防止胫骨前移
后交叉韧带	胫骨髁间隆起的后方	股骨内侧髁的外侧	屈膝时最紧张，防止胫骨后移

（3）运动方式：主要为屈伸，可稍做旋转运动。

3. 胫腓连结　①上端为胫骨外侧髁与腓骨头构成微动的胫腓关节。②胫、腓骨骨干之间有小腿骨间膜。③下端借胫腓前、后韧带构成坚强的韧带连结。

4. 足关节

（1）距小腿关节（踝关节）

1）由胫、腓骨的下端与距骨滑车构成。

2）关节囊附着于各关节面的周围，囊的前、后壁薄而松弛，两侧有韧带增厚加强。①内侧韧带（三角韧带）：起自内踝尖，向下呈扇形展开，止于足舟骨、距骨和跟骨。②外侧韧带：由不连续的 3 条独立韧带组成，前为距腓前韧带，中为跟腓韧带，后为距腓后韧带，均起自外踝，分别向前、向下和向后内止于距骨及跟骨，均较薄弱。

3）功能：踝关节能做背屈（伸）和跖屈（屈）运动。距骨滑车前宽后窄，当背屈时，较宽的滑车前部嵌入关节窝内，踝关节较稳定。当跖屈时，由于较窄的滑车后部进入关节窝内，足能做较轻微的侧方运动，关节不够稳定，故踝关节扭伤多发生在下山、下坡、下楼梯等跖屈的情况下。

（2）跗骨间关节：以距跟关节（距下关节）、距跟舟关节和跟骰关节较为重要。

距跟关节和距跟舟关节在功能上为联合关节，可使足内翻（提起足的内侧缘）和外翻（提起足的外侧缘）。内翻、外翻常与踝关节协同运动。跟骰关节和距跟舟关节联合构成跗横关节。

主要的韧带：跟舟足底韧带（跳跃韧带）、分歧韧带（"Y"形韧带）。

（3）跗跖关节：由3块楔骨和骰骨的前端与5块跖骨的底构成，属平面关节，可轻微滑动。

（4）跖骨间关节：由第2~5跖骨底的毗邻面借韧带连结构成，属平面关节，活动甚微。而第1、2跖骨底之间并未相连，在这一点上踇趾与拇指相似。

（5）跖趾关节：可轻微屈、伸、收、展。

（6）趾骨间关节：由各趾相邻的两节趾骨的底与滑车构成。可做屈、伸运动。

5. 足弓

（1）特点：足弓是动态的，它与肌肉、韧带一起构成了功能上不可分割的复合体。

（2）习惯分法

1）内侧纵弓：由跟骨、距骨、舟骨、3块楔骨及第1~3跖骨构成。内侧纵弓比外侧纵弓高，活动性大，更具有弹性。

2）外侧纵弓：由跟骨、骰骨和第4~5跖骨构成。外侧纵弓适于传递重力和推力。

3）横弓：由骰骨、3块楔骨和跖骨构成。横弓通常是由跖骨头传递力，腓骨长肌腱是维持横弓的强大力量。

（3）功能：足弓增加了足的弹性，使足成为具有弹性的"三脚架"，在行走和跳跃时发挥弹性和缓冲震荡的作用。

 历年真题

1. 关于椎间盘的描述，错误的是
   A. 连于相邻两椎骨的椎体之间
   B. 是纤维软骨构成的关节盘
   C. 中胸部的椎间盘最薄
   D. 腰部的椎间盘最厚
   E. 髓核为富有弹性的胶状物质

2. 属于椎弓间的连结
   A. 前纵韧带
   B. 黄韧带
   C. 翼状韧带
   D. 椎间盘
   E. 后纵韧带

3. 关于脊椎的生理弯曲，正确的是
   A. 颈曲后凸，胸曲前凸
   B. 骶曲前凸，腰曲前凸
   C. 颈曲前凸，胸曲前凸
   D. 颈曲前凸，胸曲后凸
   E. 胸曲前凸，腰曲后凸

4. 位于椎管前壁的韧带是
   A. 前纵韧带
   B. 后纵韧带
   C. 弓间韧带
   D. 骶棘韧带
   E. 棘上韧带

5. 脊柱后伸时紧张的韧带是
   A. 前纵韧带
   B. 后纵韧带
   C. 棘间韧带
   D. 棘上韧带
   E. 项韧带

6. 构成间接骨连结的颅骨是
   A. 舌骨与下颌骨
   B. 上颌骨与下颌骨
   C. 下颌骨与颞骨
   D. 颞骨与颧骨
   E. 颞骨与上颌骨

7. 胸锁关节
   A. 是上肢与躯干连结的关节之一
   B. 由胸骨的锁切迹、锁骨的胸骨端和第 1 肋软骨构成
   C. 由锁骨胸骨端与胸骨的锁切迹构成
   D. 属于球窝关节
   E. 仅前方有韧带加强

8. 喙肩弓
   A. 连于肩胛骨喙突与锁骨肩峰端
   B. 位于肩关节前方

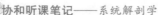

C. 防止肩关节向上脱位

D. 由纤维软骨构成

E. 由喙肩韧带、喙锁韧带、喙肱韧带共同构成

9. 肩关节

A. 关节囊内有肱三头肌长头腱通过

B. 关节囊各壁均有韧带加强

C. 关节囊前壁薄弱

D. 关节盂较深

E. 最为灵活，能做屈、伸、收、展、环转和旋转多种运动

10. 前交叉韧带

A. 限制胫骨向前移动

B. 附于股骨内侧髁的外侧面

C. 伸膝时最松弛

D. 屈膝时最紧张

E. 起自胫骨髁间隆起的后方

11. 后交叉韧带

A. 在伸膝时紧张

B. 在屈膝时松弛

C. 限制胫骨向后移动

D. 限制胫骨旋外

E. 附于股骨外侧髁的内侧面

12. 内侧半月板

A. 前宽后窄

B. 有滑膜包裹

C. 上面平坦，下面凹陷

D. 屈膝时滑向后方

E. 内侧缘与胫侧副韧带不相连

参考答案：1. B　2. B　3. D
4. B　5. A　6. C
7. B　8. C　9. E
10. A　11. C　12. D

第三章 肌 学

核心问题

1. 骨骼肌形态、构造和辅助装置。
2. 咀嚼肌、躯干肌（如斜方肌、背阔肌）的起止和作用。
3. 四肢肌的起止和作用。

内容精要

本章叙述骨骼肌。骨骼肌多数附着于骨，主要存在于躯干和四肢，受人的意识控制，又称随意肌。它在人体内分布广泛，约占体重的40%。

第一节 总 论

一、肌的形态和构造

骨骼肌由肌腹和肌腱构成。

（一）肌腹

主要由肌纤维即肌细胞组成，色红，柔软，有收缩能力。

（二）肌腱

主要由平行致密的胶原纤维束构成，色白、强韧，无收缩

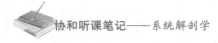

能力。肌多借肌腱附着于骨骼。

（三）肌的形态分类

1. 长肌　多见于四肢。起端有 2 个以上头的，如二、三、四头肌；肌腹被中间腱分成 2 个肌腹的（二腹肌），如肩胛舌骨肌；由腱划分成多个部分，如腹直肌；羽肌或半羽肌（趾长屈肌、趾长伸肌）；三角肌。

2. 短肌　多位于躯干深层。

3. 扁肌　多见于胸腹壁。

4. 轮匝肌　在孔裂周围。

二、肌的起止、配布和作用

肌肉附着于 2 块以上的骨，中间跨过一个或多个关节，收缩时牵动骨而产生运动。

1. 起点　肌在固定骨上的附着点。

2. 止点　肌在移动骨上的附着点。通常把靠近身体正中面或四肢部位于近侧端的附着点看作起点，反之为止点。肌肉的起、止点是相对的。

3. 肌在关节周围的配置方式与关节的运动轴密切相关，即在一个运动轴的相对侧至少配置两组作用相反的肌或肌群。这些在作用上相互对抗的肌或肌群称为拮抗肌；而位于关节运动轴同侧并具有相同作用的两块或多块肌，称为协同肌。

各关节运动轴数目不同，因而其周围配置的肌组数量也不相同。肌在神经系统支配下，彼此协调，互相配合，共同完成关节各种运动。临床上通过触诊、肌电图来了解肌的功能检查。

三、肌的命名法

骨骼肌通常按照其位置、形态、大小、起止点、作用或肌束走行方向等来命名。

1. 依据形态命名　如斜方肌、三角肌等。

2. 依据位置命名　如冈上肌、肩胛下肌等。

3. 依据起止点命名　如胸锁乳突肌、喙肱肌等。

4. 依据作用命名　如旋后肌、拇收肌等。

5. 依据肌位置和形态命名　如肱二头肌、小腿三头肌等。

6. 依据肌位置和大小综合命名　如胸大肌、臀大肌等。

7. 依据肌位置和肌束方向命名　如腹横肌、腹直肌等。

四、肌的辅助装置

(一) 筋膜

1. 浅筋膜　又称皮下筋膜、皮下组织或皮下脂肪，位于真皮之下。包被全身各部，由疏松结缔组织构成，富含脂肪，脂肪的含量因身体的部位、性别及营养状态而不同。

2. 深筋膜　又称固有筋膜，位于浅筋膜的深面，包被体壁和四肢的肌、血管和神经等，由致密结缔组织构成；并随肌肉的分层而分层，能保护肌肉免受摩擦，分隔肌群，以保证各肌能单独活动。

(二) 滑膜囊

滑膜囊位于肌腱与骨面接触处，以减少两者间的摩擦。

(三) 腱鞘

腱鞘是包围在肌腱外面的鞘管，有固定及减少摩擦的作用，由内层的滑膜层（腱滑膜鞘）和外层的纤维层（腱纤维鞘）构成。前者又分为脏、壁两层，两层相互移行，形成腔隙，内含少量滑液。

腱滑膜鞘从骨面移行到肌腱的部分，称为腱系膜，供应肌腱的血管由此通过。若手指不恰当地做长期、过度且快速的活动，可导致腱鞘损伤，产生疼痛并影响肌腱的滑动，称为腱鞘炎，为临床常见病。

（四）籽骨

籽骨是发生在某些肌腱内的扁圆形小骨，可减少肌腱与骨面之间的摩擦及改变骨骼肌的牵引方向。

第二节 头 肌

头肌（表3-2-1）可分为面肌和咀嚼肌两部分。

表 3-2-1 头肌

肌群	名 称		起 点	止 点	作 用	神经支配
面肌	枕额肌	额腹	帽状腱膜	眉部皮肤	提眉，形成额纹	面神经
		枕腹	枕骨	帽状腱膜	后牵帽状腱膜	
	口轮匝肌		环绕口裂周围		闭合口裂	
	提上唇肌		上唇上方的骨面	口角或唇的皮肤等	与肌名称一致	
	提口角肌					
	颧肌				提上唇与口角	
	降口角肌		下唇下方的下颌骨前面		与肌名称一致	
	降下唇肌					
	颊肌		面颊深层		使唇、颊贴紧牙齿，帮助咀嚼和吸吮，牵拉口角向外侧	
	鼻肌		分布鼻孔周围		开大或缩小鼻孔	
	眼轮匝肌		眼裂周围		闭合睑裂	

续 表

肌群	名 称	起 点	止 点	作 用	神经支配
咀嚼肌	咬肌	颧弓	下颌骨咬肌粗隆	上提下颌骨，同时向前牵引下颌骨	三叉神经
	颞肌	颞窝	下颌骨冠突	上提下颌骨，同时向后牵引下颌骨	
	翼内肌	翼突窝	下颌角内面的翼肌粗隆	收缩时上提下颌骨，并使其向前运动	
	翼外肌	翼突外侧面	下颌颈	两侧收缩作张口运动，一侧收缩下颌移向对侧	

一、面肌

1. 面肌属于皮肌，位于浅筋膜内。

2. 肌束短小、薄弱，呈环形、辐射形，分布于面部裂孔的周围。

3. 面肌大多起于面颅骨，止于皮肤，收缩时牵引皮肤，使皮肤出现皱褶，改变眼裂、口裂的形状以表达感情，并参与语言和咀嚼等活动。

（一）颅顶肌

又称作枕额肌，如枕额肌由前、后两个肌腹及其间的帽状腱膜构成。额腹位于额部皮下，止于眉部皮肤；枕腹位于枕部皮下。前者可提眉并使前额皮肤出现皱纹，后者可向后牵拉帽状腱膜。

（二）眼轮匝肌

眼轮匝肌位于眼裂周围，分眶部、睑部和泪囊部。闭合眼睑，同时可扩张泪囊，使泪液经鼻泪管→鼻腔。

（三）口周围肌

口周围肌包括环形肌（以口轮匝肌为代表）和辐射状肌（以颊肌为代表）。

颊肌：位于面颊深部，使唇、颊紧贴牙齿，帮助咀嚼和吸吮。与口轮匝肌共同作用，可做吹口哨动作。

口轮匝肌：环绕口裂的环形肌，收缩时闭口，并使上、下唇与牙贴紧。

（四）鼻肌

鼻肌为几块不发达的薄扁小肌，分布在鼻孔周围，有开大或缩小鼻孔的作用。

二、咀嚼肌

包括咬肌、颞肌、翼内肌和翼外肌，配布于颞下颌关节周围，参与咀嚼运动。

主治语录：颞肌：咬紧牙齿，于颧弓上方可摸到坚实的隆起。咬肌：咬紧牙齿，在颊窝于颧弓下方可摸到坚实的隆起。

第三节 颈 肌

颈肌可依其所在位置分为颈浅肌与颈外侧肌、颈前肌、颈深肌3群（表3-3-1）。

颈阔肌：位于颈部浅筋膜内的皮肌，薄而宽阔。

舌骨下肌群：位于颈前部、舌骨下方正中线的两旁，居喉、气管、甲状腺的前方，每侧有4块肌，分浅、深两层排列。各肌的起止点与其名称相一致。

表3-3-1 颈肌的起止点、主要作用和神经支配

肌群	名称	起点	止点	作用	神经支配
颈浅肌与颈外侧肌	颈阔肌	三角肌和胸大肌的筋膜	口角、下颌骨下缘及面部皮肤	拉口角及下颌向下，使颈部皮肤出现皱褶	面神经
	胸锁乳突肌	胸骨柄前面，锁骨的胸骨端	颞骨乳突	一侧收缩使头向同侧侧屈，两侧收缩使头后仰	副神经
舌骨下肌群	肩胛舌骨肌	与名称一致		下降舌骨和喉	颈襻
	胸骨舌骨肌				
	胸骨甲状肌				
	甲状舌骨肌				
舌骨上肌群 颈前肌群	二腹肌	前腹：下颌骨二腹肌窝向后下方；后腹：乳突内侧，斜向前下；中间腱：借筋膜形成的滑车系于舌骨	舌骨	上提舌骨，使舌骨升高，当舌骨固定时，可张口	前腹：三叉神经 后腹：面神经
	下颌舌骨肌	下颌骨的下颌舌骨肌线			三叉神经
	茎突舌骨肌	茎突			面神经
	颏舌骨肌	下颌骨颏棘			第1颈神经前支

续 表

肌　群	名　称	起　点	止　点	作　用	神经支配
颈深肌外侧群	前斜角肌	颈椎横突	第 1 肋上面	使颈侧屈或前屈；上提第 1~2 肋助吸气	颈神经前支
	中斜角肌		第 2 肋上面		
	后斜角肌				
颈深肌内侧群	头长肌	—	—	一侧头长肌和颈长肌收缩使颈向同侧屈；两侧同时收缩使颈前屈	—
	颈长肌				
	头前直肌				
	头外侧直肌				

颈部浅筋膜：由疏松结缔组织组成，含有大量脂肪，内有颈阔肌；颈深筋膜又称为颈筋膜，可分为浅、中、深3层，包绕颈、项部诸肌和其他结构，在某些部位形成筋膜鞘或间隙。

第四节 躯 干 肌

一、背肌

见表3-4-1。

表3-4-1 背肌

肌群	名 称	位 置	起 点	止 点	主要作用	神经支配
背浅肌群	斜方肌	项部和背上部	上项线，枕外隆凸，项韧带，第7颈椎棘突及全部胸椎棘突	锁骨外1/3、肩峰、肩胛冈	拉肩胛骨向脊柱靠拢，上部纤维上提肩胛骨，下部纤维下拉肩胛骨	副神经
	背阔肌	背下部、腰部和胸廓后外侧壁	下6个胸椎棘突，全部腰椎棘突，骶正中嵴及髂嵴后部	肱骨小结节嵴	肩关节后伸、内收及内旋	胸背神经
	肩胛提肌	项部两侧，斜方肌的深面	上位颈椎横突	肩胛骨上角和内侧缘上部	上提肩胛骨	肩胛背神经
	菱形肌	斜方肌深面	下位（第6~7）颈椎和上位（第1~4）胸椎棘突	肩胛骨内侧缘	收缩时牵引肩胛骨向内上并向脊柱靠拢	

续　表

肌群	名　称	位　置	起　点	止　点	主要作用	神经支配
背深肌群	竖脊肌	脊柱棘突两侧、斜方肌和背阔肌深面	骶骨背面、髂嵴后部和腰椎棘突	肋骨、椎骨及颞骨乳突等	一侧肌收缩使脊柱向同侧屈；两侧同时收缩使脊柱后伸和仰头	脊神经后支
	夹肌	上后锯肌深面	项韧带下半、下位颈椎棘突、上位胸椎棘突及棘上韧带	上位第2~3颈椎横突、乳突和上项线	使头向同侧旋转或后仰	颈神经后支

（一）背浅肌

背浅肌分为两层，均起自脊柱的不同部位，止于上肢带骨或肱骨。浅层有斜方肌和背阔肌，其深面有肩胛提肌和菱形肌。

1. 背阔肌　为全身最大的扁肌，位于背下部及胸的后外侧。有使肩关节后伸、内收和内旋的作用；当上肢上举固定时，可做引体向上。

2. 斜方肌　位于项部和背上部的浅层，为三角形扁肌，左右两侧合在一起呈斜方形。上部纤维斜向外下方，中部纤维平行向外侧，下部纤维斜向外上方。

如果肩胛骨固定，一侧肌收缩使颈向同侧屈、脸转向对侧，两侧同时收缩可使头后仰。该肌瘫痪时，产生"塌肩"。

（二）背深肌

背深肌在脊柱两侧，短肌在深部，长肌位置较浅，活动脊柱。主要的长肌为竖脊肌和夹肌。

竖脊肌：是背肌中最长、最大的肌，肌纤维向外上分为3组，沿途分别止于肋骨、椎骨及颞骨乳突等。

（三）背部筋膜

斜方肌和背阔肌表面的深筋膜较薄弱。被覆于背部深层肌的深筋膜发达，称为胸腰筋膜。向上通过上后锯肌前面与项部颈筋膜浅层相续，胸段内侧附着于胸椎棘突，外侧附着于肋角。

在腰部，筋膜明显增厚，分为3层，包裹竖脊肌和腰方肌。

1. 浅层 位于竖脊肌的后面，向下附着于髂嵴后部和骶骨背面内侧附着于腰、骶椎棘突和棘上韧带。

2. 中层 位于第12肋骨与髂嵴之间，分隔竖脊肌和腰方肌，浅、中两层筋膜在竖脊肌外侧缘愈合，构成竖脊肌鞘。

3. 深层 覆盖在腰方肌的前面。

3层筋膜于腰方肌外侧缘会合，成为腹内斜肌和腹横肌的起点。胸腰筋膜在腰部剧烈运动中常会扭伤，为腰背劳损病因之一。

二、胸肌与膈肌

见表3-4-2。

表3-4-2 胸肌与膈肌

肌群	名称	位置	起点	止点	主要作用	神经支配
胸上肢肌	胸大肌	胸廓前上部浅层	锁骨内侧2/3，胸骨前面，第1~6肋软骨前面等	肱骨大结节嵴	使肩关节内收、内旋及前屈	胸内、外侧神经
	胸小肌	胸大肌的深面	第3~5肋骨	肩胛骨喙突	拉肩胛骨向下，提肋助吸气	胸内侧神经
	前锯肌	胸廓外侧壁	上8或9个肋骨外面	肩胛骨内侧缘及下角	拉肩胛骨向前并紧贴胸廓、助举臂	胸长神经
胸固有肌	肋间外肌	肋间隙浅面	上位肋骨下缘	下位肋骨上缘	提肋助吸气	肋间神经
	肋间内肌	肋间隙深面	下位肋骨上缘	上位肋骨下缘	降肋助呼气	
	肋间最内肌	肋间隙中份、肋间内肌深面				
	胸横肌	胸前壁内面	胸骨下部	第2~6肋内面		
膈肌	胸骨部	位于胸腹腔之间，构成胸腔底、腹腔顶	剑突后面	中心腱	助呼吸、增加腹压	膈神经
	肋部		下6对肋			
	腰部		上2~3个腰椎			

（一）胸上肢肌

1. 胸大肌　为扇形扁肌，可分为锁骨部、胸肋部和腹部三部分。收缩时，使肩关节内收和旋内，锁骨部肌束还可使肩关节前屈；当上肢固定时，可牵引躯体向上，与背阔肌一起完成引体向上的动作，也可提肋助吸气。

2. 胸小肌　呈三角形。

3. 前锯肌　为宽大扁肌。当肩胛骨固定时，可上提肋骨助深吸气，若此肌瘫痪，则肩胛骨内侧缘与下角离开胸廓而突出于皮下，称为翼状肩。

（二）胸固有肌

1. 肋间外肌　共11对，其前部肌束仅达肋骨与肋软骨的结合处，在肋软骨间隙处，移行为一片结缔组织膜，称肋间外膜。肌束斜向前下。

2. 肋间内肌　肌束斜向前上，其后部肌束仅达肋角，自此向后移行为一片结缔组织膜，称肋间内膜。

3. 肋间最内肌　位于肋间内肌深面。肌束方向和作用与肋间内肌相同。

（三）胸部筋膜

1. 浅筋膜　主要由脂肪组织组成，与皮肤结合疏松，内有乳腺。

2. 深筋膜　分浅、深两层：浅层较薄弱，覆盖在胸大肌表面称胸肌筋膜；深层位于胸大肌深面，包裹锁骨下肌和胸小肌，向上附于锁骨，其中在喙突、锁骨下肌与胸小肌上缘之间增厚的部分称锁胸筋膜，有血管和神经穿过。

3. 胸内筋膜　在胸壁内面和膈的上面衬有胸内筋膜。

（四）膈

1. 形态　向上膨隆呈穹隆形的宽阔扁肌，周围为肌性部，中央为腱膜，称中心腱。按膈肌的起点不同可分为 3 部：①胸骨部。②肋部。③腰部，以左右 2 个膈脚起自上 2~3 腰椎以及内外侧弓状韧带。3 部分均止于中心腱。

2. 膈上的 3 个裂孔

（1）主动脉裂孔：在第 12 胸椎前方，左、右 2 个膈脚与脊柱之间，有主动脉、胸导管通过。

（2）食管裂孔：位于主动脉裂孔左前上方，约平第 10 胸椎高度，有食管、迷走神经通过。

（3）腔静脉孔：位于食管裂孔右前上方的中心腱内，平第 8 胸椎高度，有下腔静脉通过。

3. 功能　①为重要的呼吸肌。②收缩时，膈肌穹隆下降，胸腔容积扩大，以助吸气。③松弛时，膈肌穹隆上升恢复原位，胸腔容积减小，以助呼气。④膈肌与腹肌同时收缩，则能增加腹压，协助排便、呕吐、咳嗽、喷嚏及分娩等活动。

三、腹肌

腹肌（表 3-4-3）位于胸廓下缘与骨盆之间，分前外侧群（构成腹腔的前外侧壁）和后群（位于腹腔后壁，包括腰方肌和腰大肌）。

表 3-4-3 腹肌

肌群	名 称	位 置	起 点	止 点	主要作用	神经支配
前外侧群	腹直肌	腹前正中线两侧	耻骨联合、耻骨嵴	胸骨剑突、第 5~7 肋软骨前面	①保护腹腔脏器，维持腹内压	第 5~11 肋间神经、肋下神经
	腹外斜肌	腹前外侧壁最浅层	下 8 肋外面	白线，髂嵴前部，腹股沟韧带	②收缩时，增加腹压，协助排便、呕吐、咳嗽及分娩等活动；使脊柱前屈、侧屈及旋转；降肋助呼气	第 5~11 对肋间神经、肋下神经、髂腹下神经、髂腹股沟神经
	腹内斜肌	腹外斜肌深面	胸腰筋膜，髂嵴、腹股沟韧带外侧 1/2	白线		
	腹横肌	腹内斜肌深面	下 6 对肋软骨内面，胸腰筋膜，腹股沟韧带外侧 1/3			
后群	腰方肌	腹后壁、腰椎体的两侧	髂嵴后部	第 12 肋、第 1~4 腰椎横突	降第 12 肋，脊柱腰部侧屈	腰神经前支

（一）前外侧群

1. **腹外斜肌** 是腹肌中最宽大的扁肌，外半部是肌腹，内半部是腱膜。

腱膜下缘卷曲增厚，连于髂前上棘与耻骨结节之间，形成腹股沟韧带（腹股沟弓）。位于腹股沟韧带内侧端的一小束腱纤维向下后方返折至耻骨梳，称腔隙韧带（陷窝韧带）。腔隙韧带延伸并附于耻骨梳的部分称耻骨梳韧带。腹外斜肌腱膜在耻骨结节外上方形成三角形的裂孔，称腹股沟管浅环（腹股沟管皮

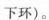

下环）。

2. 腹内斜肌　后部止于下 3 肋，腱膜至腹正中线止于白线；下部起自腹股沟韧带的肌束呈弓形行向前下，越过男性精索或女性子宫圆韧带后移行为腱膜，与腹横肌相应腱膜结合，形成腹股沟镰（联合腱），止于耻骨梳内侧端及耻骨结节附近。

腹内斜肌最下部发出一些细散肌束，与腹横肌最下部的肌束一起包绕精索和睾丸，称为提睾肌，可反射性地上提睾丸。

3. 腹横肌　腹横肌最下部的肌束和腱膜下缘的内侧部分分别参与构成提睾肌和腹股沟镰。

4. 腹直肌　为腹直肌鞘所包裹。肌的全长有 3~4 条横行的腱划所中断。

5. 腹直肌鞘　由 3 块扁肌的腱膜所构成，包裹腹直肌。腹直肌鞘后层下部缺如，其下端游离，在脐下 4~5cm 水平，形成一凸向上方的弧形下缘，称弓状线（半环线）。此线以下腹直肌后面与腹横筋膜相贴。

主治语录：注意在弓状线上、下的不同。

6. 白线　位于腹前壁正中线上，由两侧腹直肌鞘的纤维彼此交织形成的腱性结构，上自剑突，下至耻骨联合。上宽下窄，坚韧而缺少血管，中部有脐环，为胚胎脐带附着处，是腹壁的一个薄弱点。若腹部脏器经此处膨出，则称为脐疝。

（二）后群

腰方肌呈长方形。腰大肌将在下肢肌中叙述。

（三）腹股沟管

位于腹前壁的下部，在腹股沟韧带内侧半的上方，是腹肌

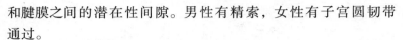

和腱膜之间的潜在性间隙。男性有精索，女性有子宫圆韧带通过。

1. 管的外口 即腹股沟管浅（皮下）环，在耻骨结节外上方，是腹外斜肌腱膜形成的三角形裂孔。

2. 管的内口 称腹股沟管深环，为腹横筋膜向外突而形成的卵圆形孔，位于腹股沟韧带中点上方约 1.5cm 处。

3. 四壁 前壁为腹外斜肌腱膜和腹内斜肌，后壁为腹横筋膜和腹股沟镰，上壁为腹内斜肌和腹横肌的弓状下缘，下壁为腹股沟韧带。

（四）腹股沟（海氏）三角

腹股沟三角位于腹前壁下部，是由腹直肌外侧缘、腹股沟韧带和腹壁下动脉围成的三角区。

腹股沟管和腹股沟三角都是腹壁下部的薄弱区。在病理情况下，腹腔内容物可经腹股沟管深环进入腹股沟管，再经浅环突出，下降入阴囊，构成腹股沟斜疝；若腹腔内容物不经深环，而从腹股沟三角则成为腹股沟直疝。

（五）腹部筋膜

腹部筋膜包括浅筋膜、深筋膜和腹内筋膜。

主治语录：躯干部的肌性标志：①斜方肌。②背阔肌：其下缘参与形成腋后襞。③竖脊肌：在脊柱两旁呈纵行隆起。④胸锁乳突肌：当颈转向对侧时，在颈部可见从前下方斜向后上方的长条形肌肉隆起。⑤胸大肌：胸前壁较膨隆的肌性隆起，其下缘参与形成腋前襞。⑥前锯肌：在胸部外侧壁，发达者可见其肌齿。⑦腹直肌：腹前正中线两侧的纵形隆起，肌肉发达者可见横沟即腹直肌腱划。

第五节 上 肢 肌

一、上肢带肌

上肢带肌（表 3-5-1）起自上肢带骨，止于肱骨，作用于肩关节，并增强肩关节的稳固性。

表 3-5-1　上肢带肌

肌群	名　称	位　置	起　　点	止　　点	主要作用	神经支配
浅层	三角肌	肩部	锁骨外 1/3、肩峰、肩胛冈	肱骨三角肌粗隆	使肩关节外展	腋神经
	冈上肌	斜方肌深面	肩胛骨冈上窝	肱骨大结节上部		肩胛上神经
深层	冈下肌	冈下窝	肩胛骨冈下窝	肱骨大结节中部	使肩关节外旋	
	小圆肌	冈下肌下方	肩胛骨外侧缘 2/3 背面	肱骨大结节下部		腋神经
	大圆肌	小圆肌下方	肩胛骨下角背面	肱骨小结节嵴	使肩关节后伸、内收和内旋	肩胛下神经
	肩　胛下肌	肩胛骨前面	肩胛下窝	肱骨小结节	使肩关节内收、内旋	

　　主治语录：三角肌前部肌束使肩关节屈和旋内，后部肌束使肩关节伸和旋外。

二、臂肌

臂肌，见表 3-5-2。

表 3-5-2 臂肌

肌群	名称	位置	起点	止点	主要作用	神经支配
前群	肱二头肌	臂前部浅层	长头：肩胛骨关节盂上结节 短头：肩胛骨喙突	桡骨粗隆	屈肘关节，使前臂旋后；协助屈肩关节	肌皮神经
	喙肱肌	臂部上1/2前内侧，肱二头肌短头的后内侧	肩胛骨喙突	肱骨中部内侧	使肩关节前屈、内收	
	肱肌	肱二头肌下半部的深面	肱骨体下半前面	尺骨粗隆	屈肘关节	
后群	肱三头肌	肱骨后方	长头：肩胛骨关节盂下方 内侧头：桡神经沟内下方骨面 外侧头：桡神经沟内上方骨面	尺骨鹰嘴	伸肘关节；协助肩关节伸及内收（长头）	桡神经

1. **肱二头肌** 位于上臂前面，肌腹呈梭形，有长、短二头。长头以腱起自肩胛骨盂上结节，通过肩关节囊，经结节间沟穿出，短头起于喙突，两头移行为肌腹，向下止于桡骨粗隆。

2. **肱三头肌** 位于上臂后面，起端有 3 个头：长头以腱起于盂下结节，外侧头起自肱骨后面桡神经沟以上部分，内侧头起自桡神经沟以下部分。3 个头在下方以一共同腱止于尺骨鹰嘴。

三、前臂肌

前臂肌（表 3-5-3）位于桡、尺骨的周围，分前、后两群，

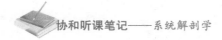

共20多块，多数为具有长肌腱的长肌，肌腹位于近侧，细长的腱位于远侧，故前臂的上半部膨隆，而下半部逐渐变细。

表3-5-3　前臂肌

肌群		名称	位置	起点	止点	主要作用	神经支配
前群	第一层	肱桡肌	前臂前面和尺侧	肱骨外上髁上方	桡骨茎突	屈肘关节	桡神经
		旋前圆肌		肱骨内上髁、前臂深筋膜	桡骨中部外侧面	前臂旋前；屈肘	正中神经
		桡侧腕屈肌			第2掌骨底	屈和外展腕；屈肘	
		掌长肌			掌腱膜	屈腕；紧张掌腱膜	
		尺侧腕屈肌			豌豆骨	屈和内收腕；屈肘	尺神经
	第二层	指浅屈肌		肱骨内上髁、尺桡骨前面	第2~5指中节指骨体两侧	屈第2~5指近侧指骨间关节和掌指关节；屈腕和屈肘	正中神经
	第三层	指深屈肌		尺骨上端前面、附近骨间膜	第2~5指远节指骨底	屈第2~5指指骨间关节和掌指关节；屈腕	正中神经、尺神经
		拇长屈肌		桡骨上端前面、附近骨间膜	拇指远节指骨底	屈拇指指骨间关节和掌指关节	正中神经
	第四层	旋前方肌	桡、尺骨远端的前面	尺骨下1/4的前面	桡骨下端掌面	前臂旋前	

肌群	名称	位置	起 点	止 点	主要作用	神经支配
后群	浅层	桡侧腕长伸肌	前臂背面 和 桡侧	肱骨外上髁及邻近深筋膜	第2掌骨底背面	伸、外展腕	桡神经
		桡侧腕短伸肌			第3掌骨底背面		
		指伸肌			第2~5指中节和远节指骨底背面	伸腕、伸2~5指	
		小指伸肌			小指中、远节指骨底背面	伸小指	
		尺侧腕伸肌			第5掌骨底背面	伸、内收腕	
	深层	旋后肌	前臂后面深层	肱骨外上髁、尺骨近侧端	桡骨上1/3前面	使前臂旋后	
		拇长展肌		桡、尺骨和骨间膜背面	第1掌骨底	与名称一致	
		拇短伸肌			拇指近节指骨底		
		拇长伸肌			拇指远节指骨底		
		示指伸肌			示指指背腱膜		

四、手肌

见表 3-5-4。

表 3-5-4 手肌

肌群	名称	位置	起点	止点	主要作用	神经支配
外侧群	拇短展肌	浅层外侧	屈肌支持带、舟骨	拇指近节指骨底	外展拇指	正中神经
	拇短屈肌	浅层内侧	屈肌支持带、大多角骨		屈拇指近节指骨	
	拇对掌肌	拇短展肌深面		第1掌骨	拇指对掌	
	拇收肌	拇对掌肌内	屈肌支持带、头状骨、第3掌骨	拇指近节指骨	内收拇指，屈拇指近节指骨	尺神经
内侧群	小指展肌	浅层内侧	屈肌支持带、豌豆骨	小指近节指骨	外展小指	尺神经
	小指短屈肌	浅层外侧	屈肌支持带、钩骨		屈小指	
	小指对掌肌	上述两肌深面	屈肌支持带、钩骨	第5掌骨内侧	小指对掌	
中间群	蚓状肌	指深屈肌腱和蚓状肌深面，掌腱膜深面	指深屈肌腱	第2~5指指背腱膜	屈第2~5指掌指关节，伸指间关节	正中神经、尺神经
	骨间掌侧肌	指深屈肌腱和蚓状肌深面，第2、4、5掌骨掌侧面	第2掌骨内面和第4、5掌骨外侧面	第2、4、5指指背腱膜	第2、4、5指内收；屈第2、4、5指掌指骨和伸其指间关节	正中神经、尺神经
	骨间背侧肌	4个骨间隙的背侧	第1~5掌骨相邻侧	第2~4指指背腱膜	固定第3指，外展第2、4指；屈第2~4指掌指关节和伸其指间关节	尺神经

1. 外侧群 位于手掌拇指侧，构成一隆起，称鱼际。

2. 内侧群 位于手掌小指侧，形成的隆起称小鱼际。

3. 中间群 位于掌心，包括蚓状肌和骨间肌。

（1）蚓状肌：为4条细束状小肌。第1、2蚓状肌分别起自第2、3指深屈肌腱外侧，第3、4蚓状肌分别起自第3~5指深屈肌腱相邻侧，4条肌依次经第2~5指掌指关节外侧。

（2）骨间掌侧肌：共3块。

（3）骨间背侧肌：共4块。

五、上肢的局部记载

（一）腋窝

位置——胸外侧壁与臂上部内侧之间。

组成——腋窝为锥体形空隙。顶由锁骨、第1肋、肩胛骨上缘围成；底由腋筋膜构成；前壁为胸大、小肌，后壁为肩胛下肌、背阔肌、大圆肌，内侧壁为前锯肌，外侧壁为喙肱肌及肱二头肌短头。

通过内容——臂丛神经、腋血管，还有脂肪、淋巴结等。

（二）三角胸肌间沟

三角胸肌间沟在三角肌和胸大肌的锁骨部之间，为一狭窄的裂隙，有头静脉穿过。

（三）三边孔和四边孔

三边孔是肱三头肌长头内侧的间隙，有旋肩胛血管通过。四边孔是肱三头肌长头外侧的间隙，有旋肱后动、静脉和腋神经通过。

（四）肘窝

位置——肘关节前面。

边界——内侧为旋前圆肌，外侧为肱桡肌，上界为肱骨内、外上髁之间的连线。

内容——自外侧向内侧为肱二头肌腱、肱动脉及其分支和正中神经。

（五）腕管

位置——腕掌侧面。

组成——由腕骨沟和屈肌支持带（腕前深筋膜增厚形成）围成。

内容——九条肌腱（指浅、指深屈肌腱各 4 条及 1 条拇长屈肌腱）及 1 条神经（正中神经）。

主治语录：上肢有肌性标志：三角肌；肱二头肌；肱三头肌；桡侧腕屈肌腱；掌长肌腱；尺侧腕屈肌腱；腕背侧肌腱。拇指伸直、外展时，自桡侧向尺侧依次可见拇长展肌腱、拇短伸肌腱和拇长伸肌腱，后两者之间为解剖鼻烟窝。

第六节 下 肢 肌

一、髋肌

髋肌（表 3-6-1）起自骨盆，跨过髋关节，止于股骨的近侧部。分前、后两群。

表 3-6-1　髋肌

肌群	名称	位置	起点	止点	主要作用	神经支配
前群	髂腰肌（髂肌、腰肌）	腰大肌位于脊柱腰部两侧，髂肌位于腰大肌外侧	髂窝，腰椎体两侧	股骨小转子	使髋关节前屈和外旋；下肢固定时，可使躯干前屈	腰丛神经
	阔筋膜张肌	大腿上部前外侧	髂前上棘	胫骨外侧髁	紧张阔筋膜和屈髋关节	臀上神经
	臀大肌	臀部肌的浅层	髂骨翼外面、骶骨背面	髂胫束、臀肌粗隆	伸、旋外髋关节	臀下神经
	臀中肌	前上部于皮下，后下部位于臀大肌的深面	髂骨翼外面	股骨大转子	使髋关节外展，旋内（前部肌束）和旋外（后部肌束）	臀上神经
后群	臀小肌	臀中肌深面				
	梨状肌	臀中肌的内下方	骶骨盆面，骶前孔外侧	股骨转子窝	使髋关节外展和旋外	骶丛分支
	闭孔内肌	臀部肌的深层	闭孔膜内面及其周围骨面	股骨转子窝	使髋关节旋外	
	股方肌	闭孔外肌浅面	坐骨结节	股骨转子间嵴		
	闭孔外肌	股方肌深层	闭孔膜外面及其周围骨面	股骨转子窝		闭孔神经

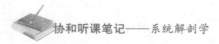

二、大腿肌

大腿肌，见表3-6-2。

表3-6-2 大腿肌

肌群	名称	位置	起点	止点	主要作用	神经支配
前群	缝匠肌	大腿前面及内侧面浅层	髂前上棘	胫骨上端内侧面	屈髋、屈膝关节，使已屈的膝关节旋内	股神经
	股四头肌	大腿前面	股直肌：髂前下棘 股内侧肌：股骨粗线内侧 股外侧肌：股骨粗线外侧 股中间肌：股骨前面	胫骨粗隆	屈髋关节和伸膝关节	
内侧群	股薄肌	最内侧	耻骨支和坐骨支前面	胫骨上端内侧面	内收、外旋髋关节	闭孔神经
	耻骨肌	髂腰肌内侧		股骨的耻骨肌线		
	长收肌	耻骨肌内侧		股骨粗线		
	短收肌	耻骨肌和长收肌的深面				
	大收肌	上述肌的深面	耻骨支、坐骨支、坐骨结节	股骨粗线和收肌结节		
后群	股二头肌	股后部外侧	长头：坐骨结节 短头：股骨粗线	腓骨头	伸髋、屈膝，使已屈的膝关节旋外	坐骨神经
	半腱肌	股后部内侧	坐骨结节	胫骨上端内侧面	使已屈的膝关节旋内	
	半膜肌	半腱肌深面		胫骨内侧髁后面		

（一）前群

1. 缝匠肌　为全身最长的肌肉，呈扁带状。

2. 股四头肌　是全身最大的肌，有四个头，即股直肌、股内侧肌、股外侧肌和股中间肌（在股直肌深面和股内、外侧肌之间，起自股骨体前面）。四个头向下形成髌腱，包绕髌骨前面和两侧，止于胫骨粗隆。

（二）内侧群

共5块，分层排列。

1. 浅层肌　自外侧向内侧有如下肌群。

（1）耻骨肌：为长方形短肌。

（2）长收肌：呈三角形。

（3）股薄肌：为长肌。

2. 深层肌

（1）短收肌：近似三角形的扁肌。

（2）大收肌：大收肌止于收肌结节的腱和股骨之间有一裂孔，称收肌腱裂孔，为收肌管下口。

主治语录：收肌腱裂孔向下通腘窝，有股血管通过。

（三）后群

共3块，位于大腿的后面，包括股二头肌、半腱肌和半膜肌。半腱肌是一块适合作转移肌瓣或肌皮瓣的良好供肌，临床常用来覆盖修补坐骨部压疮或外伤缺损。

三、小腿肌

小腿肌（表3-6-3）运动膝、踝及足部关节，分3群。

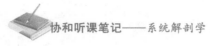

表 3-6-3　小腿肌

肌群	名　称	起　点	止　点	主要作用	神经支配
前群	胫骨前肌	胫骨外侧面	内侧楔骨内侧面，第1跖骨底	伸踝关节（背屈） 使足内翻	腓深神经
	踇长伸肌	胫、腓骨上端和骨间膜前面	踇趾远节趾骨底背面	伸踇趾	
	趾长伸肌	腓骨前面、胫骨上端和小腿骨间膜	第2~5趾中、远节趾骨底	伸第2~5趾背足	
外侧群	腓骨长肌	腓骨外侧面	内侧楔骨、第1跖骨底	屈踝关节（跖屈）和使足外翻	腓浅神经
	腓骨短肌		第5跖骨粗隆		
后群	浅层	腓肠肌	内、外侧头分别起自股骨内、外上髁后面	跟骨	屈踝关节和膝关节	胫神经
		比目鱼肌	腓骨后面上部、胫骨比目鱼肌线			
	深层	腘肌	股骨外侧髁外侧面上缘	胫骨比目鱼肌线以上骨面	屈膝关节和使小腿旋内	
		趾长屈肌	胫腓骨后面中1/3	第2~5趾远节趾骨	屈踝关节 屈第2~5趾	
		胫骨后肌	小腿骨间膜后面和胫、腓骨	足舟骨粗隆及楔骨	使足内翻	
		踇长屈肌	腓骨后面下2/3	踇趾远节趾骨底	屈踇趾	

（一）前群

有 3 块肌，自内侧向外侧为胫骨前肌、姆长伸肌、趾长伸肌。

（二）外侧群

1. 腓骨长肌　起点较高，并掩盖短肌。起自腓骨外侧面，经外踝后方，斜行到足内侧，止于内侧楔骨、第 1 跖骨底。

2. 腓骨短肌　在腓骨长肌深面，经外踝后方，止于第 5 跖骨粗隆。

（三）后群

1. 浅层　有 1 块强大的小腿三头肌，由浅层的腓肠肌和深层的比目鱼肌组成。小腿三头肌在站立时可固定踝、膝关节，防止身体前倾。

（1）腓肠肌：内、外侧头会合，约在小腿中点移行为腱性结构。

（2）比目鱼肌：其肌腱与腓肠肌的肌腱合成粗大的跟腱，止于跟骨。

2. 深层　有 4 块肌，自内侧向外侧有趾长屈肌、胫骨后肌、姆长屈肌，在膝关节后面还有腘肌。

四、足肌

足肌，见表 3-6-4。

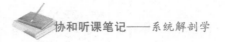

表 3-6-4　足肌

肌群		名　称	起　点	止　点	作　用	神经支配
足背肌		趾短伸肌	跟骨	第 2～5 趾近节趾骨底	伸 2～5 趾	腓深神经
		姆短伸肌		姆趾近节趾骨底	伸姆趾	
	内侧群	姆展肌	跟骨、足舟骨		外展和屈姆趾	足底内侧神经
		姆短屈肌	内侧楔骨		屈姆趾	
		姆收肌	第 2～4 跖骨底		内收和屈姆趾	
	外侧群	小趾展肌	跟骨	小趾近节趾骨底	外展和屈小趾	足底外侧神经
		小 趾 短屈肌	第 5 跖骨底		屈小趾	
足底肌		趾短屈肌	跟骨	第 2～5 趾中节趾骨	屈第 2～5 趾	足底内侧神经
		足底方肌		趾长屈肌腱		足底外侧神经
	中间群	蚓状肌	趾长屈肌腱	趾背腱膜	屈跖趾关节，伸趾骨间关节	足底内、外侧神经
		骨间足底肌	第 3～5 跖骨内侧半	第 3～5 近节趾骨底和趾背腱膜	内收第 3～5 趾，并屈跖趾关节和伸趾骨间关节	足底外侧神经
		骨间背侧肌	跖骨相对缘	第 2～4 近节趾骨底和趾背腱膜	外展第 2～4 趾，并屈跖趾关节和伸趾骨间关节	

五、下肢的局部记载

（一）梨状肌上孔和梨状肌下孔

其位于臀大肌的深面、梨状肌上下两缘和坐骨大孔之间。梨状肌上孔上缘为骨性的坐骨大切迹上部，下缘为梨状肌，有臀上血管和神经穿过；梨状肌下孔上缘为梨状肌，下缘为坐骨棘和骶棘韧带，有坐骨神经、股后皮神经、臀下血管和神经、阴部内血管和阴部神经等穿过。

（二）股三角

股三角位于股前内侧上部。上界为腹股沟韧带；外侧界为缝匠肌；内侧界为长收肌内侧缘；尖向下与收肌管延续；前壁为阔筋膜；后壁为髂腰肌、耻骨肌和长收肌构成向下凹陷的肌槽。

股三角内有股神经、股血管和淋巴结等。

（三）收肌管

1. 位置　大腿中 1/3 内侧份的一个肌性间隙，呈三棱形，长约 15cm。

2. 组成　前壁为缝匠肌和股内侧肌同长收肌及大收肌之间的一层腱膜，外侧壁为股内侧肌，后壁为长收肌和大收肌。向上通股三角，向下经收肌腱裂孔通往腘窝。管内有股动、静脉及隐神经。

（四）腘窝

1. 位置　膝关节后方，呈菱形。

2. 组成　上外界为股二头肌，上内界为半腱肌和半膜肌，下外界为腓肠肌外侧头，下内界为腓肠肌内侧头。底为膝关节囊。窝内有腘血管、胫神经、腓总神经、脂肪和淋巴结等。

主治语录：下肢有肌性标志：臀大肌、股四头肌、股二头股、半膜肌腱、半腱肌腱。腓肠肌：在小腿后面形成"小腿肚"。跟腱：在踝关节后方呈粗索状。

第七节　体表的肌性标志

一、头颈部

主要有咬肌、颞肌和胸锁乳突肌。

二、躯干部

主要有斜方肌、背阔肌、竖脊肌、胸大肌、前锯肌和腹直肌。

三、上肢

1. 三角肌　在肩部形成圆隆的外形，其止点在臂外侧中部呈现一小凹。

2. 肱二头肌　当屈肘握拳旋后时，可明显在臂前面见到膨隆的肌腹。在肘窝中央，亦可摸到此肌的肌腱。

3. 肱三头肌　在臂的后面，三角肌后缘的下方可见到肱三头肌长头。

4. 肱桡肌　当握拳用力屈肘时，在肘部可见到肱桡肌的膨隆肌腹。

5. 鼻烟窝　在腕背侧面，当拇指伸直外展时，自桡侧向尺侧可见拇长展肌、拇短伸肌和拇长伸肌肌腱。在后二肌腱之间有深的凹陷，称鼻烟窝。

四、下肢

1. 股四头肌　在大腿屈和内收时，可见股直肌在缝匠肌和阔筋膜张肌所组成的夹角内。股内侧肌和股外侧肌在大腿前面的下部，分别位于股直肌的内、外侧。

2. 臀大肌　在臀部形成圆隆外形。

3. 股二头肌　在腘窝的外上界，可摸到它的肌腱止于腓骨头。

4. 半腱肌、半膜肌　在腘窝的内上界，可摸到它们的肌腱止于胫骨。其中半腱肌腱较窄，位置浅表且略靠外；而半膜肌腱粗而圆钝，位于半腱肌腱的深面内侧。

5. 小腿三头肌（腓肠肌和比目鱼肌）　在小腿后面，可明显见到该肌膨隆的肌腹及跟腱。

 历年真题

1. 关于斜方肌的作用，错误的是
   A. 使肩胛骨向脊柱靠拢
   B. 上部肌束可上提肩胛骨
   C. 下部肌束使肩胛骨下降
   D. 一侧收缩使颈向同侧屈，脸转向同侧
   E. 两侧同时收缩可使头后仰

2. 背阔肌
   A. 是全身最大的扁肌
   B. 位于背上部浅层
   C. 起于全部胸椎棘突
   D. 止于肱骨大结节嵴
   E. 作用可下降肩胛骨

3. 竖脊肌
   A. 是背部强大的屈肌
   B. 起于骶骨，止于棘突
   C. 收缩时使脊柱后伸和仰头
   D. 受颈、胸、腰部脊神经前支支配
   E. 仅连于相邻椎骨之间

4. 胸腰筋膜
   A. 覆盖于斜方肌和背阔肌的表面
   B. 包裹在竖脊肌和背阔肌的周围
   C. 浅、中层参与竖脊肌鞘的组成
   D. 中层和深层参与构成竖脊

肌鞘

E. 深层为腹内斜肌和腹横肌起始处

5. 胸大肌可使肩关节
   A. 外展
   B. 内收
   C. 后伸
   D. 旋外
   E. 旋前

6. 肋间内、外肌
   A. 位于各肋间隙内，属胸上肢肌
   B. 肋间外肌位于各肋间隙的浅层，肌束斜向前下
   C. 肋间内肌在最深层，肌束斜向前上
   D. 肋间外肌降肋助吸气
   E. 肋间内肌提肋助呼气

7. 膈的功能是
   A. 收缩时，膈穹隆下降，助呼气
   B. 收缩时，膈穹隆上升，助吸气
   C. 收缩时，膈穹隆下降，助吸气
   D. 舒张时，膈穹隆下降，助呼气
   E. 舒张时，膈穹隆上升，助吸气

8. 关于腹直肌鞘，错误的是
   A. 由腹外侧壁 3 个扁肌的腱膜构成
   B. 鞘分前、后两层，前、后层完全包裹腹直肌
   C. 弓状线以上前层由腹外斜肌腱膜与腹内斜肌腱膜的前层愈合而成
   D. 弓状线以下腹直肌后面与腹横筋膜相贴
   E. 后层与腹直肌连结疏松

9. 腹股沟韧带
   A. 位于髂前下棘与耻骨结节之间
   B. 由腹外斜肌腱膜构成
   C. 由腹内斜肌腱膜构成
   D. 构成腹股沟管的前壁
   E. 构成腹股沟管的后壁

10. 完全不参加肩关节旋外的是
    A. 三角肌后部肌束
    B. 小圆肌和大圆肌
    C. 肩胛下肌和冈上肌
    D. 冈下肌和三角肌前部纤维
    E. 冈下肌和肩胛下肌

11. 关于三角肌的描述，错误的是
    A. 位于肩部，呈三角形
    B. 使肩关节外展
    C. 止于三角肌粗隆
    D. 只起于肩胛骨
    E. 受腋神经支配

12. 关于手的骨间肌，正确的是
    A. 第 4 骨间背侧肌止于小指桡侧

B. 第 2 骨间掌侧肌止于中指桡侧

C. 伸掌指关节，屈指间关节

D. 受尺神经支配

E. 第 3 骨间背侧肌止于第 4 指桡侧

13. 不能屈髋关节的肌是
   A. 髂腰肌和阔筋膜张肌
   B. 髂腰肌和缝匠肌
   C. 缝匠肌和股直肌
   D. 股直肌和髂腰肌
   E. 股二头肌和股薄肌

14. 既能屈膝关节又能跖屈距小腿关节的肌是
   A. 腓肠肌
   B. 比目鱼肌
   C. 胫骨后肌
   D. 长屈肌
   E. 趾长屈肌

15. 既能跖屈又能使足内翻的肌是
   A. 胫骨前肌
   B. 胫骨后肌
   C. 长屈肌
   D. 趾长屈肌
   E. 腓骨长肌

参考答案：1. D 2. A 3. C
4. C 5. B 6. B
7. C 8. B 9. B
10. C 11. D 12. D
13. E 14. A 15. B

第二篇 内 脏 学

第四章 总 论

核心问题

　　了解内脏的基本结构特点，常用的胸腹部标志线和腹部分区。

内容精要

一、内脏的一般结构

（一）中空性器官

呈管状或囊袋状，内部为空腔，壁由数层组织构成。有黏膜、黏膜下层、肌层和外膜，消化道各器官的壁由 4 层构成，而呼吸、泌尿和生殖系统的中空性器官多由 3 层构成。

（二）实质性器官

此类器官内部没有特定的空腔，多属腺组织，表面有被膜并深入器官实质内，将器官的实质分成许多小叶。

出入的血管、神经和淋巴管及其导管的凹陷处，称该器官的门，如肾门、肝门、肺门。

二、胸部的标志线和腹部分区

（一）胸部的标志线

包括前正中线、胸骨线、锁骨中线、胸骨旁线、腋前线、腋后线、腋中线、肩胛线和后正中线。

（二）腹部分区

1. 4分法　以脐为中心做水平线和垂直线，分为左上腹、右上腹、左下腹、右下腹。

2. 9分法　以肋弓最低点和髂结节做的两条水平线，再以腹股沟韧带中点做的两条垂直线，分为腹上区、左右季肋区、脐区、左右腰区、腹下（耻）区、左右腹股沟（髂）区。

第五章 消 化 系 统

核心问题

1. 舌的形态和黏膜特征，三大唾液腺的特点，腮腺管的走行。

2. 咽的位置、分部，扁桃体的位置和功能及咽淋巴环的组成和意义。

3. 食管、胃的形态分部，位置毗邻。

4. 小肠的分部，十二指肠的形态、位置和分部。

5. 大肠的分部及形态特点，回盲瓣及阑尾根部的体表投影。

6. 胆囊、胰的形态、位置、功能，胆囊底的体表投影；输胆管道及胆汁的排出通路。

内容精要

消化系统包括：消化管和消化腺。①消化管：口腔、咽、食管、胃、小肠（十二指肠、空肠和回肠）和大肠（盲肠、阑尾、结肠、直肠和肛管）。②消化腺：口腔腺、肝、胰和消化管壁内的许多小腺体。

临床上常把口腔到十二指肠的管道称为上消化道，空肠以下的管道称为下消化道。

第一节 口　　腔

口腔：消化管的起始部，前壁为上、下唇，侧壁为颊，上壁为腭，下壁为口腔底。

整个口腔借上、下牙弓和牙龈分为前外侧部的口腔前庭和后内侧部的固有口腔。口腔前庭是上、下唇和颊与上、下牙弓和牙龈之间的狭窄间隙；固有口腔位于上、下牙弓和牙龈所围成的空间，其顶为腭，底由黏膜、肌和皮肤组成。

牙齿咬合时，口腔的两部分可经第三磨牙后方的间隙相互交通。临床上常经此间隙插入导管。

一、口唇

口唇分上、下唇，外面为皮肤，中间为口轮匝肌，内面为黏膜。

口唇的游离缘是皮肤与黏膜的移行部，称唇红，其内含皮脂腺。唇红是体表毛细血管最丰富的部位之一，呈红色。缺氧时则呈绛紫色，临床称为发绀。

在上唇外面中线处有一纵行浅沟称人中，上唇外面的两侧与颊部交界处，各有一斜行的浅沟称鼻唇沟。在口裂的两侧，上、下唇结合处形成口角，平对第一磨牙。在上、下唇内面正中线上，分别有上、下唇系带从口唇连于牙龈基部。

二、颊

颊是口腔的两侧壁，其构造与唇相似，即自外向内分别由皮肤、颊肌、颊脂体和口腔黏膜构成。在上颌第二磨牙牙冠相对的颊黏膜上有腮腺管乳头，其上有腮腺管的开口。

三、腭

前2/3为硬腭，主要由骨腭及表面覆盖的黏膜构成。

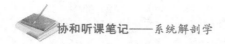

后 1/3 为软腭，主要由腭腱膜、腭肌、腭腺、血管、神经和黏膜构成。软腭前份呈水平位，后份斜向后下称腭帆，腭帆后缘游离，其中部有垂向下方的突起称腭垂（悬雍垂）。

自腭帆两侧各向下方分出两条黏膜皱襞，前方的一对为腭舌弓，后方的一对为腭咽弓。两弓间的三角形凹陷区称扁桃体窝。

咽峡：由腭垂、腭帆游离缘、两侧腭舌弓和舌根组成，是口腔和咽之间的狭窄部，也是两者的分界。

软腭在静止状态时垂向下方，当吞咽或说话时，软腭上提，贴近咽后壁，从而将鼻咽与口咽隔离开来。

软腭肌均为骨骼肌，有腭帆张肌、腭帆提肌、腭垂肌、腭舌肌和腭咽肌。

四、牙

（一）牙的种类和排列

1. 种类

据出现顺序分：乳牙（20 个，上、下颌各 10 个）和恒牙（32，上、下颌各 16 个）。

据形状和功能分：切牙、尖牙和磨牙（恒牙又有磨牙和前磨牙之分）。

2. 名称及排列　见图 5-1-1、图 5-1-2。

上

右	V	IV	III	II	I	I	II	III	IV	V	左
	V	IV	III	II	I	I	II	III	IV	V	

第二乳磨牙　第一乳磨牙　乳尖牙　乳侧切牙　乳中切牙　下

图 5-1-1　乳牙名称及符号

上

右	8	7	6	5	4	3	2	1	1	2	3	4	5	6	7	8	左
	8	7	6	5	4	3	2	1	1	2	3	4	5	6	7	8	

第三磨牙	第二磨牙	第一磨牙	第二前磨牙	第一前磨牙	尖牙	侧切牙	中切牙

下

图 5-1-2　恒牙名称及符号

3. 牙位记录　临床为记录牙的位置，常以被检查者的方位为准，以"+"记号划分成 4 区，并以罗马数字 Ⅰ~Ⅴ 标示乳牙，用阿拉伯数字 1~8 标示恒牙，如"Ⅴ⌐"表示右下颌第二乳磨牙，"⌐6"表示左上颌第一恒磨牙。

（二）牙的形态

每个牙均可分为牙冠、牙根、牙颈 3 个部分。

1. 牙冠　是暴露于口腔，露出于牙龈以外的部分，因牙的种类不同而形状有所不同。

2. 牙根　是嵌入牙槽内的部分。切牙、尖牙只有 1 个牙根，前磨牙一般也只有 1 个牙根，下磨牙有 2 个牙根，上磨牙有 3 个牙根。

3. 牙颈　是牙冠与牙根之间的部分，被牙龈所包绕。

4. 其他　牙冠和牙颈内部的腔隙称为牙冠腔。牙根内的细管称牙根管，此管开口于牙根尖端的牙根尖孔。牙的血管、神经通过牙根尖孔、牙根管进入牙冠腔。牙根管与牙冠腔合称牙腔或髓腔，其内容纳牙髓。

（三）牙组织

牙由牙质（大部分）、釉质、牙骨质和牙髓组成。牙冠部表面覆以釉质，牙根部及牙颈表面覆以牙骨质。

（四）牙周组织

1. **牙龈** 为包在牙槽弓和牙颈表面的口腔黏膜，富含血管，色淡红，坚韧而有弹性。

2. **牙周膜** 为牙根和牙槽骨之间的致密结缔组织膜，可固定牙根和缓解咀嚼压力。

3. **牙槽骨** 为容纳牙根的骨槽，分别由上、下颌骨构成。

主治语录：牙周组织对牙起保护、固定和支持作用。

五、舌

（一）舌的形态

舌在舌背以向前开放的 V 形的界沟为界，分为舌体和舌根两部分。

界沟的尖端处有一小凹称舌盲孔，是胚胎时期甲状舌管的遗迹。舌体占舌的前 2/3，为界沟之前可游离活动的部分，其前端为舌尖。舌根占舌的后 1/3，以舌肌固定于舌骨和下颌骨等处。舌根的背面朝后对向咽部，延续至会厌的腹侧面。

（二）舌黏膜

1. **舌乳头**（表 5-1-1） 舌体背面黏膜呈淡红色，其表面可见许多小突起，统称为舌乳头。

表 5-1-1　舌乳头

名　称	特　点
丝状乳头	白色，数目最多，体积最小，遍布于舌背前 2/3，无味蕾
菌状乳头	红色，稍大于丝状乳头，数目较少，散在于丝状乳头之间，多见于舌尖和舌侧缘

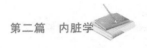

名　称	特　点
叶状乳头	位于舌侧缘的后部，腭舌弓的前方，每侧为 4~8 条并列的叶片形的黏膜皱襞，小儿较清楚
轮廓乳头	体积最大，7~11 个，排列于界沟前方，其中央隆起，周围有环状沟

轮廓乳头、菌状乳头、叶状乳头以及软腭、会厌等处的黏膜上皮中含有味蕾，为味觉感受器，具有感受酸、甜、苦、咸等味觉的功能。

2. 舌扁桃体　位于舌根背面黏膜表面，由淋巴组织组成的大小不等的丘状隆起。

3. 其他　舌下面黏膜在舌的正中线上，形成一黏膜皱襞，向下连于口腔底前部称舌系带。在舌系带根部的两侧各有一小黏膜隆起称舌下阜，其上有下颌下腺管和舌下腺大管的开口。由舌下阜向口底后外侧延续的带状黏膜皱襞称舌下襞，其深面藏有舌下腺。舌下腺小管开口于舌下襞表面。

（三）舌肌

1. 舌内肌　起止均在舌内，收缩时改变舌的形状，有纵、横、垂直 3 种方向。

2. 舌外肌　起于舌外，止于舌内，收缩时改变舌的位置，包括颏舌肌、茎突舌肌和舌骨舌肌。颏舌肌起自下颌体后面的颏棘，止于舌正中线两侧。两侧颏舌肌同时收缩伸舌；单侧收缩可使舌尖伸向对侧。如一侧颏舌肌瘫痪，令患者伸舌时，舌尖偏向瘫痪侧。

六、唾液腺

小唾液腺位于口腔各部黏膜内，属黏液腺，如唇腺、颊腺、

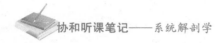

腭腺和舌腺等。大唾液腺（表 5-1-2）有 3 对，以腮腺最大。

表 5-1-2　大唾液腺

名　称	位　置	开　口
腮腺	外耳道前下方，咬肌后缘及下颌后窝内	平对上颌第 2 磨牙的黏膜（口腔前庭）
下颌下腺	下颌骨体内面	舌下阜
舌下腺	口底黏膜深面	大管：有 1 条，与下颌下腺管共同开口于舌下阜 小管：有 5~15 条，开口于舌下襞黏膜表面

第二节　咽

一、咽的位置和形态

咽位于第 1~6 颈椎的前方，上自颅底、下至第 6 颈椎下缘或环状软骨的高度移行于食管。

咽是前后略扁、漏斗状的肌性管道，全长约 12cm。

咽的前壁不完整，自上而下借鼻后孔与鼻腔、借咽峡与口腔、借喉口与喉腔分别相通。后壁平坦，借疏松结缔组织连于上位 6 个颈椎体前面的椎前筋膜。

二、咽的分部

咽腔不甚规则，以腭帆游离缘和会厌上缘为界，可分为鼻咽、口咽和喉咽 3 部分。口咽和喉咽是消化道和呼吸道的共同通道。

1. 鼻咽　是咽的上部，位于鼻腔后方，上达颅底，下至腭帆游离缘平面续口咽部，向前经后孔通鼻腔。

（1）上壁：上壁后部黏膜内有丰富的淋巴组织，称咽扁桃体，幼儿较发达，称增殖体（6~7 岁开始萎缩，约 10 岁后完全退化）。

（2）侧壁：有隆起的黏膜围成的咽鼓管咽口；正对下鼻甲后方约 1cm 处，此口经咽鼓管通向中耳鼓室，以维持鼓膜内、外压力的平衡。咽部感染时，细菌可经咽鼓管波及中耳，引起中耳炎。由于小儿的咽鼓管较短而宽，且略呈水平位，故儿童患急性中耳炎远较成人多。

（3）咽鼓管咽口的前、上、后方的弧形隆起称咽鼓管圆枕，它是寻找咽鼓管咽口的标志。

（4）位于咽鼓管咽口周围至软腭之间的许多颗粒状淋巴组织称咽鼓管扁桃体，系咽扁桃体的延续。

（5）咽鼓管圆枕后方与咽后壁之间的纵形凹窝，称咽隐窝，是鼻咽癌的好发部位。

2. 口咽　位于腭帆游离缘与会厌上缘平面之间。

口咽的前壁主要为舌根后部，此处有一呈矢状位的黏膜皱襞称舌会厌正中襞，连于舌根后部正中与会厌之间。舌会厌正中襞两侧的深窝称会厌谷，为异物易停留处。

腭扁桃体位于口咽部侧壁的扁桃体窝内，是淋巴上皮器官，具有防御功能。呈椭圆形，其内侧面朝向咽腔，表面覆以黏膜，并有许多深陷的小凹称扁桃体小窝，细菌易在此存留繁殖，成为感染病灶。扁桃体的外侧面及前、后面均被结缔组织形成的扁桃体囊包绕。此外，扁桃体窝上份未被腭扁桃体充满的空间称扁桃体上窝，异物常易停留于此处。

咽淋巴环：咽后上方的咽扁桃体、两侧的咽鼓管扁桃体、腭扁桃体和下方的舌扁桃体共同围成。形成呼吸道和消化道起始部的重要防御屏障。

3. 喉咽 是咽的最下部。自会厌上缘平面至第 6 颈椎下缘平面，与食管相续。在喉口两侧各有一深窝，称梨状隐窝，是异物常滞留之处。

4. 咽壁肌 为骨骼肌，包括咽缩肌和咽提肌。

（1）咽缩肌：分上、中、下 3 部分，呈叠瓦状排列。即咽下缩肌覆盖于咽中缩肌下部，咽中缩肌覆盖于咽上缩肌下部。当吞咽时，各咽缩肌自上而下依次收缩，将食团推向食管。

（2）咽提肌：位于咽缩肌深部，肌纤维纵行，起自茎突（茎突咽肌）、咽鼓管软骨（咽鼓管咽肌）及腭骨（腭咽肌），止于咽壁及甲状软骨上缘。咽提肌收缩时，上提咽和喉，舌根后压，会厌封闭喉口，食团越过会厌，经喉咽进入食管。

第三节　食　　管

一、食管的位置和分部

1. 位置 上端在第 6 颈椎下缘与咽相接，下端约平第 11 胸椎体高度与胃的贲门连接。

2. 形态 前后扁窄的管道，为消化管最狭窄的部分，长约 25cm。

3. 分部 见表 5-3-1。

表 5-3-1　食管的分部

分　部	长　　度	位　　置
颈部	较短，约 5cm	自食管起始端至平对胸骨颈静脉切迹平面
胸部	最长，18~20cm	位于胸骨颈静脉切迹至膈的食管裂孔之间
腹部	最短，1~2cm	自食管裂孔至贲门

二、食管的狭窄部

第 1 处：位于食管的起始处，相当于第 6 颈椎下缘，距中切牙 15cm。

第 2 处：位于食管与左主支气管的后方交叉处，相当于第 4、5 胸椎体之间水平，距中切牙 25cm。

第 3 处：位于食管穿膈的食管裂孔处，相当于第 10 胸椎水平，距中切牙 40cm。

主治语录：3 处狭窄是异物易滞留的部位，也是食管癌的好发部位。

第四节　胃

一、胃的形态和分部

胃是消化管各部中最膨大的部分，上连食管，下续十二指肠。成人胃的容量约为 1500ml。胃除有受纳食物和分泌胃液的作用外，还有内分泌功能。

1. 形态　受多种因素影响。胃分前、后壁，大、小弯，入、出口。

（1）前壁朝前上方、后壁向后下方。

（2）上缘较短，凹向右上方，称胃小弯。其最低处为角切迹；下缘较长，凸向左下方，称胃大弯。

（3）入口为贲门，接食管；贲门左侧，食管末端左缘与胃底形成的锐角称贲门切迹。出口为幽门，通向十二指肠。幽门前方可见幽门前静脉，为手术中确认幽门的标志。

2. 分部　贲门部、胃底（临床有时称胃穹隆）、胃体和幽门部（胃窦），后者又分为幽门窦和幽门管。

3. 分型　活体 X 线钡餐透视，可将胃分成 3 种类型：构型胃、角型胃、长胃。

二、胃的位置

大部分位于左季肋区，小部分位于腹上区。胃前壁右侧与肝左叶和方叶相邻，左侧与膈相邻，被左肋弓掩盖。在剑突下方，部分胃前壁直接与腹前壁相贴，是临床上进行胃触诊的部位。胃后壁与胰、横结肠、左肾上部和左肾上腺相邻，胃底与膈和脾相邻。

胃的贲门和幽门的位置比较固定，贲门位于第 11 胸椎体左侧，幽门约在第 1 腰椎体右侧。胃大弯的位置较低，其最低点一般在脐平面。胃高度充盈时，大弯下缘可达脐以下，甚至超过髂嵴平面。

胃底最高点在左锁骨中线外侧，可达第 6 肋间隙高度。

三、胃壁的结构

胃壁由 4 层构成。①黏膜：形成皱襞，在幽门处形成了突向十二指肠腔的幽门瓣。②黏膜下层：由疏松组织构成。③肌层：较厚，由外纵、中环、内斜 3 层平滑肌组成，环行肌在幽门处增厚形成幽门括约肌。④最外为浆膜。

在食管与胃交接处的黏膜上，有一呈锯齿状的环形线，称食管胃黏膜线。该线是胃镜检查时鉴别病变位置的重要标志。

第五节　小　　肠

成人小肠全长 5～7m，上接幽门，下续盲肠，是食物消化、吸收的主要部位。包括十二指肠、空肠、回肠共 3 部分。

一、十二指肠

长约 25cm，呈"C"形。分为 4 部：上部、降部、水平部、升部。

1. 上部　上部与降部转折处形成的弯曲，称十二指肠上曲。十二指肠上部近侧与幽门相连接的一段肠管，长约 2.5cm，由于其肠壁薄，管径大，黏膜面光滑平坦，无环状襞，故临床常称此段为十二指肠球，是十二指肠溃疡及其穿孔的好发部位。

2. 降部　长 7~8cm，起自十二指肠上曲，向下行于第 1~3 腰椎和胰头右侧，沿右肾内侧缘的前方下降，至第 3 腰椎水平向左转为水平部，其转变处为十二指肠下曲。

十二指肠乳头：在降部的左后壁上有一条纵形黏膜皱襞，称十二指肠纵襞。此襞下方的隆起为十二指肠乳头，是肝胰壶腹的开口，距中切牙 75cm。

3. 水平部　又称下部，长约 10cm，起自十二指肠下曲，横过下腔静脉和第 3 腰椎体的前方，至腹主动脉前方第 3 腰椎体左前方，移行于升部。临床上将十二指肠上部、降部和水平部呈 C 形部位称十二指肠窗。肠系膜上动静脉紧贴此部前面下行。在某些情况下，肠系膜上动脉可压迫此部引起十二指肠梗阻。临床上称此为肠系膜上动脉压迫综合征。

4. 升部　最短，仅 2~3cm，自水平部末端起始，斜向左上方，至第 2 腰椎体左侧转向下移行为空肠。

十二指肠空肠曲：十二指肠与空肠转折处形成的弯曲。

十二指肠空肠曲借十二指肠悬肌悬吊固定与腹后壁。它由骨骼肌、结缔组织和平滑肌共同构成，起自膈的右脚，下附于十二指肠空肠曲，临床上称为 Treitz 韧带。

主治语录：Treitz 韧带是手术中确认空肠起始部的重要标志。

二、空肠与回肠

见表 5-5-1。

表 5-5-1　空肠和回肠

鉴别要点	空　　肠	回　　肠
长度	约占小肠近侧 2/5	约占小肠远侧 3/5
位置	常位于左腰区和脐区	多位于脐区、右腹股沟区和盆腔内
管径	较大	较小
管壁	较厚	较薄
系膜内血管	形成 1~2 级血管弓，由弓发出到肠管的直血管较长	形成 3~4 级血管弓，由弓发出到肠管的直血管较短
颜色	粉红色	粉灰色
黏膜	环状襞密集，较高，有散在的孤立淋巴滤泡	环状襞稀疏而低，除有孤立淋巴滤泡还有集合淋巴滤泡

此外，约 2% 的成人在距回肠末端 0.3~1.0m 范围的回肠对系膜缘上，有长 2~5cm 的囊状突起自肠壁向外突出，称 Meckel 憩室（麦克尔憩室），此为胚胎时期卵黄囊管未完全消失形成的。Meckel 憩室易发炎或合并溃疡穿孔，因其位置靠近阑尾，故症状与阑尾炎相似。

第六节　大　　肠

大肠是消化管的下段，全长 1.5m，全程围绕在空、回肠的周围，可分为盲肠、阑尾结肠、直肠和肛管 5 部分。大肠的主要功能为吸收水分、维生素和无机盐，并将食物残渣形成粪便，排出体外。

除直肠、肛管和阑尾外，结肠和盲肠具有 3 种特征性结构：结肠带、结肠袋和肠脂垂。

结肠带：由肠壁的纵行肌增厚所形成，沿大肠的纵轴平行排列，分为独立带、网膜带和系膜带 3 条均会聚于阑尾根部。

结肠袋：是肠壁由横沟隔开并向外膨出的囊状突起。这是由于结肠带短于肠管的长度使肠管皱缩所形成。

肠脂垂：是沿结肠带两侧分布的许多小突起，由浆膜和其所包含的脂肪组织形成。在正常情况下，大肠管径较大，肠壁较薄，但在疾病情况下可有较大变化。

因此在腹部手术中，鉴别大、小肠主要依据大肠的上述 3 个特征。

一、盲肠

1. 位置 盲肠一般位于右髂窝内，为腹膜内位器官。

2. 形态结构 为大肠的起始端，长 6~8cm，向上连升结肠，在盲肠内侧壁，有孔与回肠连通。该处有回盲瓣，可防止大肠内容物倒流入小肠，瓣的下方有阑尾的开口。

二、阑尾

1. 位置 因人而异，多数位于右髂窝内，但变化甚大。

2. 形态 根部附于盲肠的后壁，远端游离，形如蚯蚓的一段肠管，管径 0.5~1.0cm，长度因人而异（一般为 5~7cm）。全被腹膜包裹，并有三角形或扇形的阑尾系膜。

3. 体表投影 阑尾根部通常投影在脐和右髂前上棘连线的中、外 1/3 交界点，该点称 McBurney 点。有时也以 Lanz 点表示，即左、右髂前上棘连线的右、中 1/3 交点处。

三、结肠

结肠（表 5-6-1）位于盲肠和直肠之间，整体呈 M 状围在空、回肠的周围，分升结肠、横结肠、降结肠和乙状结肠 4部分。

表 5-6-1　结肠

分 部	大约长度	走 行	特 点
升结肠	15cm	在右髂窝处起自盲肠上端，移行于横结肠，转折处的弯曲称结肠右曲（肝曲）	腹膜间位器官
横结肠	50cm	在脾脏面下份处，转折成结肠左曲（脾曲）	腹膜内位器官
降结肠	25cm	至左髂嵴处续于乙状结肠	腹膜间位器官
乙状结肠	40cm	全长呈乙字形弯曲，至第 3 骶椎平面续于直肠。中段活动范围较大，常成为乙状结肠扭转的因素之一。也是憩室和肿瘤等疾病的多发部位发部位	腹膜内位器官

四、直肠

长 10~14cm，上接乙状结肠，下穿盆膈移行为肛管。

矢状位上的两个弯曲：直肠骶曲（凸向后方）、直肠会阴曲（凸向前方）；冠状位上 3 个突向侧方的弯曲：右、左、右。

直肠壶腹：直肠下部管腔的扩张。

直肠横襞：由黏膜及环形肌形成，可阻挡粪便下移。中间横襞大而明显，且位置恒定，距肛门约 7cm。

五、肛管

肛管长约 4cm，上自盆膈平面与直肠相接，下端终于肛门。

1. 肛柱　肛管内面的 6~10 条纵形的黏膜皱襞。

2. 肛瓣　肛柱下端形成相互连接的半月形黏膜皱襞。

3. 肛窦　相邻的 2 个肛柱下端与肛瓣围成的开口向上的小隐窝。

4. 齿状线　肛柱下端与肛瓣连成的锯齿状环行线。齿状线是黏膜与皮肤、内痔与外痔、内脏神经与躯体神经分布的分界线；齿状线上下血液供应和静脉、淋巴回流也不同。

5. 肛梳（痔环）　为齿状线下方约 1cm 宽的环行带状区。

6. 白线　为肛梳下缘的一环行浅沟，是内、外括约肌的分界线。

7. 肛门括约肌　由肠壁环行肌增厚形成的平滑肌管，环绕肛管上 3/4 段，从肛管直肠交界向下延伸到白线，有协助排便作用，但无括约肛门的作用。

8. 肛门外括约肌　为骨骼肌管，位于肛管平滑肌层之外，围绕整个肛管。肛门外括约肌受意识支配，有较强的控制排便功能。

9. 肛直肠环　肛门外括约肌的浅部和深部、直肠下份的纵行肌、肛门内括约肌以及肛提肌等，共同构成一围绕肛管的强大肌环。此环对肛管起着极重要的括约作用，若手术损伤将导致大便失禁。

第七节　肝

肝是人体内最大的腺体，也是人体内最大的实质性器官。

一、肝的形态

呈楔形，分上、下两面，前、后、左、右四缘。

1. 肝的上面　又称膈面，其前部借镰状韧带与前腹壁相连，将肝的上面分成左、右两叶。肝左叶小而薄，肝右叶大而厚。

在镰状韧带的后方，有与之相连的冠状韧带和左、右三角韧带。膈面后部冠状韧带两层之间没有腹膜被覆的部分，称裸区。裸区左侧有腔静脉沟，内有下腔静脉通过。

2. 肝的下面（图5-7-1） 又称脏面，"H"形沟将肝分成左叶、右叶、方叶、尾状叶。其正中间的横沟称肝门（第1肝门），是肝管、肝固有动脉、门静脉、淋巴管和神经出入肝的部位。左纵沟的前部有肝圆韧带连于脐，后部容纳静脉韧带。右纵沟的前半为胆囊窝，容纳胆囊，后半有腔静脉窝，通过下腔静脉。

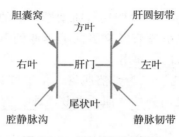

图 5-7-1　肝的下面示意图

第2肝门：腔静脉沟的上方，有肝左、中、右静脉注入下腔静脉。

（1）肝左叶：位于肝圆韧带裂和静脉韧带裂的左侧，即左纵沟的左侧。

（2）肝右叶：位于胆囊窝与腔静脉沟的右侧，即右纵沟的右侧。

（3）方叶：位于肝门之前，肝圆韧带裂与胆囊窝之间。

（4）尾状叶：位于肝门之后，静脉韧带裂与腔静脉沟之间。脏面的肝左叶与膈面的一致。

（5）脏面的肝右叶、方叶和尾状叶一起，相当于膈面的肝右叶。

3. 肝前缘　是肝的脏面与膈面之间的分界线，薄而锐利。在胆囊窝处，肝前缘上有一胆囊切迹，胆囊底常在此处露出于肝前缘；在肝圆韧带通过处，肝前缘上有一肝圆韧带切迹（脐切迹）。

4. 肝后缘　钝圆，朝向脊柱。

5. 肝左、右缘　肝的右缘是肝右叶的右下缘，亦钝圆。肝的左缘即肝左叶的左缘薄而锐利。

肝的表面，除肝裸区以及脏面各沟处以外，均覆有浆膜。在肝门处，肝的纤维膜较发达，并缠绕在肝固有动脉、肝门静脉和肝管及其分支的周围，构成血管周围纤维囊或称 Glisson 囊。

二、肝的位置和毗邻

肝大部分位于右季肋区和腹上区，小部分位于左季肋区。肝的前面大部分被肋所掩盖，仅在腹上区的左、右肋弓之间，有一小部分露出于剑突之下，直接与腹前壁接触。当腹上区和右季肋区遭到暴力冲击或肋骨骨折时，肝可能因损伤而破裂。

肝上方为膈，膈上有右侧胸膜腔、右肺及心等，故肝脓肿有时可与膈粘连，并经膈侵入右肺，甚至其脓汁还能经支气管排出。肝右叶下面，前部与结肠右曲邻接，中部近肝门处邻接十二指肠上曲部邻接右肾上腺和右肾。肝左叶下面与胃前壁相邻，后上方邻接食管腹部。

肝上界与膈穹隆一致，可用以下 3 点的连线来表示：右上界界高点为右锁骨中线与第 5 肋的交点，前正中线与剑胸结合线的交点，左上界为左锁骨中线与第 5 肋间隙的交点。

肝下界与肝前缘一致：中部超出剑突下约 3cm，右侧与右肋弓一致，左侧被肋弓掩盖。

主治语录：3 岁以下儿童肝的下界可低于右肋弓下缘 1.5~2.0cm。到 7 岁后，在右肋弓下不能触到，若能触及，应考虑为病理性肝大。

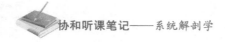

三、肝的分叶与分段

（一）肝叶与肝段

肝包括肝左叶、右叶、方叶和尾状叶。

肝段是依据 Glisson 系统在肝内的分布情况提出的。按照 Couinaud 肝段（图 5-7-2）划分法，可将肝分为左、右半肝，进而再分成 5 个叶和 8 个段。Glisson 系统位于肝叶和肝段内，肝静脉系统的各级属支，行于肝段之间，而其主干即肝左、中、右静脉，相应地行于各肝裂中，最后在腔静脉沟的上端即第 2 肝门处出肝，分别注入下腔静脉。有若干条肝静脉系统的小静脉，如来自右半肝脏面的副肝右静脉和尾状叶的一些小静脉，在腔静脉沟的下段内汇入下腔静脉，该处称第 3 肝门。

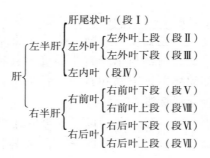

图 5-7-2　Couinaud 肝段

（二）肝裂和肝段划分法

通过对肝内各管道铸型标本的研究，发现肝内有些部位缺少 Glisson 系统的分布，这些部位称肝裂（表 5-7-1）。肝裂不仅是肝内分叶、分段的自然界线，也是肝部分切除的适宜部位。

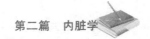

肝内有 3 个叶间裂（正中裂、左叶间裂和右叶间裂）和 3 个段间裂（左段间裂、右段间裂和背裂）。

表 5-7-1　肝裂

名　称	位置、特点	临床意义
正中裂	在肝的膈面相当于自肝前缘的胆囊切迹中点，至下腔静脉左缘连线的平面。在肝的脏面以胆囊窝和腔静脉沟为标志	裂内有肝中静脉走行。此裂将肝分为对称的左右半肝，直接分开相邻的左内叶与右前叶
右叶间裂	位于正中裂的右侧，此裂在膈面相当于从肝前缘的胆囊切迹右侧部的外、中 1/3 交界处，斜向右上方到达下腔静脉右缘连线的平面。转至脏面连于肝门右端	裂内有肝右静脉走行。此裂将左半肝分为右前叶和右后叶
左叶间裂	位于正中裂的左侧，起自肝前缘的肝圆韧带切迹向后上方至肝左静脉汇入下腔静脉处连线的平面。在膈面相当于镰状韧带附着线的左侧 1cm，脏面以左纵沟为标志	裂内有肝左静脉的左叶间支走行。此裂将左半肝分为左外叶和左内叶
左段间裂	相当于自肝左静脉汇入下腔静脉处与肝左缘的中、上 1/3 交界处连线的平面。裂内有肝左静脉走行	此裂将左外叶分为上、下两段
右段间裂	在肝脏面相当于肝门横沟的右端与肝右缘中点连线的平面，再转到膈面向左至正中裂	此裂相当于肝门静脉右支主干平面，既把右前叶分开右前上、下段，又将右后叶分开右后上、下段
背裂	位于尾状叶前方。上起自肝左、中、右静脉出肝处（第二肝门），下至第一肝门，在肝上极形成一弧形线	将尾状叶与左内叶和右前叶分开

临床上可根据叶、段的区分对肝的疾病进行较为精确的定位诊断，也可施行肝叶或肝段切除，因此了解肝的分叶和分段具有重要的临床意义。

四、肝外胆道系统

（一）胆囊

1. 位置　胆囊位于肝右叶下面右纵沟前部的胆囊窝内。

2. 形态　略呈梨形，长 8~12cm，宽 3~5cm，容量 40~60ml。

3. 分部

（1）胆囊底：是胆囊突向前下方的盲端。体表投影位于右腹直肌外缘或右锁骨中线与右肋弓交点附近，为临床胆囊触诊部位。胆囊发炎时，该处可有压痛。

（2）胆囊体：与底之间无明显界限。底和体部的黏膜呈蜂窝状。

（3）胆囊颈和胆囊管：其黏膜形成螺旋状皱襞，可控制胆汁的进出。在胆囊颈的右侧壁常有 Hartmann 囊，胆囊结石常在此处存留。

胆囊管、肝总管和肝的脏面围成的三角形区域称胆囊三角（或称 Calot 三角），其内常有胆囊动脉通过。

🖊主治语录：胆囊三角是胆囊手术中寻找胆囊动脉的标志。

4. 功能　贮存和浓缩胆汁，以及调节胆道压力。

（二）肝管与肝总管

肝左、右管分别由左、右半肝内的毛细胆管逐渐汇合而成，走出肝门之后即合成肝总管。肝总管长约 3cm，下行于肝十二指肠韧带内，并在韧带内与胆囊管以锐角结合成胆总管（图 5-7-3）。

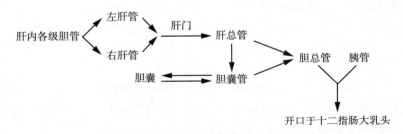

图 5-7-3　肝管与肝总管

（三）胆总管

胆总管一般长 4~8cm，直径 0.6~0.8cm。若超过 1.0cm，可视为病理状态。胆总管壁内含有大量的弹性纤维，有一定的舒缩能力。当胆总管下端梗阻时（如胆总管结石或胆道蛔虫病等），管腔可随之扩张到相当粗的程度，甚至达肠管粗细，而不致破裂。胆总管在肝十二指肠韧带内下行于肝固有动脉的右侧、肝门静脉的前方，向下经十二指肠上部的后方降至胰头后方，再转向十二指肠降部中份。

1. 肝胰壶腹（Vater 壶腹）　胆总管与胰管汇合处的膨大部。开口于十二指肠大乳头。

2. 肝胰壶腹括约肌、胆总管末端与胰管末端周围包绕的平滑肌，统称为 Oddi 括约肌。

3. 胆汁的排出途径

（1）平时：Oddi 括约肌处于收缩状态，肝细胞分泌的胆汁→左、右肝管→肝总管→胆囊管→进入胆囊贮存。

（2）进食后：胆囊收缩，Oddi 括约肌舒张，使胆囊内的胆汁→胆囊管→胆总管→肝胰壶腹→十二指肠大乳头→排入十二指肠。

4. 分段　根据胆总管的行程，可将其分为 4 段，即十二指

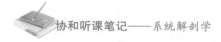

肠上段、十二指肠后段、胰腺段和十二指肠壁段。

第八节 胰

胰是人体第二大消化腺，由内、外分泌部组成。

外分泌部（胰腺细胞）：含蛋白酶、脂肪酶、淀粉酶等。有分解和消化蛋白质、脂肪和糖类等作用。

内分泌部（胰岛细胞）：主要分泌胰岛素，调节血糖。

一、胰的位置

胰是一个狭长的腺体，质地柔软，呈灰红色，长 17~20cm，宽 3~5cm，厚 1.5~2.5cm，重 82~117g，位于腹上区和左季肋区，横置于第 1~2 腰椎体前方，并紧贴于腹后壁。

胰的前面隔网膜囊与胃相邻，后方有下腔静脉、胆总管、肝门静脉和腹主动脉等重要结构。其右端被十二指肠环抱，左端抵达脾门。胰的上缘约平脐上 10cm，下缘约相当于脐上 5cm 处。

由于胰的位置较深，前方有胃、横结肠和大网膜等遮盖，故胰病变时，在早期腹壁体征往往不明显，增加了诊断的难度。

二、胰的分部

胰分头、颈、体、尾 4 部分，各部之间无明显界限。

1. **胰头** 被十二指肠包绕。其下份有向左侧突出的钩突。肠系膜上动、静脉夹在胰头与钩突之间。由于肠系膜上静脉和脾静脉在胰头或胰颈的后方合成肝门静脉，所以胰头肿大时，可压迫肝门静脉起始部，影响其血液回流，可出现腹水、脾大等症状。在胰头右后方与十二指肠降部之间有胆总管经过，有时胆总管可部分或全部被胰头实质所包埋。当胰头肿大压迫胆总管时，可影响胆汁排出，引发阻塞性黄疸。

2. **胰颈** 是位于胰头与胰体之间的狭窄扁薄部分，长 2.0~2.5cm。胰颈的前上方邻接胃幽门，后面有肠系膜上静脉和肝门静脉起始部通过。由于肠系膜上静脉经过胰颈后面时，没有来自胰腺的小静脉注入其中，因此行胰头十二指肠切除术时，可沿肠系膜上静脉前面与胰颈后面之间进行剥离，以备切断胰腺。

3. **胰体** 位于胰颈与胰体之间，占胰的大部分，略呈三棱柱形。胰体横位于第 1 腰椎体前方。胰体的前面隔网膜囊与胃相邻，故胃后壁癌肿或溃疡穿孔常与胰体粘连。

4. **胰尾** 较细，行向左上方至左季肋区，触及脾门。因胰尾各面均包有腹膜，此点可作为与胰体分界的标志。由于胰尾与脾血管一起，位于脾肾韧带两层之间，故在脾切除结扎脾血管时，应注意勿损伤胰尾。

5. **胰管** 开口于十二指肠大乳头，偶尔单独开口于十二指肠腔。

 历年真题

1. 腭扁桃体位于

   A. 口腔前庭

   B. 腭舌弓与腭咽弓之间的窝内

   C. 咽隐窝内

   D. 腭咽弓后方的窝内

   E. 咽鼓管圆枕深面

2. 不含味蕾的结构是

   A. 菌状乳头

   B. 轮廓乳头

   C. 丝状乳头

   D. 叶状乳头

   E. 软腭黏膜

3. 颏舌肌

   A. 为成对的舌内肌

   B. 起于下颌骨的颏隆凸

   C. 止于舌的两侧面

   D. 一侧收缩使舌伸向对侧

   E. 两侧同时收缩拉舌向后

4. 不与胃后壁相邻的器官是

   A. 横结肠

   B. 胰

   C. 左肾

D. 左肾上腺

E. 胆囊

5. 十二指肠大乳头
   A. 位于十二指肠下部的后内侧壁
   B. 位于十二指肠降部的后内侧壁
   C. 位于十二指肠上部的后壁
   D. 位于十二指肠纵襞的上端
   E. 有胆总管开口

6. 急性阑尾炎时，McBurney 点有明显压痛，此点位置应在
   A. 脐与右髂前上棘连线的中外1/3 交点处
   B. 脐与右髂前上棘连线的中内1/3 交点处
   C. 两侧髂前上棘连线的左侧中外 1/3 交点处
   D. 两侧髂结节连线的右侧中外1/3 交点处
   E. 脐与右侧髂前上棘连线的中点处

7. 关于直肠，错误的是
   A. 穿过盆膈续为肛管
   B. 全部位于小骨盆腔内
   C. 下部肠腔扩大，形成直肠壶腹
   D. 内面通常有 3 个直肠横襞
   E. 有一凸向后的会阴曲

8. 肛梳下缘处，肛门指诊时可触

及一环行浅沟，此位置相当于
   A. 齿状线
   B. 白线
   C. 肛窦
   D. 肛梳
   E. 肛管的上界即直肠穿盆膈的平面

9. 肝圆韧带
   A. 由脐动脉闭锁而成
   B. 由脐静脉闭锁而成
   C. 由静脉导管闭锁而成
   D. 由动脉导管闭锁而成
   E. 由平滑肌和结缔组织构成

10. 胆囊三角由
   A. 肝左管、肝右管和肝的脏面围成
   B. 肝右管、胆囊管和肝的脏面围成
   C. 肝总管、胆囊管和肝的脏面围成
   D. 肝门静脉、胆囊和肝的脏面围成
   E. 肝固有动脉、肝总管和肝的脏面围成

参考答案： 1. B　2. C　3. D
　　　　　4. E　5. B　6. A
　　　　　7. E　8. B　9. B
　　　　　10. C

第六章 呼 吸 系 统

核心问题

1. 鼻旁窦的位置和开口。

2. 喉软骨的名称及功能；喉肌的作用；喉腔的形态分部。

3. 气管的位置，左、右支气管的形态差别。

4. 肺的形态，位置和分叶。

5. 胸膜、胸膜腔及胸膜隐窝的概念。

6. 纵隔的分区及其主要结构。

内容精要

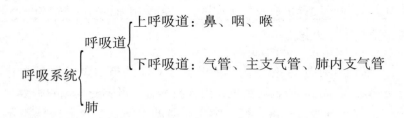

第一节 鼻

鼻分为外鼻、鼻腔和鼻旁窦 3 部分。

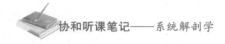

一、外鼻

外鼻由鼻骨和鼻软骨做成支架，外被皮肤，内覆黏膜，分骨部和软骨部。软骨部好发痤疮、酒糟鼻、疖肿。外鼻结构为鼻根、鼻背、鼻尖、鼻翼、鼻孔。

二、鼻腔

鼻腔是由骨和软骨围成的腔，内衬黏膜和皮肤，以鼻中隔分为左右鼻腔。向前经鼻孔通外界，向后经鼻后孔通咽。每侧鼻腔以鼻阈为界分为鼻前庭和固有鼻腔。

1. 鼻前庭　鼻阈以前的部分，内衬皮肤，有鼻毛（滤过和净化空气），缺皮下组织。

2. 固有鼻腔　是鼻腔的主要部分，常简称为鼻腔。每侧鼻腔有顶、底和内、外侧壁。鼻腔顶自前向后由鼻骨、额骨、筛骨筛板和蝶骨体下面构成。鼻腔底即口腔顶，由硬腭构成。

外侧壁上可见上、中、下 3 个鼻甲，各鼻甲下方空隙分别为上、中、下 3 个鼻道。鼻甲与鼻中隔间的空隙为总鼻道。

3. 鼻中隔　是两侧鼻腔共同的内侧壁，它由筛骨垂直板、犁骨及鼻中隔软骨覆以黏膜而成。鼻中隔通常偏向一侧。鼻中隔前下部的血管丰富、位置浅表，外伤或干燥刺激均易引起出血，约 90% 的鼻出血发生于此区，故称易出血区（又称 Little 区或 Kiesselbach 区）。

4. 鼻黏膜　分两部分。

（1）嗅区：上鼻甲内侧面及其相对应的鼻中隔以及两者上方鼻腔顶部的区域，浅黄色，内含嗅细胞，可感受气味的刺激。

（2）呼吸区：富含接受嗅觉刺激的嗅细胞，其余黏膜部分富含鼻腺。

三、鼻旁窦

又称副鼻窦，是鼻腔周围含气颅骨内的空腔，其窦壁衬以黏膜。有温暖、湿润空气及对发音产生共鸣的作用。

1. 上颌窦 容量平均为 14.67ml，有 5 个壁。前壁是上颌骨体前面的尖牙窝；后外壁与翼腭窝毗邻；内侧壁即鼻腔的外侧壁，由中鼻道和大部分下鼻道构成；上壁即眶下壁；底壁即上颌骨的牙槽突，常低于鼻腔下壁。

窦底壁与上颌第二前磨牙，第一和第二磨牙根部邻近，患牙病和上颌窦的炎症或肿瘤时可互相累及。上颌窦开口于中鼻道的半月裂孔。上颌窦的开口位置较高，分泌物不易排出，当窦腔积液时，应采取体位引流。

2. 额窦 位于额骨额鳞的下部内，左、右各一，呈三棱锥体形。底向下，尖向上，中隔常偏向一侧，大小不一。额窦口在窦底部通筛漏斗，开口于中鼻道。

3. 筛窦 是位于筛骨迷路内的海绵状小气房，每侧3~18个。筛窦按部位分为前筛窦、中筛窦和后筛窦。前筛窦气房数1~6个，中筛窦的气房有 1~7 个，两者均开口于中鼻道；后筛窦位于筛骨迷路的后部，开口于上鼻道。因后筛窦与视神经管毗邻，故后筛窦的感染向周围蔓延可引起视神经炎。

4. 蝶窦 是蝶骨体内的含气空腔，位于鼻腔上部的后方，与后筛窦毗邻，容积平均 7.5ml，被中隔分为左、右 2 个腔，窦口直径 2~3mm，分别开口于左、右蝶筛隐窝。

第二节 喉

一、喉软骨

1. 甲状软骨 是最大的喉软骨，位于环状软骨与会厌软骨之间，构成喉的前壁和侧壁。在环状软骨上方，由左、右两个四边形软骨板构成。左、右软骨板融合处称前角。前角上端向前突出，称喉结（成年男性明显），喉结上方有呈"V"形的上切迹。左、右软骨板的后缘游离并向上、下发出突起，分别称为上、下角。

2. 环状软骨　前部低窄的环状软骨弓和后部高阔的环状软骨板构成。环状软骨是喉软骨中唯一完整的软骨环。环状软骨弓平对第6颈椎高度，是颈部的重要标志之一。环状软骨的作用是支撑呼吸道，保持其畅通，若损伤会造成喉狭窄。

3. 会厌软骨　在舌骨体后方，形似树叶，上宽下窄，上端游离，下端借甲状会厌韧带连于甲状软骨前角内面的上部。会厌软骨被覆黏膜称会厌。吞咽运动时，会厌可封闭喉口，阻止食团入喉并引导食团入咽。

4. 杓状软骨　位于环状软骨板上方中线两侧，形似三棱锥体形，是成对的喉软骨。杓状软骨分为一尖、一底、两突和三个面。有声带突和肌突。

二、喉的连接

1. 甲状舌骨膜　位于甲状软骨上缘与舌骨之间。其中部增厚，称甲状舌骨正中韧带。连接甲状软骨上角和舌骨大角的韧带是甲状舌骨外侧韧带，其内常含有麦粒软骨。

2. 环甲关节　由甲状软骨下角与环状软骨板外侧面构成，属于联合关节，做前倾（使声带紧张）和复位运动（使声带松弛）。

3. 环杓关节　由杓状软骨底的关节面与环状软骨板上缘的杓关节面构成。杓状软骨可沿该关节垂直轴做旋内和旋外运动，使两侧声带靠近或分开。环杓关节还可做向前、后、内侧、外侧等方向上的滑动运动。

4. 方形膜　是位于会厌软骨侧缘、甲状软骨前角后面和杓状软骨前内侧缘之间的斜方形膜。上缘位于杓状会厌壁内，下缘游离称前庭韧带（室韧带）。

5. 弹性圆锥（环声膜或环甲膜）　是起于甲状软骨前角内面，止于环状软骨上缘和杓状软骨声带突的膜状结构。弹性圆锥上缘游离增厚，称声韧带。弹性圆锥前面中部弹性纤维增厚，称环甲正中韧带。

主治语录：急性喉梗阻时可切开或穿刺环甲正中韧带，以建立暂时性通气道。

6. 环状软骨气管韧带　连接环状软骨下缘与第 1 气管软骨环。

三、喉肌

喉肌（表 6-2-1）是发音的动力器官，属于横纹肌。由环甲肌、环杓后肌、环杓侧肌、杓横肌、甲杓肌和杓斜肌、杓会厌肌组成，主要是运动环甲关节和环杓关节，使声带紧张或松弛、声门裂扩大或缩小、缩小喉口。喉内肌按其部位分内、外两群，按其功能分声门开大肌和声门括约肌。

表 6-2-1　喉肌

名　称	起　止	作　用
环甲肌	起于环状软骨弓前外侧面，止于甲状软骨下角和下缘	紧张声带
环杓后肌	起于环状软骨板后面，止于杓状软骨肌突	开大声门裂，紧张声带
环杓侧肌	起于环状软骨上缘和外面，止于杓状软骨肌突	声门裂变窄
甲杓肌	起于甲状软骨前角后面，止于杓状软骨外侧面	松弛声带，缩小声门裂
杓横肌	肌束横行连于两侧杓状软骨肌突和外侧缘	缩小喉口和喉前庭，紧张声带
杓斜肌	起于杓状软骨肌突，止于对侧杓状软骨尖	缩小喉口和声门裂
杓会厌肌	起于杓状软骨尖，止于会厌软骨及甲状会厌韧带	拉会厌向后下，关闭喉口

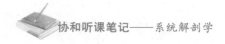

四、喉腔

喉腔是由喉软骨作为支架，韧带、纤维膜、喉肌和喉黏膜共同围成的筒状腔隙，向上通喉咽部，向下经气管通支气管和肺。

在喉腔侧壁有两对黏膜皱襞，上方一对为前庭襞，下方一对为声襞。上述两对皱襞将喉腔分为 3 部分，即前庭襞上方的喉前庭、声襞下方的声门下腔、前庭襞和声襞之间的喉中间腔。

1. **喉口**　由会厌软骨上缘、杓状会厌襞及杓间切迹围成。朝向后上方，呼吸时开放，吞咽时关闭。

前庭襞：连于甲状软骨前角后面与杓状软骨声带突上方的前内侧缘之间。

前庭裂：左右前庭襞之间。

声襞：是连于甲状软骨前角后面和杓状软骨声带突之间的黏膜皱襞，位于前庭襞的下方，其较前庭襞更突向喉腔。

2. **喉前庭**　位于喉口与前庭襞之间，上宽下窄呈漏斗状。前壁中下份有会厌软骨茎附着，附着处的上方有呈结节状的隆起称会厌结节。

3. **喉中间腔**　前庭裂至喉腔中声襞之间的部分。

喉室：由中间腔向两侧经前庭襞与声襞之间的裂隙。

声门裂：左右声襞与杓状软骨底和声带突之间，是喉腔中最窄的部分。声门裂分膜间部（前 2/3）和软骨间部（后 1/3）。

4. **声门下腔**　是声襞与环状软骨之间的部分。其黏膜下组织疏松，炎症时易发生喉水肿，尤以婴幼儿更易发生急性喉水肿而致喉阻塞，造成呼吸困难。

第三节　气管与支气管

一、气管

1. 气管由 14~17 个呈 C 形气管软骨环、黏膜、平滑肌和结缔组织构成，C 形软骨的缺口向后，由含有平滑肌的纤维组织膜封闭，管内衬有黏膜。

2. 成年男、女性气管平均长分别是 10.31cm 和 9.71cm。

3. 气管起自环状软骨下缘（约平第 6 颈椎），向下至胸骨角平面（约平第 4 胸椎体下缘），分叉形成左、右主支气管，分叉处称气管杈。气管全长以胸廓上口为界，分为气管颈部和气管胸部。气管杈内面形成一个向上纵行凸起的半月状嵴，称气管隆嵴，是进行气管镜检查的重要标志。

4. 甲状腺峡多位于第 2~4 气管软骨环前方。气管切开术常在第 3~5 气管软骨环处施行。

二、支气管

气管的一级分支是左、右主支气管（表 6-3-1）。

表 6-3-1　左、右主支气管

鉴别项目	左主支气管	右主支气管
形态	细长、嵴下角大	粗短、嵴下角小
软骨环数量	通常有 7~8 个	通常有 3~4 个
走行	斜行	较陡直
临床意义	支气管异物坠入右主支气管的机会多	

第四节　肺

肺位于胸腔内，纵隔两侧，膈肌上方，左右各一。生活状态下的正常肺呈浅红色，质柔软呈海绵状，富有弹性。一般成人肺的重量约等于本人体重的 1/50。健康成年男性两肺的空气

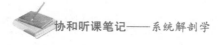

容量为 5000~6500ml，女性小于男性。

肺的表面覆盖脏胸膜，透过胸膜可见许多呈多角形的小区，称肺小叶。

一、肺的形态

两肺外形：右肺宽而短，左肺狭而长。肺呈圆锥形，包括一尖、一底、三面、三缘。

1. 肺尖　肺的上端，钝圆，经胸廓上口突入颈根部，达锁骨内侧 1/3 段上方 2~3cm。

2. 肺底　肺的下面，与膈相贴，受膈压迫，肺底呈半月形凹陷。

3. 肋面　肺的外侧面，与胸廓的侧壁和前、后壁相邻。

4. 纵隔面　内侧面，与纵隔相邻，其中央的椭圆形凹陷称肺门或第一肺门。肺门是支气管，肺动脉，肺静脉，支气管动、静脉，淋巴管和神经等进出的门户。肺根是由结缔组织包绕的进出肺门结构的总称。

（1）两肺根内的结构排列自前向后：肺上静脉、肺动脉、主支气管。

（2）左肺根内的结构自上而下：左肺动脉、左主支气管、左肺下静脉。

（3）右肺根内的结构自上而下：右肺上叶支气管、右肺动脉、右肺下静脉。

5. 膈面　即肺底，与膈相邻。

6. 前缘　是肋面与纵隔面在前方的移行处，较锐利，左肺前缘下部有心切迹。切迹下方有一突起称左肺小舌。

7. 后缘　是肋面与纵隔面在后方的移行处，位于脊柱两侧的肺沟内。

8. 下缘　是肋面与膈面和膈面与纵隔面的移行处，其位置随呼吸运动而变化。

肺借叶间裂分叶，左肺的叶间裂称斜裂，由肺门的后上斜向前下，将左肺分为上叶和下叶。右肺的叶间裂除了斜裂还有右肺水平裂，将右肺分为上叶、中叶和下叶。肺的表面有被毗邻器官压迫形成的压迹或沟。两肺门前下方均有心压迹。

右肺门后方有食管压迹，上方有奇静脉沟。左肺门后方和上方分别有胸主动脉和主动脉弓的压迹。

二、胎儿肺与成人肺的区别

胎儿和未曾呼吸过的新生儿肺不含空气，比重较大，可沉于水底。呼吸者因为肺内含空气，肺的比重较小，所以能浮出水面，这在法医鉴定上具有重要价值。

三、支气管树

1. 肺叶支气管　在肺门处，左、右主支气管分出 2 级支气管，进入肺叶。

2. 肺段支气管　左肺有上叶和下叶支气管；右肺有上叶、中叶和下叶支气管。肺叶支气管进入肺叶后，继续再分出 3 级支气管。

3. 支气管树　全部各级支气管在肺叶内反复分支直达肺泡管，共分 23~25 级，形状如树。

四、支气管肺段

支气管肺段（简称肺段），是每一肺段支气管及其分支分布区的全部肺组织的总称。支气管肺段呈圆锥形，尖端朝向肺门。

左、右肺通常分别有 10 个肺段（图 6-4-1）。有时左肺出现共干肺段支气管，例如后段与尖段、前底段与内侧底段支气管形成共干，此时左肺只有 8 个支气管肺段。每个支气管肺段由一个肺段支气管分布，相邻支气管肺段间隔以肺静脉属支及疏松结缔组织。

主治语录：支气管肺段具有结构和功能的相对独立性，临床可以支气管肺段为单位进行手术切除。

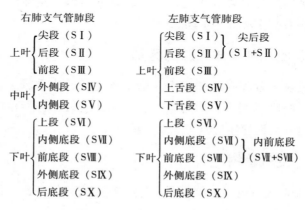

图 6-4-1 支气管肺段

五、支气管及肺段的血液供应

1. **肺动脉** 是运送血液至肺进行气体交换的功能性血管。肺动脉由右心室动脉圆锥发出后在主动脉弓下方分为左、右肺动脉。左、右肺动脉分别进入左、右肺，在肺门其先位于支气管前方，再转向后方。在肺内的分支多与支气管的分支伴行，直至分支进入肺泡隔，包绕肺泡壁形成肺泡毛细血管网。

2. **支气管动脉** 是肺的营养血管，通常有 1~4 支。左侧支气管动脉主要起自胸主动脉和主动脉弓，右侧支气管动脉主要来自第 3~5 肋间后动脉。在肺门处支气管动脉互相吻合，交通成网，并伴随肺叶支气管走行进入肺叶内，随肺段支气管进入支气管肺段内，形成 1~3 支肺段支气管动脉。支气管动脉最终在支气管壁的外膜和黏膜下层形成供应支气管的毛细血管网。经支气管动脉的介入疗法目前已成为治疗肺肿瘤的方法之一。

第五节　胸　　膜

胸膜是衬覆于胸壁内面、膈上面、纵隔两侧面和肺表面等部位的一层浆膜。依据衬覆部位不同，将胸膜分为壁胸膜和脏胸膜。

脏、壁两层胸膜在肺根表面及其下方互相移行，两层胸膜的移行处在两肺根下方融合，形成三角形的皱襞称为肺韧带。

一、壁胸膜

壁胸膜（图 6-5-1）依其衬覆的部位，可分为 4 部分。

1. **膈胸膜**　紧贴于膈肌的上面。与膈紧密相贴，不易剥离。

2. **肋胸膜**　衬覆于肋骨、胸骨、肋间肌、胸横肌及胸内筋膜等诸结构的内面。前缘位于胸骨后方，后缘达脊柱两侧，下缘以锐角移行为膈胸膜，上部移行为胸膜顶。

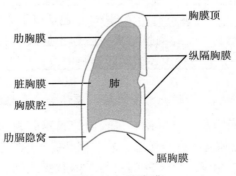

图 6-5-1　壁胸膜

3. **纵隔胸膜** 贴在纵隔两侧，中部包绕肺根后移行于脏胸膜，向上移行为胸膜顶，下缘与膈胸膜相移行，前、后缘连接肋胸膜。

4. **胸膜顶** 是肋胸膜和纵隔胸膜向上的延续，突至胸廓上口平面以上，与肺尖表面的脏胸膜相邻，在胸锁关节与锁骨中、内 1/3 交界处之间，胸膜顶高出锁骨上方约 2.5cm。

二、脏胸膜

脏胸膜属于浆膜，分别覆于左右肺表面、胸壁内面、膈肌上面和纵隔内侧面。覆于肺表面并陷于斜裂和水平裂。因其与肺实质连接紧密，故又称肺胸膜。

三、胸膜腔

脏胸膜与壁胸膜在肺根周围相互转折，相互移行，形成两个潜在性封闭腔隙，称胸膜腔。左右胸膜腔不相通，呈负压状态，内含少量浆液，可减少呼吸时的摩擦。

四、胸膜隐窝

在壁胸膜各部互相转折处形成较大的间隙，称胸膜隐窝（在深吸气时，肺缘也不能完全充填）。包括以下 3 个部分。

1. **肋膈隐窝** 是肋胸膜与膈胸膜返折形成的一个半环形间隙，左右各一，容量最大，诸胸膜隐窝中位置最低。

✎ **主治语录：** 胸膜炎有渗出时，液体首先积聚于肋膈隐窝。

2. **肋纵隔隐窝** 是覆盖心包表面的纵隔胸膜与肋胸膜相互移行处，因左肺前缘有心切迹，故左侧肋纵隔隐窝较大。

3. **膈纵隔隐窝** 位于膈胸膜与纵隔胸膜之间，因该隐窝是心尖向左侧突出形成的，故膈纵隔隐窝仅存在于左侧胸膜腔。

五、胸膜与肺的体表投影

（一）胸膜前界体表投影（表 6-5-1）

表 6-5-1 胸膜前界体表投影

	上 端	左 侧	右 侧
胸膜前界	起于锁骨中、内 1/3 交界处上方约 2.5cm 的胸膜顶，向内下斜行，在第 2 胸肋关节水平，两侧互相靠拢，在正中线附近垂直下行	在第 4 胸肋关节处转向外下方，沿胸骨的左侧缘 2.0～2.5cm 的距离向下行，在第 6 肋软骨后方与胸膜下界相移行	于第 6 胸肋关节处越过剑肋角与胸膜下界相移行
	①左、右胸膜前界的上、下份彼此分开，中间部分彼此靠近		
	②在第 2 胸肋关节平面以上，两侧胸膜前返折线之间呈倒三角形区，称为胸腺区		
	③在第 4 胸肋关节平面以下，两侧胸膜返折线互相分开，形成位于胸骨体下部和左侧第 4、5 肋软骨后方的三角形区，称为心包区		
胸膜下界	—	内侧端起自第 6 肋软骨后方	前内侧端起自第 6 胸肋关节的后方
	两侧胸膜下界起始后分别行向外下方，在锁骨中线与第 8 肋相交，在腋中线与第 10 肋相交，在肩胛线与第 11 肋相交，最终止于第 12 胸椎高度		

1. 儿童胸腺区容纳胸腺，成人胸腺区内有胸腺遗迹和结缔组织。

2. 心包区的心包前方无胸膜遮盖，因此，左剑肋角处是临床进行心包穿刺术的安全区。

（二）肺的体表投影

两肺下缘的体表投影相同，在同一部位肺下界一般较胸膜下界高出两个肋的距离。即在锁骨中线处肺下缘与第 6 肋相交，在腋中线处与第 8 肋相交，在肩胛线处与第 10 肋相交，再向内

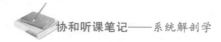

于第 11 胸椎棘突外侧 2cm 左右向上与肺后缘相移行。

第六节　纵　　隔

纵隔是两侧纵隔胸膜之间的所有器官、结构和结缔组织的总称。纵隔稍偏左，上窄下宽、前短后长呈矢状位。纵隔的前界是胸骨，后界是脊柱胸段，两侧是纵隔胸膜，上界是胸廓上口，下界是膈。解剖学常用纵隔分区的四分法，以胸骨角平面分为上、下纵隔。

一、上纵隔

上纵隔上界是胸廓上口，下界是胸骨角至第 4 胸椎体下缘的平面，前方是胸骨柄，后方是第 1~4 胸椎体。内有胸腺或胸腺遗迹、左、右头臂静脉、上腔静脉的上半、膈神经、迷走神经、喉返神经、主动脉弓及其三大分支、气管、淋巴结、食管、胸导管等。

二、下纵隔

下纵隔（表 6-6-1、图 6-6-1）又以心包为界，分为前、中、后纵隔。

表 6-6-1　下纵隔

分　部	位　置	内　容　物	好发疾病
前纵隔	胸骨与心包之间	胸腺下部、部分纵隔前淋巴结、胸廓内动脉纵隔支、胸骨、心包韧带和疏松结缔组织	胸腺瘤、皮样囊肿和淋巴瘤
中纵隔	前、后纵隔之间	心和出入心的大血管、升主动脉、肺动脉干、膈神经、奇静脉末端、上腔静脉根部、左、右肺动脉、左、右肺静脉、心包、心包膈血管及淋巴结	心包囊肿

分 部	位 置	内 容 物	好发疾病
后纵隔	心包与脊柱胸部之间	气管权及左、右主支气管、食管、胸主动脉、胸导管、奇静脉、半奇静脉、迷走神经、胸交感干和淋巴结	支气管囊肿、神经瘤、主动脉瘤及膈疝

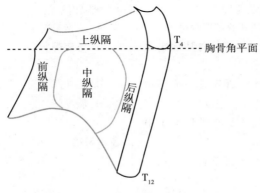

图 6-6-1 下纵隔示意图

 历年真题

1. 喉的软骨
   A. 甲状软骨左、右板融合处的中间向前突出形成喉结
   B. 会厌软骨参与喉口的组成
   C. 甲状软骨的上角借舌骨下肌群与其上方的舌骨相连
   D. 环状软骨形似指环，前部较

   宽高，后部较低窄
   E. 杓状软骨与环状软骨弓形成关节

2. 环状软骨弓平对
   A. 第 4 颈椎
   B. 第 5 颈椎
   C. 第 6 颈椎

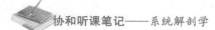

D. 第 7 颈椎

E. 第 1 胸椎

3. 声韧带

A. 指弹性圆锥的游离下缘

B. 指方形膜的游离下缘

C. 紧张于甲状软骨前角与构状软骨肌突之间的韧带

D. 是急性喉阻塞时切开的部位

E. 是声带的基础

4. 临床气管切开的部位常在

A. 第 1~3 气管软骨环前正中线处

B. 第 3~5 气管软骨环前正中线处

C. 第 2~4 气管软骨环前正中线处

D. 第 4~6 气管软骨环前正中线处

E. 第 5~7 气管软骨环前正中线处

5. 位于中纵隔内的是

A. 胸主动脉

B. 迷走神经

C. 心及出入心的大血管和心包

D. 胸腺

E. 奇静脉主干

6. 纵隔内不包含

A. 上腔静脉

B. 下腔静脉

C. 心

D. 心包

E. 胸导管

参考答案：1. B　2. C　3. E

4. B　5. C　6. B

第七章 泌尿系统

核心问题

1. 肾的形态、位置、毗邻和被膜。
2. 输尿管的分部及各部的位置、主要毗邻；输尿管的狭窄部位。
3. 膀胱的形态、位置，膀胱三角的临床特点。
4. 女性尿道的形态特点。

内容精要

泌尿系统包括肾（生成尿液的器官）、输尿管（输送尿液至膀胱）、膀胱（贮存尿液的器官）及尿道（将尿液排出体外）。

第一节 肾

一、肾的形态

肾为成对的实质性器官，形似蚕豆。肾分为上下两端，前后两面和内外侧两缘。因受肝的挤压，右肾低于左肾 1~2cm。

肾门：内缘中部的一凹陷处，是肾动脉、肾静脉、肾盂、神经和淋巴管等出入肾的部位，这些结构被结缔组织包绕在一起，统称为肾蒂。肾蒂内各结构的排列关系，自前向后为肾静

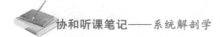

脉、肾动脉和肾盂末端；自上向下为肾动脉、肾静脉和肾盂。

肾窦：肾门向肾实质内延伸的腔隙，窦内有肾血管、肾小盏、肾大盏、肾盂和脂肪组织等。

肾窦是肾门的延续，肾门是肾窦的开口。

二、肾的位置与毗邻

肾位于脊柱两侧，腹膜后间隙内，为腹膜外位器官。肾的高度、毗邻，见表 7-1-1、表 7-1-2。

表 7-1-1　肾的高度

左肾	在第 11 胸椎椎体下缘至平第 2~3 腰椎间盘之间	第 12 肋软骨斜过其后面中部
右肾	在第 12 胸椎上缘至平第 3 腰椎上缘	第 12 肋软骨斜过其后面上部
肾门	①约在第 1 腰椎椎体平面，相当于第 9 肋软骨前端高度 ②体表投影：位于竖脊肌外侧缘与第 12 肋的夹角处称肾区，肾病患者触压或叩击该处可引起疼痛	

表 7-1-2　肾的毗邻

	左　肾	右　肾
上端	肾上腺	肾上腺
前上部	胃底	肝右叶
中部	胰尾、脾血管	内侧缘与十二指肠降部毗邻
下部	空肠、结肠左曲	结肠右曲
后面	上 1/3 与膈相邻，下部自内侧向外侧分别与腰大肌、腰方肌及腹横肌相毗邻	

三、肾的被膜

自内至外有以下 3 层被膜。

1. 纤维囊 贴肾实质表面，薄而坚韧。肾破裂或部分切除时需缝合此膜。在肾门处，纤维膜分两层，外层贴于肌织膜外面，内层包被肾窦内的结构表面。纤维囊与肌织膜连结疏松，易剥离，如剥离困难即为病理现象。

2. 肾脂肪囊 又称肾床，为肾周围的囊状脂肪层，对肾起弹性垫样的保护作用。

3. 肾筋膜 分肾前筋膜、肾后筋膜两层，包绕肾和肾上腺。两者在肾上腺的上方和肾外侧缘处均互相愈着，在肾的下方互相分离，其间有输尿管通过。

（1）在肾的内侧，肾前筋膜包被肾血管的表面，并与腹主动脉和下腔静脉表面的结缔组织及对侧的肾前筋膜相移行。肾后筋膜向内侧经肾血管和输尿管的后方，与腰大肌及其筋膜汇合并向内侧附着于椎体筋膜。

（2）肾周间隙位于肾前、后筋膜之间，间隙内有肾、肾上腺、脂肪及营养肾周脂肪的肾包膜血管。

（3）肾脏感染常局限在肾周间隙内，有时可沿肾筋膜面扩散。肾周间隙积液时，可推挤肾脏向前内上移位，向下可流至盆腔，还可扩散至对侧肾周间隙。因肾筋膜下方完全开放，当腹壁肌力弱、肾周脂肪少、肾的固定结构薄弱时，可产生肾下垂或游走肾。肾积脓或肾周围炎症时，脓液可沿肾筋膜向下蔓延，达髂窝或大腿根部。

主治语录：肾的被膜及其周围器官、肾血管和腹压对肾有固定作用。

四、肾的构造

肾的冠状切面观，可见肾实质分为肾皮质和肾髓质。

1. 肾皮质 位于肾实质的浅层，富含血管，新鲜标本为红褐色，并可见许多红色点状细小颗粒，由肾小体和肾小管组成。

2. 肾髓质 位于肾皮质深部，色淡红，由 15~20 个肾锥体构成。

（1）肾锥体的底朝皮质，尖向肾窦，光滑致密，有许多颜色较深、呈放射状的条纹。

（2）肾锥体的条纹由肾直小管和血管平行排列形成。

（3）2~3 个肾锥体尖端合并成肾乳头，突入肾小盏，每个肾有 7~12 个肾乳头，肾乳头顶端有许多小孔称乳头孔。终尿经乳头孔流入肾小盏内。

（4）伸入肾锥体之间的肾皮质称肾柱。

（5）肾小盏呈漏斗形，共有 7~8 个，其边缘包绕肾乳头，承接排出的尿液。在肾窦内，2~3 个肾小盏合成 1 个肾大盏，再由 2~3 个肾大盏汇合形成 1 个肾盂。

（6）肾盂离开肾门后向下弯行，约在第 2 腰椎上缘水平，逐渐变细与输尿管相移行。

（7）成人肾盂容积为 3~10ml，平均 7.5ml。

五、肾段血管与肾段

1. 肾动脉在肾门处分两支，即前支和后支。前支较粗，再分出 4 个二级分支，与后支一起进入肾实质内。肾动脉的 5 个分支在肾内呈节段性分布，称肾段动脉。

2. 每支肾段动脉分布到一定区域的肾实质，称为肾段。每个肾有 5 个肾段，即上段、上前段、下前段、下段和后段。各肾段由其同名动脉供应，各肾段间被少血管的段间组织所分隔，称缺血管带。肾段动脉阻塞可导致肾坏死。肾内静脉无一定节段性，互相间有丰富的吻合支。

六、肾的畸形与异常

（一）马蹄肾

两侧肾的下端互相连接呈马蹄铁形，出现率为 1%～3%。易引起肾盂积水、感染或结石。

（二）多囊肾

胚胎时肾小管与集合管不交通，致使肾小管分泌物排出困难，引起肾小管膨大呈囊状。随着囊肿的增大，肾组织会逐渐萎缩、坏死，最终形成肾衰竭。

（三）双肾盂及双输尿管

由输尿管芽反复分支形成。

（四）单肾

一侧发育不全或缺如，国人以右侧为多。先天性单肾发生率约为 0.5%。

（五）低位肾

一侧者多见，两侧者少见，多因胚胎期的肾上升受影响所致。因输尿管短而变形，常易引起肾盂积水、感染或结石。

第二节 输 尿 管

一、位置、分部

输尿管为一对腹膜外的细长肌性管道，平第 2 腰椎起自肾盂末端，终于膀胱。输尿管分部见表 7-2-1。

表 7-2-1 输卵管分部

腹部	起自肾盂下端，经腰大肌前面下行至其中点附近，与睾丸血管（男性）或卵巢血管（女性）交叉，通常位于血管的后方走行，达骨盆入口处。此处，左侧输尿管越过左髂总动脉末端前方；右侧输尿管则越过右髂外动脉起始部的前方
盆部	①自小骨盆入口处，经盆腔侧壁，髂内血管、腰骶干和骶髂关节前方下行，跨过闭孔神经血管束，达坐骨棘水平 ②男性输尿管走向前、内、下方，经直肠前外侧壁与膀胱后壁之间下行，在输精管后外方与之交叉，从膀胱底外上角向内下斜穿膀胱壁。两侧输尿管达膀胱后壁处相距约 5cm ③女性输尿管经子宫颈外侧约 2.5cm 处，从子宫动脉后下方绕过，行向下内至膀胱壁内
壁内部	位于膀胱壁内，长约 1.5cm 斜行的部分

在膀胱空虚时，膀胱三角区的两输尿管口间距约 2.5cm。当膀胱充盈时，膀胱内压的升高能使内部的管腔闭合，从而阻止尿液由膀胱向输尿管反流。

二、输尿管的 3 处狭窄

1. 上狭窄　在肾盂与输尿管移行处。
2. 中狭窄　在小骨盆上口处。
3. 下狭窄　在壁内部。

主治语录：输尿管狭窄部位是结石易滞留之处。

第三节　膀　　胱

一、概述

通常正常成年人的膀胱容量平均为 350~500ml。超过 500ml 时，因膀胱壁张力过大而产生疼痛。膀胱的最大容量为 800ml，新生儿膀胱容量约为成人的 1/10，女性的容量小于男性，老年人因膀胱肌张力低而容量增大。

膀胱（图 7-3-1）为贮存尿液的肌性囊状器官，空虚的膀胱呈三棱椎体形，分尖、体、底和颈 4 部分。

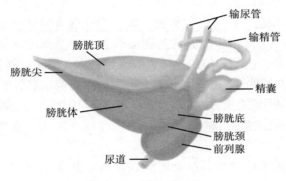

图 7-3-1 膀胱侧面观

二、内部结构

1. **膀胱襞** 膀胱内面被覆黏膜，当膀胱壁收缩时黏膜聚集而形成的皱襞。

2. **膀胱三角** 膀胱底内面，两侧输尿管口和尿道内口 3 点连成的三角形区域，因无黏膜下层组织，黏膜与肌层紧密相贴，故此区黏膜光滑无皱襞。

🖊 **主治语录：膀胱三角是肿瘤、结核和炎症的好发部位。**

3. **输尿管间襞** 指两侧输尿管口之间黏膜形成的一横行皱襞。膀胱镜检时此襞呈一苍白带，可作为寻找输尿管口的标志。

4. **膀胱垂** 指在男性尿道内口后方的膀胱三角处，受前列腺中叶推挤形成纵嵴状隆起。

三、位置与毗邻

1. **膀胱前方** 为耻骨联合，两者之间称膀胱前隙（Retzius 间隙）或耻骨后间隙。在此间隙内，男性有耻骨前列腺韧带；

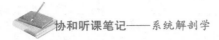
女性有耻骨膀胱韧带，该韧带是女性在耻骨后面和盆筋膜腱弓前部与膀胱颈之间相连的两条结缔组织索。间隙中还有丰富的结缔组织与静脉丛。

2. 膀胱后方　男性与精囊、输精管壶腹和直肠相邻；女性则与阴道、子宫相邻。男性两侧输精管壶腹之间的区域称输精管壶腹三角，借结缔组织连接直肠壶腹，称直肠膀胱筋膜。

空虚时膀胱全部位于盆腔内，充盈时则可高出耻骨联合以上，此时可在耻骨联合上方施行穿刺术，不会伤及腹膜和污染腹膜腔。

3. 膀胱的最下部（颈）　在男性与前列腺底、女性与盆膈相毗邻。

耻骨前列腺韧带和耻骨膀胱韧带以及脐正中襞与脐外侧襞等结构将膀胱固定于盆腔。这些结构的发育不良是膀胱脱垂与女性尿失禁的重要原因。

第四节　尿　　道

女性尿道平均长 3~5cm，直径约 0.6cm，较男性尿道短、宽、直。尿道内口约平耻骨联合后面中央或下部，女性低于男性。女性尿道起于膀胱的尿道内口，经阴道前方行向前下，与阴道前壁紧密相邻，穿经尿生殖膈时有横纹肌形成的尿道外括约肌环绕，可起随意的括约作用，末端以尿道外口开口于阴道前庭。

在尿道下端有尿道旁腺，也称女性前列腺，其导管开口于尿道周围。尿道旁腺发生感染时可形成囊肿，并可压迫尿道，导致尿路不畅。

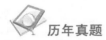

历年真题

1. 肾的被膜由外向内依次为
　A. 肾纤维囊、肾脂肪囊、肾

　　　　　　筋膜
　B. 肾筋膜、肾脂肪囊、肾纤

维囊

C. 肾筋膜、肾纤维囊、肾脂肪囊

D. 肾脂肪囊、肾纤维囊、肾筋膜

E. 肾纤维囊、肾筋膜、肾脂肪囊

2. 肾区位于

　　A. 竖脊肌内侧缘与第 12 肋之间的部位

　　B. 竖脊肌外侧缘与第 12 肋之间的部位

　　C. 竖脊肌外侧缘与第 11 肋之间的部位

　　D. 竖脊肌内侧缘与第 10 肋之间的部位

　　E. 腰大肌外侧缘与第 12 肋之间的部位

3. 肾门的位置为

　　A. 平第 12 胸椎水平，距后正中线约 8cm

　　B. 平第 12 胸椎水平，距后正中线约 5cm

　　C. 平第 2 腰椎水平，距后正中线约 8cm

　　D. 平第 1 腰椎水平，距后正中线约 5cm

　　E. 平第 1 腰椎水平，距后正中线约 8cm

4. 肾锥体位于

　　A. 肾上端

　　B. 肾下端

　　C. 肾皮质

　　D. 肾髓质

　　E. 肾大盏

5. 男性输尿管盆段下端前方有

　　A. 精囊腺

　　B. 输精管

　　C. 前列腺

　　D. 尿道球

　　E. 膀胱尖

6. 女性膀胱后方有

　　A. 直肠

　　B. 阴道

　　C. 回肠

　　D. 乙状结肠

　　E. 卵巢悬韧带

7. 膀胱空虚时，膀胱尖位于

　　A. 耻骨联合上缘以上

　　B. 坐骨支平面

　　C. 耻骨联合上缘以下

　　D. 坐骨结节平面

　　E. 尾骨尖平面

参考答案：1. B　2. B　3. D
　　　　　4. D　5. B　6. B
　　　　　7. C

第八章　男性生殖系统

核心问题

1. 睾丸及附睾的形态、位置和构造，输精管的分部。

2. 精囊和前列腺的形态、位置。

3. 阴囊的形态和构造，精索的构成和位置。

4. 男性尿道的分部及特点。

内容精要

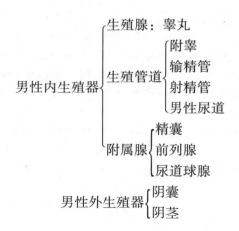

第一节 男性内生殖器

一、睾丸

1. 位置　睾丸位于阴囊内，左右各一。

2. 形态　呈微扁的卵圆形，有内、外侧面（与阴囊壁相贴），前、后缘（有血管、神经和淋巴管出入，与附睾相连）及上、下端（上端后部被附睾头遮盖）。

3. 功能　生成精子及分泌雄性激素。

4. 构造　深部可见到睾丸白膜、睾丸纵隔、睾丸小隔（由睾丸纵隔发出）、睾丸小叶（100~200 个）、生精小管（每个小叶内含 2~4 条，可汇合成精直小管，进入睾丸纵隔形成睾丸网）。睾丸网发出 12~15 条睾丸输出小管，经睾丸后缘上部进入附睾。

二、附睾

1. 位置　紧贴在睾丸的上端和后缘。

2. 形态　附睾由睾丸输出小管和附睾管盘曲而成，呈新月形。上端膨大称为附睾头，中部为体，下端为尾，附睾尾向后上弯曲移行于输精管。

3. 功能　暂时贮存精子、分泌附睾液营养精子和促进精子进一步成熟。

4. 组织　附睾管腔面衬以假复层柱状上皮，上皮外侧有薄层平滑肌围绕；肌层产生蠕动性收缩，将精子向尾部推动。

　　主治语录：附睾是男性生殖器结核的好发部位。

三、输精管和射精管

（一）输精管

输精管是附睾管的直接延续，长约 50cm，是一对壁厚、腔小的

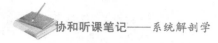

肌性管道，活体触摸时呈坚实的圆索状。依其行程可分4部。

1. **睾丸部**　始于附睾尾，最短，较迂曲，沿睾丸后缘、附睾内侧行至睾丸上端。

2. **精索部**　介于睾丸上端与腹股沟管皮下环之间，是<u>输精管结扎部位</u>。

3. **腹股沟部**　位于腹股沟管的精索内。

4. **盆部**　为输精管最长一段，经腹环出腹股沟管后，弯向内下，越过髂外动、静脉，沿盆侧壁腹膜外行向后下，跨过输尿管末端前内方至膀胱底的后面和直肠前面；两侧输精管在此逐渐接近，膨大形成输精管壶腹。输精管壶腹末端变细，穿过前列腺，与精囊的输出管汇合成射精管。

（二）精索

精索是一对柔软的圆索状结构，由被膜及内容物组成。

1. **被膜**　精索表面有 3 层被膜，由内向外为<u>精索内筋膜</u>、<u>提睾肌及精索外筋膜</u>。

2. **内容物**　<u>输精管</u>、<u>睾丸动脉</u>、<u>输精管血管</u>、<u>蔓状静脉丛</u>、<u>淋巴管</u>、<u>神经及鞘韧带</u>等。

3. **走行**　精索起自腹股沟管深环，经腹股沟管出浅环，终于睾丸上端处。在腹股沟管浅环至睾丸之间的这段精索，活动度较大，于活体极易摸到。

（三）射精管

由输精管的末端与精囊的输出管汇合而成，长约2cm，向前下穿前列腺实质，开口于尿道前列腺部。射精管管壁有平滑肌纤维，能够产生有力的收缩，帮助精液的排出。

四、精囊

1. **位置**　位于膀胱底后方，输精管壶腹的下外侧。左右各一。

2. 形态　长椭圆形囊状器官，表面凹凸不平，上宽下窄，其输出管与输精管末端合成射精管。

3. 功能　分泌物参与构成精液。

五、前列腺

1. 位置　位于膀胱与尿生殖膈之间，前列腺上端与膀胱颈、精囊腺和输精管壶腹相邻；前方为耻骨联合；后方为直肠壶腹。临床上可通过直肠指检来检查前列腺的病变。

2. 形态　为不成对的实质性器官，形如栗子，重 8～20g，质韧，色淡红；可分为前列腺底、体、尖部。

（1）前列腺底：为上端宽大部，有尿道及射精管穿入。射精管开口于尿道前列腺部后壁的精阜上。

（2）前列腺尖：为下端细小部，位于尿生殖膈之上。

（3）前列腺体：为底与尖之间的部分，后面中线有前列腺沟。活体直肠指诊可触及此沟；前列腺肥大时，此沟消失。前列腺的输出管开口于尿道前列腺部后壁尿道嵴两侧。

3. 分叶　一般分 5 叶。

（1）前叶：很小，位于尿道前方和左、右侧叶之间。

（2）中叶：呈楔形，位于尿道和射精管之间。

（3）左、右侧叶：分别位于尿道、中叶和前叶两侧。

（4）后叶：位于中叶和侧叶的后方，是前列腺肿瘤易发部位。老年人的前列腺因结缔组织的增生，引起前列腺肥大，严重时可压迫尿道，而致排尿困难。

4. 功能　前列腺的分泌物是精液的主要组成部分。

六、尿道球腺

尿道球腺是一对埋藏于会阴深横肌内的豌豆大的球形腺体，

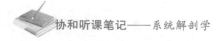

导管开口于尿道球部，其分泌物参与精液的组成，有利于精子的活动。

七、精液

精液由睾丸产生的精子及各附属腺体（精囊腺、前列腺、尿道球腺）和输精管道分泌的液体混合而成，呈乳白色，弱碱性。正常一次排精 2～5ml，如果精子总数少于 $40×10^6/ml$ 是少精症，可致男性不育症。

第二节　男性外生殖器

一、阴囊

阴囊为一皮肤囊袋，位于阴茎的后下方。阴囊壁主要由皮肤和肉膜构成，阴囊皮肤薄而柔软且富有伸展性，色素沉着明显，成人有少量阴毛；肉膜是阴囊的浅筋膜，由结缔组织、弹性纤维和平滑肌构成，平滑肌可随外界温度变化反射性舒缩，调节阴囊内的温度，以利于精子的发育和成熟。肉膜于正中线向深部发出阴囊中隔，将阴囊分为左、右两部分，分别容纳左、右侧睾丸、附睾及精索。

阴囊深面的被膜（包被睾丸和精索）自外向内为以下几部分。

1. 精索外筋膜　为腹外斜肌腱膜的延续。

2. 提睾肌　来自腹内斜肌和腹横肌纤维。

3. 精索内筋膜　为腹横筋膜的延续。

4. 睾丸鞘膜　来自腹膜，分脏层和壁层，两层之间的潜在腔隙为鞘膜腔，内含少量浆液。如鞘突闭锁不全，可形成先天性腹股沟斜疝和交通性鞘膜腔积液。

二、阴茎

1. 形态　分阴茎根（固定于耻骨和坐骨支）、阴茎体（悬垂于耻骨联合的前下方）和阴茎头（尖端有尿道外口，呈矢状位）。头、体移行处，称阴茎颈。

2. **构成** 阴茎由2个阴茎海绵体和1个尿道海绵体构成。

（1）阴茎海绵体：左右各一，紧列于阴茎的背侧，前端嵌入阴茎头后面的凹陷内。后端称阴茎脚，分别附于两侧的耻骨下支和坐骨支。

（2）尿道海绵体：位于阴茎海绵体的腹侧，尿道贯穿其全长。前端膨大为阴茎头；后端扩大为尿道球，位于两侧的阴茎脚之间，外面包绕球海绵体肌，固定在尿生殖膈的下面。海绵体内部由许多海绵体小梁和与血管相通的腔隙组成。当腔隙充血时，阴茎即变粗变硬而勃起。

3. 3个海绵体的外面包有深、浅筋膜和皮肤。

深筋膜在阴茎前端逐渐变薄消失；在阴茎根处，深筋膜形成富含弹性纤维的阴茎悬韧带，将阴茎悬吊于耻骨联合前面。浅筋膜疏松，无脂肪组织。

皮肤在阴茎头形成双层游离的环形皱襞，称为阴茎包皮，包皮与尿道外口相连的皱襞称包皮系带，位于阴茎头腹侧中线上。做包皮环切术时勿损伤该韧带，以免影响阴茎的勃起。

第三节 男性尿道

成人尿道长16~22cm，管径为5~7cm。尿道全程可分为前列腺部、膜部和海绵体部。临床上把前列腺部和膜部称为后尿道。

一、前列腺部

前列腺部为尿道贯穿前列腺的部分，长约3cm。此部管径最宽，后壁有一纵行隆起称尿道嵴，嵴的中部呈圆丘状隆起称精

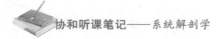
阜。精阜中央的凹陷称前列腺小囊，囊的两侧有一对射精管开口，精阜附近有许多细小的前列腺输出管的开口。

二、膜部

膜部为尿道穿经尿生殖膈的部分，长约 1.5cm，其周围环绕着尿道外括约肌。该肌为横纹肌，可控制排尿。膜部位置比较固定，当骨盆骨折时，易损伤此部。

三、海绵体部

海绵体部为纵穿尿道海绵体的部分，最长，为 12~17cm。临床上称为前尿道。在尿道海绵体尿道球内的尿道最宽，称尿道球部，尿道球腺开口于此。阴茎头内的尿道扩大成尿道舟状窝。

主治语录：

尿道 3 个狭窄：尿道内口、膜部、尿道外口。

尿道 3 个膨大：前列腺部、尿道球部和舟状窝。

尿道 2 个弯曲：耻骨下弯：较恒定，位于耻骨联合下 2cm 处，凸向下后方；耻骨前弯：位于耻骨联合前下方，凸向上前方，若将阴茎拉直此弯可消失。

历年真题

1. 男性生殖腺为

   A. 前列腺

   B. 尿道球腺

   C. 睾丸

   D. 精囊

   E. 附睾

2. 精子产生在

   A. 睾丸间质细胞

   B. 精囊

   C. 精直小管

   D. 睾丸纵隔

   E. 精曲小管

3. 结扎输精管常在
   A. 睾丸部
   B. 腹股沟部
   C. 精索部
   D. 盆部
   E. 输精管壶腹部

4. 前列腺
   A. 为成对的中空性器官
   B. 体的后面中间有一前列腺沟
   C. 经直肠不可触及前列腺沟
   D. 呈栗子形，尖朝上底朝下

   E. 其分泌物排泄至尿道内口

5. 男性尿道可分为
   A. 前列腺部、膜部、阴茎部
   B. 前尿道、中尿道、后尿道
   C. 前列腺部、膜部、后尿道
   D. 前列腺部、膜部、海绵体部
   E. 前尿道、膜部、海绵体部

参考答案：1. C   2. E   3. C
         4. B   5. D

第九章　女性生殖系统

核心问题

1. 卵巢的形态、位置及固定装置；输卵管的分部。

2. 子宫的形态、位置和固定装置，子宫峡部的意义。

3. 直肠子宫陷凹（Douglas 腔）、乳房悬韧带（Cooper 韧带）的意义。

4. 会阴的概念、分区及其相关筋膜。

内容精要

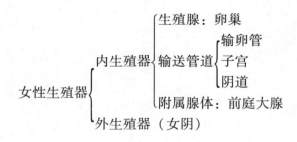

第一节　女性内生殖器

一、卵巢

（一）位置

卵巢为成对的实质性器官，位于盆腔侧壁、髂内外动脉夹角之间的卵巢窝内。胚胎早期，卵巢沿着腹后壁逐渐下移至盆腔；出生时，位于小骨盆入口以上的髂窝下部；在儿童早期，到达卵巢窝。

（二）形态

卵巢呈扁卵圆形，略呈灰红色，可分上下两端、前后缘和内外两面。

1. 上端　与输卵管末端相接触，称输卵管端。

2. 下端　称子宫端，借卵巢固有韧带连于子宫。

3. 前缘　称系膜缘，借卵巢系膜包于子宫阔韧带的后层内。中部有血管、神经等出入，称为卵巢门。

4. 后缘　游离，称为独立缘。

5. 内侧面　朝向盆腔，与小肠相邻。

6. 外侧面　与盆腔侧壁的卵巢窝相贴。

卵巢的生理变化：成年女子的卵巢约为 4cm×2cm×3cm，重 5~6g。幼女卵巢较小，表面光滑。性成熟期增大，因多次排卵，其表面呈凸凹不平。更年期的卵巢缩小约为 2.0cm×1.5cm×0.5cm，到绝经期卵巢萎缩至 1.50cm×0.75cm×0.50cm。

（三）卵巢的固定装置

1. 卵巢悬韧带　又称骨盆漏斗韧带，是起自小骨盆侧缘，向内下至卵巢输卵管端的腹膜皱襞，内含卵巢血管、淋巴管、神经丛、结缔组织和平滑肌纤维，是寻找卵巢血管的标志。

2. 卵巢固有韧带　由结缔组织和平滑肌纤维构成，表面覆以腹膜，自卵巢下端连至输卵管与子宫结合处的后下方。

此外，子宫阔韧带的后层覆盖卵巢和卵巢固有韧带，也起到固定卵巢的作用。

二、输卵管

输卵管是一对略弯曲、呈喇叭状，输送卵子的肌状管道。

长 10~14cm。位于子宫阔韧带上缘内，从卵巢上端连于子宫底的两侧。全长由内向外可分 4 部。

1. 子宫部　位于子宫壁内的部分，直径最细，约 1mm，以输卵管子宫口通于子宫腔。

2. 输卵管峡部　直且短，血管分布少，壁厚腔窄。输卵管结扎术常于此部进行。

3. 输卵管壶腹部　为最长的一段，约占其全长的 2/3。此部粗而弯曲，壁薄而腔宽，腔面上有皱襞，血供丰富，卵子一般在此部受精。如受精卵因某种原因未能移入子宫腔而在输卵管或盆腔内发育，称宫外孕。

4. 输卵管漏斗部　为输卵管末端的膨大部分，借输卵管腹腔口开口于腹膜腔。口的游离缘有许多细长的突起称输卵管伞，覆盖于卵巢表面；其中一条较长，内面沟也较深，称卵巢伞。临床上将卵巢和输卵管统称为子宫附件。

三、子宫

子宫壁厚、腔小，是孕育胚胎、胎儿和产生月经的肌性器官。

（一）形态

1. 成年人子宫呈前后略扁的倒置梨形，长 7~9cm，最宽径为 4cm，厚 2~3cm。子宫可分为子宫底、子宫体、子宫颈三部分。

（1）子宫底：为输卵管子宫口水平以上隆凸部分。

（2）子宫颈：下端狭窄、呈圆柱状的部分，长 2.5~3.0cm，为肿瘤的好发部位。又分为突入阴道的子宫颈阴道部和阴道以上的子宫颈阴道上部两部分。

（3）子宫体：子宫底与颈之间的为子宫体。

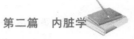

子宫峡：子宫颈上端与子宫体相接处略狭细的部分，长约1cm。在妊娠期间，子宫峡逐渐伸展变长，形成子宫下段；妊娠末期，可延长至 7~11cm，峡壁逐渐变薄。产科常在此处进行剖宫术，可避免进入腹膜腔，减少感染的机会。

2. 子宫内腔

（1）子宫腔：呈前后扁的倒三角形，上两端通输卵管，尖端向下续为子宫颈管。

（2）子宫颈管：上通子宫腔，下口称子宫口，通阴道。未产妇的子宫口多为圆形；经产妇子宫口为横裂状，前、后缘分别称为前唇和后唇。后唇较长，位置也较高。成人未孕时，从子宫口到子宫底距离 6~7cm，子宫腔长约4cm，最宽处 2.5~3.5cm。

（二）子宫壁的结构

子宫壁分为 3 层，外层为浆膜，是腹膜的脏层；中层为强厚的肌层，由平滑肌组成；内层为黏膜，即子宫内膜，随着月经周期而发生增生、脱落的周期变化。

（三）子宫的位置

1. 位于小骨盆中央，膀胱与直肠之间，两侧连于子宫阔韧带和输卵管，下方伸入阴道内。正常位置呈轻度前倾前屈位。

2. 未妊娠时，子宫底位于小骨盆入口平面以下，朝向前上方；子宫颈的下端在坐骨棘平面的稍上方。直立时，子宫体伏于膀胱上面。当膀胱空虚时，成年人子宫呈轻度前倾前屈位。

（1）前倾：即整个子宫向前倾斜，子宫长轴与阴道长轴之间形成一个向前开放的钝角，略>90°。

（2）前屈：指子宫体与子宫颈不在一条直线上，两者形成一个向前开放的钝角，约170°。子宫有较大的活动性膀胱和直肠的充盈程度都可影响子宫的位置。

（四）子宫的固定装置

子宫主要靠韧带（表 9-1-1）、盆膈和尿生殖膈的托持以及周围结缔组织的牵拉等作用维持正常位。

表 9-1-1　子宫的韧带

名　称	构　成	起　点	止　点	作　用
子宫阔韧带	双层腹膜	子宫侧缘	盆腔侧壁和盆底	限制子宫向两侧移动
子宫圆韧带	平滑肌和结缔组织	子宫体前面的上外侧，输卵管子宫口的下方	阴阜和大阴唇皮下	维持子宫前倾
子宫主韧带	平滑肌和结缔组织	子宫颈两侧	盆腔侧壁	维持子宫颈正常位置，防止子宫脱垂
子宫骶韧带	平滑肌和结缔组织	子宫颈后面	骶骨前面	向后上牵引子宫颈，维持子宫前倾前屈位

（五）子宫的年龄变化

新生儿子宫高出小骨盆上口，输卵管和卵巢位于髂窝内，子宫颈较子宫体长。性成熟前期，子宫迅速发育，壁增厚。性成熟期，子宫颈和子宫体长度几乎相等。经产妇的子宫各径、内腔都增大，重量可增加一倍。绝经期后，子宫萎缩变小，壁也变薄。宫体和宫颈的比例因年龄而不同：婴儿 1∶2，成人 2∶1，老年人 2∶1。

四、阴道

1. 功能　阴道为连接子宫和外生殖器的肌性管道。由黏膜、肌层和外膜组成，富有伸展性。阴道是性交器官，也是月经排出和胎儿娩出的管道。阴道前壁较短，后壁较长，前后壁常处于相贴状态。

2. 开口　阴道下端以阴道口开口于阴道前庭。处女阴道口的周围有环形、半月形、伞形或筛状的黏膜皱襞，称处女膜。处女膜破裂后，阴道口周围留有处女膜痕。

3. 阴道穹　阴道上壁与子宫颈之间形成的环状间隙，分为前部、后部和两个侧部。以阴道后穹最深，并与直肠子宫陷凹仅隔以阴道后壁和一层腹膜。出现腹水时，可经阴道后穹穿刺或引流，以助诊断和治疗。

4. 位置、毗邻　阴道位于小骨盆中央，前邻膀胱和尿道，后邻直肠，阴道下部穿经尿生殖膈。膈内的尿道阴道括约肌和肛提肌的内侧肌纤维束对阴道有闭合括约作用。

五、前庭大腺

约黄豆大小，位于大阴唇后部，前庭球的后方，阴道括约肌的深面。腺管向内侧开口于阴道前庭。性兴奋时，分泌液起润滑阴道作用，如因炎症导管阻塞，可形成囊肿。

第二节　女性外生殖器

女性外生殖器包括阴阜、大阴唇、小阴唇、阴蒂及阴道前庭（位于两侧小阴唇之间的裂隙；有尿道外口和阴道口及前庭大腺的开口）。

一、阴阜

阴阜是位于耻骨联合前面的皮肤隆起，由大量富含皮下脂肪的结缔组织组成。青春期皮肤生长有阴毛，分布呈尖端向下

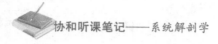

的三角形。

二、大阴唇

大阴唇是一对从阴阜向后伸展到会阴、纵长隆起的皮肤皱襞；外侧面颜色较深，前部长有阴毛，内侧面皮下有大量皮脂腺，光滑湿润。大阴唇前端和后端左右互相连合，形成唇前连合和唇后连合。

三、小阴唇

小阴唇是位于大阴唇内侧的一对较薄的皮肤皱襞，光滑无毛。两侧小阴唇向前端延伸形成阴蒂包皮和阴蒂系带，后端汇合形成阴唇系带。

四、阴道前庭

阴道前庭是位于两侧小阴唇之间的菱形区，前部有尿道外口，后部有阴道口；小阴唇中后 1/3 交界处，左、右各有 1 个前庭大腺导管的开口。

五、阴蒂

阴蒂由两个阴蒂海绵体组成，后者与男性的阴茎海绵体是同源体，可勃起。阴蒂脚附着于耻骨下支和坐骨支，向前与对侧者汇合形成阴蒂体，表面盖以阴蒂包皮。露于表面的为阴蒂头，富有神经末梢，感觉敏锐。

六、前庭球

前庭球是男性尿道海绵体的同源体，由具有勃起性的静脉丛构成，位于阴道两侧的大阴唇皮下。两侧前端狭窄并相连，位于尿道外口与阴蒂体之间的皮下；后端膨大与前庭大腺相邻。

附：乳房

一、位置

乳房位于胸大肌和胸肌筋膜的表面，向上起自第2~3肋，向下至第6~7肋，内侧至胸骨旁线，外侧可到达腋中线。乳房与胸肌筋膜之间的间隙，称为乳房后间隙，内有疏松结缔组织和淋巴管，但无大血管，使乳房可轻度移动，同时有利于隆乳术时将假体植入。乳腺癌时，乳房可被固定在胸大肌上。

二、形态

成年未孕女性的乳房呈半球形或悬垂形而富有弹性，停止哺乳后，乳腺萎缩，乳房变小，乳房开始下垂。更年期后，乳腺小叶萎缩，脂肪消退，乳房体积显著缩小，松弛下垂。

通常乳头平对第4肋间隙或第5肋与锁骨中线相交处。乳头周围有颜色较深的环形皮肤区，称乳晕。妊娠和哺乳期的乳晕有色素沉着而颜色变深。

三、结构

1. 乳房由皮肤、脂肪组织、纤维组织和乳腺构成。乳腺被结缔组织分隔成15~20个乳腺叶，每个乳腺叶又分为若干个乳腺小叶。每个乳腺叶有一排泄管，称为输乳管。输乳管在靠近乳头处膨大为输乳管窦，其末端变细，开口于乳头。乳腺叶和输乳管均以乳头为中心呈放射状排列，故乳房脓肿切开引流时宜做放射状切口，以免损伤输乳管。乳房后间隙脓肿宜在乳房下缘做一弧形切口引流。

2. 胸壁浅筋膜发出许多小的纤维束，向深面连于胸肌筋膜，在浅层连于皮肤，对乳房起支持和固定作用，称为乳房悬韧带（Cooper韧带）。当乳腺癌侵及乳房悬韧带时，韧带缩短，向内牵引皮肤，致使皮肤表面出现凹陷，称"酒窝征"。在乳腺癌晚期，皮下淋巴管被癌细胞堵塞，引起淋巴回流障碍，出现真皮水肿，皮肤呈橘皮样改变。

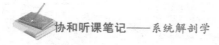

附：会阴

狭义会阴：是外生殖器和肛门之间的软组织，在女性也称产科会阴。其深部有重要的会阴中心腱。助产时应注意保护此区。

广义会阴：是盆膈以下封闭骨盆下口的全部软组织，呈菱形，其境界与骨盆下口一致，前为耻骨联合下缘及耻骨弓状韧带，两侧为耻骨弓、坐骨结节及骶结节韧带，后为尾骨尖。

会阴分区：通过两侧坐骨结节的连线，分为尿生殖区（男性有尿道通过，女性有尿道和阴道通过）和肛门区（有肛管通过）。

一、会阴的肌

（一）肛门区的肌

1. 肛提肌　为成对存在的扁阔肌，起自耻骨后面和坐骨棘及张于两者之间的肛提肌腱弓，向下内，止于会阴中心腱和尾骨等，两侧肛提肌前份留有三角形的裂隙，称为盆膈裂孔。

2. 尾骨肌　位于肛提肌后方，起于坐骨棘，止于骶、尾骨的两侧缘。

3. 肛门外括约肌　环绕肛门的骨骼肌，分为皮下部、浅部和深部。肛提肌和尾骨肌封闭骨盆下口的大部分，有承托盆腔脏器及固定骶、尾骨的作用。

（二）尿生殖区的肌

1. 浅层肌

（1）会阴浅横肌：一对狭窄的小肌，起自坐骨结节，止于会阴中心腱。

（2）坐骨海绵体肌

1）在男性，起自坐骨结节，止于并覆盖阴茎脚表面，收缩时压迫阴茎海绵体根部，使阴茎勃起。

2）在女性，此肌覆盖于阴蒂脚表面，收缩使阴蒂勃起。

（3）球海绵体肌

1) 在男性，起自会阴中心和正中缝，围绕尿道球和尿道海绵体后部，止于阴茎背面的筋膜；收缩时使尿道缩短变细，协助排尿和射精，参与阴茎勃起。

2) 在女性，覆盖于前庭球表面，称阴道括约肌，缩小阴道口。

(4) 会阴中心腱：位于外生殖器与肛门之间，即狭义会阴深面的腱性结构，呈楔形，尖朝上，底向下，深 30~40mm，会阴部的许多肌附着于此，有加强盆底的作用。在女性，会阴中心腱较大，有韧性和弹性，对阴道后壁有支持作用，分娩时要加以保护。

2. 深层肌

(1) 会阴深横肌：在会阴浅横肌的深部，肌束张于两侧坐骨支之间，肌纤维在中线上互相交织，部分纤维止于会阴中心腱，收缩稳定会阴中心腱。

(2) 尿道括约肌：位于会阴深横肌前方，环形围绕尿道膜部，是尿道的随意括约肌。女性，此肌围绕尿道和阴道，称尿道阴道括约肌，可缩紧尿道和阴道。

二、会阴的筋膜

(一) 浅筋膜

1. 肛区　浅筋膜为富含脂肪的结缔组织，充填在坐骨结节与肛门之间的坐骨肛门窝。

2. 尿生殖区　①浅层称脂肪膜，含脂肪，向前与腹前壁浅筋膜浅层延续。②深层呈膜状，称为会阴浅筋膜。向前与腹前壁浅筋膜深层延续，在男性与阴囊肉膜及浅阴茎筋膜相续。

(二) 深筋膜

1. 肛区　深筋膜覆盖于坐骨肛门窝的各壁。

(1) 衬于肛提肌和尾骨肌下面的筋膜称为盆膈下筋膜。

(2) 覆盖于肛提肌和尾骨肌上面的筋膜称为盆膈上筋膜，

为盆壁筋膜的一部分。

（3）盆膈上、下筋膜及其间的肛提肌和尾骨肌共同组成盆膈。

2. 尿生殖区　深筋膜分为两层。

（1）覆盖在会阴深横肌和尿道括约肌的下面和上面，称为尿生殖膈下筋膜和尿生殖膈上筋膜。两侧附于耻骨下支和坐骨支，前缘和后缘两层愈合。

（2）尿生殖膈上、下筋膜及其间的会阴深横肌和尿道括约肌共同组成尿生殖膈，封闭盆膈裂孔。

3. 会阴浅隙　是浅会阴筋膜和尿生殖膈下筋膜之间的间隙。内有会阴浅横肌、球海绵体肌和坐骨海绵体肌，男性有阴茎根，女性有前庭球、阴蒂脚和前庭大腺等。

4. 会阴深隙　是尿生殖膈上、下筋膜之间的间隙。内有会阴深横肌、尿道括约肌、尿道膜部和尿道球腺等。

 历年真题

1. 仅由腹膜形成的韧带是
   A. 子宫阔韧带
   B. 子宫圆韧带
   C. 子宫主韧带
   D. 子宫骶韧带
   E. 卵巢固有韧带
2. 子宫肿瘤好发于
   A. 子宫腔
   B. 子宫口周围
   C. 子宫峡
   D. 子宫颈
   E. 子宫底
3. 产科剖宫产常在
   A. 子宫峡
   B. 子宫体
   C. 子宫底
   D. 子宫颈阴道上部
   E. 子宫颈

参考答案：1. A　2. D　3. A

第十章　腹　　膜

核心问题

1. 腹膜与腹盆腔脏器的关系。

2. 腹膜形成的主要结构，如网膜、系膜和韧带等的解剖特点。

3. 结肠上、下区的间隙。

内容精要

腹膜腔和腹腔在解剖学上是两个不同的概念。腹膜具有分泌、吸收、保护、支持、修复和固定脏器等功能。

一、概述

1. **腹膜**　是覆盖于腹腔和盆腔各壁内面（壁腹膜）及其脏器表面（脏腹膜）的浆膜。壁腹膜与脏腹膜之间围成不规则形的腔隙称为腹膜腔。男性密封，女性借输卵管腹腔口，经输卵管、子宫、阴道通外界。

2. **腹腔**　是指膈以下、小骨盆上口以上，由膈和腹壁围成的腔，广义的腹腔包括小骨盆在内。临床上通常并不严格区分腹腔与腹膜腔，但在进行肾、膀胱等手术时，常在腹膜外进行，并不需要通过腹膜腔，因此应注意两者的区别。

3. 腹膜的功能

（1）分泌：分泌少量浆液，可润滑、减少摩擦。

（2）吸收：一般认为，上腹部，特别是膈下区的腹膜吸收能力较强，所以腹腔炎症或手术后的患者多采取半卧位，使有害液体流至下腹部，以减缓腹膜对有害物质的吸收。

（3）较强的修复和再生能力：腹膜所分泌的浆液中含有纤维素，其粘连作用可促进伤口的愈合和炎症的局限化，但若手术操作粗暴，或腹膜在空气中暴露时间过久，也可因此作用造成肠袢纤维性粘连等后遗症。

（4）防御功能：腹膜和腹膜腔内浆液中含有大量巨噬细胞，可吞噬细菌和有害物质。

二、腹膜与腹盆腔脏器的关系

见表 10-1-1。

表 10-1-1　腹膜与腹盆腔脏器的关系

分　类	概　念	举　例
腹膜内位器官	指表面几乎全部被腹膜所包裹的脏器	胃、十二指肠上部、空肠、回肠、盲肠、阑尾、横结肠、乙状结肠、脾、卵巢、输卵管等
腹膜间位器官	指表面大部分为腹膜覆盖的器官	肝、胆囊、升结肠、降结肠、子宫、膀胱和直肠上段等
腹膜外位器官	指仅一面被腹膜覆盖的器官，临床上又称腹膜后位器官	肾、肾上腺、输尿管、十二指肠降部和水平部、直肠中下段及胰等

三、腹膜形成结构

1. 网膜　是与胃的大、小弯相连的双层腹膜皱襞。两层间有血管、神经、淋巴管和结缔组织等，包括大网膜和小网膜。

（1）小网膜：由肝胃韧带和肝十二指肠韧带合成。后者内有右前方的胆总管、左前方的肝固有动脉和两者之间后方的肝门静脉。

（2）大网膜：是连于胃大弯与横结肠之间的腹膜结构。由4层腹膜构成，前两层由胃和十二指肠上部的前、后两层腹膜向下延伸而形成，降至脐平面稍下方，前两层向后返折向上，形成大网膜的后两层，连于横结肠并叠合成横结肠系膜，贴于腹后壁。

1）大网膜前两层与后两层之间的潜在性腔隙是网膜囊的下部。随着年龄的增长，大网膜前两层和后两层常粘连愈着，致使其间的网膜囊下部消失。

主治语录： 大网膜形似围裙覆盖于空、回肠和横结肠的前方。

2）当腹膜腔内有炎症时，大网膜可包围病灶防止炎症扩散蔓延。小儿的大网膜较短，一般在脐平面以上，因此当阑尾炎或其他下腹部炎时，病灶区不易被大网膜包裹而局限化，常导致弥漫性腹膜炎。

（3）网膜囊：是小网膜和胃后壁与腹后壁的腹膜之间的一个扁窄间隙，又称小腹膜腔，为腹膜腔的一部分。

1）网膜囊借肝十二指肠韧带后方的网膜孔与腹膜腔相交通。

2）网膜囊有6个壁：前壁为小网膜、胃后壁的腹膜和胃结肠韧带；后壁为横结肠及其系膜以及覆盖在胰、左肾、左肾上腺等处的腹膜；上壁为肝尾状叶和膈下方的腹膜；下壁为大网膜前、后两层的愈着处；左侧为脾、胃脾韧带和脾肾韧带；右侧借网膜孔通腹膜腔的其余部分。

（4）网膜孔：又称 Winslow 孔，高度平第 12 胸椎至第 2 腰椎体，可容纳 1~2 指。上界为肝尾状叶，下界为十二指肠上部，前界为肝十二指肠韧带，后界为覆盖在下腔静脉表面的腹膜。

2. 系膜　是由于壁、脏腹膜相互延续移行而形成的将器官系连固定于腹、盆壁的双层腹膜结构。系膜内含有出入该器官的血管、神经及淋巴管和淋巴结等。

（1）肠系膜：是将空肠和回肠系连固定于腹后壁的双层腹膜结构。肠系膜根，起自第 2 腰椎左侧，斜向右下跨过脊柱及其前方结构，止于右侧骶髂关节前方。

肠系膜根和肠缘的长度相差悬殊，故有利于空、回肠的活动，对消化和吸收有促进作用，但活动异常时也易发生肠扭转、肠套叠等急腹症。肠系膜的两层腹膜间含有肠系膜上血管及其分支、淋巴管、淋巴结、神经丛和脂肪等。

（2）阑尾系膜：将阑尾系连于肠系膜下方。切除阑尾时，从系膜游离缘进行血管结扎。

（3）横结肠系膜：起自结肠右曲，向左跨过右肾中部、十二指肠降部、胰等器官的前方，沿胰前缘达到左肾前方，直至结肠左曲。

（4）乙状结肠系膜：其根部附着于左髂窝和骨盆左后壁。该系膜较长，故乙状结肠活动度较大，因而易发生肠扭转。

3. 韧带　对脏器有固定作用，有的韧带内含有血管和神经等。有单层（少数，如肝肾韧带）与双层（多数，如肝冠状韧带、肝胃韧带、肝十二指肠韧带）之别。

（1）肝的韧带：肝的上方有镰状韧带、冠状韧带，左右三角韧带，下方有肝胃韧带和十二指肠韧带，前方有肝圆韧带。

（2）脾的韧带：胃脾韧带、脾肾韧带、膈脾韧带。

（3）胃的韧带：肝胃韧带、胃脾韧带、胃结肠韧带和胃膈韧带。

4. 腹膜襞、腹膜隐窝和陷凹

（1）腹后壁的腹膜襞和隐窝：十二指肠上襞、十二指肠上隐窝（国人出现率50%）、盲肠后隐窝、乙状结肠间隐窝、肝肾隐窝（仰卧位时，是腹膜腔的最低位）。

（2）腹前壁的腹膜襞和隐窝

1）腹前壁内面5条腹膜襞：脐正中襞、左右脐内侧襞、左右脐外侧襞，均位于脐下。

2）5条腹膜襞之间形成3对浅凹：由中线向外侧依次为膀胱上窝、腹股沟内侧窝、腹股沟外侧窝。

（3）腹膜陷凹：直肠膀胱陷凹（男性）；膀胱子宫陷凹、直肠子宫陷凹（女性，又称Douglas腔）。

主治语录：站立或坐位时，男性的直肠膀胱陷凹，女性的直肠子宫陷凹是腹膜腔最低的部位。腹膜腔的积液多积于此，临床上可进行直肠穿刺和阴道后穹穿刺以进行诊断和治疗。

四、腹膜腔的分区和间隙

（一）结肠上区

又称膈下间隙，为膈与横结肠及其系膜之间的区域。结肠上区以肝为界可分为肝上间隙和肝下间隙。

1. 肝上间隙　指肝膈面的腹膜与膈下面的腹膜之间的间隙。

（1）借镰状韧带分为左、右肝上间隙；左冠状韧带再分为左肝上间隙为左肝上前、后间隙。

（2）冠状韧带两层间的裸区与膈之间称膈下腹膜外间隙。

2. 肝下间隙　指肝脏面的腹膜同横结肠表面的腹膜及横结肠系膜之间的间隙。被肝圆韧带、镰状韧带分为左、右肝下间隙。

（1）左肝下间隙：被小网膜分为左肝下前、后间隙。

（2）右肝下间隙：又称肝肾隐窝，当人平卧时，此处为腹膜腔最低部位，因此，液体易在此积聚。

（二）结肠下区

结肠下区为横结肠及其系膜与盆底上面之间的区域。

1. 结肠旁沟

（1）右结肠旁沟：因右膈结肠韧带发育差或缺失（不发育）而向上同肝肾隐窝交通，其下份亦经右髂窝和小骨盆上口同腹膜腔之盆部交通。

（2）左结肠旁沟：其上方因有左膈结肠韧带而不与膈下间隙交通，向下则经左髂窝、小骨盆上口与腹膜腔盆部相交通。

2. 肠系膜窦

（1）右肠系膜窦：此窦下方有回肠末端相隔，此间隙的液体不易外溢，常局限于局部。

（2）左肠系膜窦：向下与腹膜腔盆部相通，如有积液可沿乙状结肠向下流入盆腔。

 历年真题

1. 腹膜的作用为
   A. 分泌、吸收、修复、再生等功能
   B. 形成脏器的外膜
   C. 形成腹腔
   D. 形成不规则的潜在密闭间隙
   E. 形成开放的间隙
2. 必须打开腹膜腔才能手术的脏器为

   A. 膀胱
   B. 输尿管
   C. 肾
   D. 直肠中段
   E. 脾
3. 腹膜内位器官是指
   A. 全部位于腹膜腔的器官
   B. 全部位于腹腔的器官
   C. 腹腔内各面均被腹膜所覆盖

的器官

    D. 腹、盆腔内各面均被腹膜所覆盖的器官

    E. 由脏、壁腹膜所共同覆盖的器官

4. 网膜

    A. 由单层腹膜构成

    B. 较厚

    C. 不透明

    D. 内含血管、神经、淋巴管及胃肠腺排泄管

    E. 与胃或十二指肠相连

5. 肝十二指肠韧带游离缘内主要结构的排列为

    A. 右前方为门静脉，左前方为肝固有动脉，两者后方为胆总管

    B. 右前方为胆总管，左前方为肝固有动脉，两者后方为门静脉

    C. 右前方为胆总管，左前方为门静脉，两者后方为肝固有动脉

    D. 右前方为肝固有动脉，左前方为门静脉，两者后方为胆总管

    E. 右前方为门静脉，左前方为胆总管，两者后方为肝固有动脉

6. 大网膜的主要作用为

    A. 保护空、回肠和横结肠

    B. 限制腹膜腔内炎症的扩散

    C. 限制空、回肠和横结肠的运动

    D. 固定空、回肠和横结肠

    E. 用作供体血管

7. 女性腹膜腔最低处位于

    A. 膀胱上窝

    B. 直肠膀胱陷凹

    C. 膀胱子宫陷凹

    D. 直肠子宫陷凹

    E. 腹股沟外侧窝

8. 分隔左、右肝上间隙的是

    A. 镰状韧带

    B. 冠状韧带

    C. 小网膜

    D. 肝圆韧带

    E. 三角韧带

参考答案：1. A 2. E 3. D
4. E 5. B 6. B
7. D 8. A

第三篇　脉　管　系　统

第十一章　心血管系统

核心问题

1. 心血管系统的组成，体循环和肺循环的特点。
2. 心脏的位置、外形和心腔的结构。
3. 左、右冠状动脉的起源、分布。
4. 主动脉的起止、主要分支。
5. 颈总动脉、锁骨下动脉、髂总动脉的分支及分布。
6. 上、下腔静脉的主要属支。
7. 胸导管、右淋巴导管的收纳范围。

内容精要

心血管系统包括心、动脉、静脉和毛细血管。

第一节　总　　论

一、心血管系统的组成

（一）组成

1. 心　是连接动、静脉的枢纽和心血管系统的"动力泵"，主要由心肌构成，且具有内分泌功能。心内部被心间隔分为互不相通的左、右两半，又各分为心房和心室，故心有 4 个腔：左心房、左心室、右心房和右心室。

同侧心房和心室借房室口相通。心房接受静脉，心室发出动脉。在房室口和动脉口处均有瓣膜，它们颇似泵的阀门，可顺流而开启，逆流而关闭，保证血液定向流动。

2. 动脉　是由心室发出的血管，动脉管壁较厚，可分为 3 层。

（1）内膜菲薄，腔面为一层内皮细胞，能减少血流阻力。

（2）中膜较厚，含平滑肌、弹性纤维和胶原纤维，大动脉以弹性纤维为主，中、小动脉以平滑肌为主。

（3）外膜由疏松结缔组织构成，含胶原纤维和弹性纤维，可防止血管过度扩张。

动脉壁的结构与其功能密切相关。大动脉中膜弹性纤维丰富，有较大的弹性，心室射血时，管壁被动扩张；心室舒张时，管壁弹性回缩，推动血液继续向前流动。中、小动脉，尤其是小动脉的中膜平滑肌可在神经体液调节下收缩或舒张以改变管腔大小，从而影响局部血流量和血流阻力。动脉在行程中不断分支，越分越细，最后移行为毛细血管。

3. 毛细血管　是连于动、静脉之间呈网状的极微细血管。毛细血管彼此吻合成网，除角膜、晶状体、毛发、软骨、牙釉质和被覆上皮外，遍布全身各处。毛细血管数量多，管壁薄，通透性大，管内血流缓慢，是血液与组织液进行物质交换的场所。

4. 静脉　是引导血液流回心房的血管。小静脉由毛细血管汇合而成，在向心回流过程中不断接受属支，逐渐汇合成中静脉、大静脉，最后注入心房。静脉管壁也可以分内膜、中膜和外膜三层，但其界线常不明显。与相应的动脉比较，静脉管壁薄，管腔大，弹性小，容血量较大。

（二）循环途径

1. 体循环（大循环）　左心室→主动脉及其分支→全身毛细血管→各级静脉→上、下腔静脉及心冠状窦→右心房。

2. 肺循环（小循环）　右心室→肺动脉干及其各级分支→肺泡毛细血管→肺静脉→左心房。

血液循环（图11-1-1），即体循环和肺循环同时进行。体循环的路程长，流经范围广，以动脉血滋养全身各部并将全身各部的代谢产物和二氧化碳运回心。肺循环路程较短，只通过肺，主要使静脉血转变成氧饱和的动脉血。

血液循环示意图

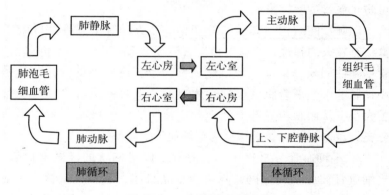

图 11-1-1　血液循环示意图

二、血管吻合及其功能意义

1. 动脉间吻合　如交通支（如脑底动脉之间）、动脉弓（如掌深弓等）、动脉网（如关节网等），有缩短循环时间和调节血流量的作用。

2. 静脉间吻合　除具有和动脉相似的吻合形式外，还形成静脉丛，以保证在脏器扩大或腔壁受压时血流通畅。

3. 动、静脉吻合　在体内的许多部位，如指尖、趾端、鼻、唇、外耳皮肤、生殖器勃起组织等处，小动脉和小静脉之间可借血管支直接相连，形成小动、静脉吻合。这种吻合可缩短循环途径，调节局部血流量和体温。

4. 侧支吻合　侧支循环对于保证器官在病理状态下的血液供应具有重要意义。

体内少数器官内的动脉与相邻动脉之间无吻合，这种动脉称为终动脉，如视网膜中央动脉。终动脉的阻塞可导致供血区的组织缺血甚至坏死。如果某一动脉与邻近动脉虽有吻合，但当该动脉阻塞后，邻近动脉不足以代偿其血液供应，这种动脉称功能性终动脉，如脑、肾和脾内的部分动脉分支。

三、血管的变异和异常

由于某种因素的影响，血管的起始或汇入、分支、管径、数目和行程常有不同变化。所以，血管的形状和数目并非所有人都完全一样，有时可出现变异，甚至异常（畸形）。

第二节　心

一、心的位置、外形和毗邻

1. 位置　斜位于胸腔内的中纵隔内。约 2/3 在正中线左侧，1/3 在正中线右侧。

2. 外形　似倒置的圆锥体。分一尖、一底、两面、三缘、四条沟。

（1）心底：朝向右后上方，主要由左心房和小部分右心房组成，上、下腔静脉分别从上、下注入右心房；左、右肺静脉分别从两侧注入左心房。心底后面隔心包壁与食管、迷走神经和胸主动脉等相邻。

（2）心尖：朝向左前下方，圆钝、游离，由左心室组成，在左第5肋间隙、左锁骨中线内侧1~2cm处可触及心尖搏动。

（3）胸肋面（前面）：隆凸，朝向前上方，大部分由右心房和右心室构成，小部分由左心耳和左心室构成。

该面大部分隔心包被胸膜和肺遮盖；小部分隔心包与胸骨体下部和左侧第4~6肋软骨邻近，故在左侧第4肋间隙与胸骨左侧缘处进行心内注射，一般不会伤及胸膜和肺。胸肋面上部可见起于右心室的肺动脉干行向左上方，起于左心室的升主动脉在肺动脉干后方向右上方走行。

（4）膈面（下面）：几呈水平位，朝向下方略朝向后，大部分由左心室、小部分由右心室构成。

（5）右缘：由右心房构成。

（6）左缘（钝缘）：居胸肋面与肺面之间，绝大部分由左心室构成，仅上方一小部分由左心耳参与。

（7）下缘（锐缘）：由右心室和心尖构成。

（8）冠状沟（房室沟）：是右上方的心房与左下方的心室表面的分界。

（9）前室间沟、后室间沟：是左、右心室在心表面的分界线。两沟在心尖右侧会合处称心尖切迹。

（10）后房间沟：指在心底，右心房与右上、下肺静脉交界处的浅沟，是左、右心房在心表面的分界。

后房间沟、后室间沟与冠状沟的相交处称房室交点，是心表面的一个重要标志。此处是左、右心房与左、右心室在心后面相互接近之处，其深面有重要的血管和神经等结构。

主治语录：房室交点不是一个十字交叉点，而应视为是一区域。

3. 毗邻　心脏前方对向胸骨体和第2~6肋软骨；后方平对

第 5~8 胸椎；两侧与胸膜腔和肺相邻；上方连接出入心的大血管；下方邻膈。

心的长轴自右肩斜向左助下区，与身体正中线成 45°角。心底部被出入心的大血管根部和心包返折缘所固定，心室部分则较活动。

二、心腔

（一）右心房

右心房（图 11-2-1）位于心的右上部，壁薄而腔大。以界沟（位于上、下腔静脉口前缘间，上下纵行于右心房表面）为界，分为固有心房（前部）和腔静脉窦（后部）两部分。在腔面，与界沟相对应的纵行肌隆起为界嵴。

1. 固有心房　构成右心房的前部，其内面有许多大致平行排列的肌束，称为梳状肌，起自界嵴，向前外方走行，止于右房室口。梳状肌之间的心房壁较薄。在心耳处，肌束交错成网。当心功能障碍时，心耳处血流更缓慢，易淤积形成血栓。

2. 腔静脉窦　位于右心房的后部，内壁光滑，无肌性隆起。内有上、下腔静脉口和冠状窦口。

（1）上腔静脉口：开口于腔静脉窦的上部，在上腔静脉与右心耳交界处，即界沟 1/3 的心外膜下有窦房结，在手术剥离上腔静脉根部时，应避免损伤窦房结及其血管。

（2）下腔静脉口：开口于腔静脉窦的下部。在下腔静脉口的前缘为下腔静脉瓣。

（3）冠状窦口：位于下腔静脉口与右房室口之间，相当于房室交点区的深面。窦口后缘有冠状窦瓣，出现率为 70%。此外，在右心房的许多部位还可见一些直径小于 0.5mm 的小孔，为心最小静脉的开口。

右心房内侧壁的后部主要由房间隔形成。房间隔右侧面中下部有一卵圆形凹陷，称卵圆窝，是胚胎时期卵圆孔闭合后的遗迹。此处薄弱，是房间隔缺损的好发部位，也是从右心房进入左心房心导管穿刺的理想部位。房间隔前上部的右心房内侧壁，由主动脉窦向右心房凸起而成主动脉隆凸，为心导管术的重要标志。

右心房的冠状窦口前内缘、三尖瓣隔侧尖附着缘和 Todaro 腱之间的三角区，称 Koch 三角。Todaro 腱为下腔静脉口前方心内膜下的一个腱性结构，它向前经房间隔附着于中心纤维体（右纤维三角），向后与下腔静脉瓣相延续。Koch 三角的前部心内膜深面为房室结，其尖对着膜性室间隔的房室部。

右心房的前下部为右房室口，右心房的血液由此流入右心室。

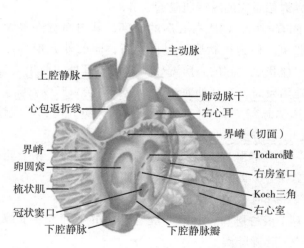

图 11-2-1　右心房内面观（虚线示 Todaro 腱的位置）

（二）右心室

右心室（图 11-2-2）位于右心房的左前下方，直接位于胸骨左缘第 4、5 肋软骨的后方，在胸骨旁第 4 肋间隙做心内注射多注入右心室。右心室前壁与胸廓相邻，介于右冠状沟、前室间沟、心右缘以及肺动脉口平面之间，构成胸肋面的大部分。右心室前壁较薄，只有左心室壁厚度的 1/3，供应血管相对较少，通常是右心室手术的切口部位。

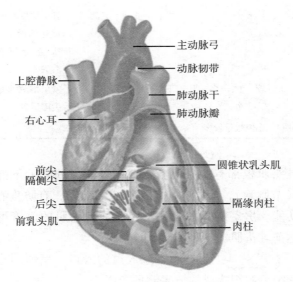

图 11-2-2　右心室内部结构

🗡 **主治语录：** 在右心室手术时，要防止损伤隔缘肉柱，以免发生右束支传导阻滞。

右心室腔以室上嵴（一弓形的肌性隆起）分为后下方的流入道和前上方的流出道。

1. **流入道**　又称固有心腔（窦部），从右房室口延伸至右心室尖。

（1）**肉柱：** 为室壁许多纵横交错的肌性隆起。

（2）乳头肌：基部附着于室壁，尖端突入心室腔的锥体形肌隆起。右心室乳头肌（表11-2-1）分前、后、隔侧3群。

表 11-2-1　右心室乳头肌

名　称	特　点	位　置	功　能
前乳头肌	1~5 个	右心室前壁中下部	其尖端发出 5~10 条细索样的腱索，呈放射状连于三尖瓣前、后尖
后乳头肌	较小，多为 2~3 个	下壁	发出腱索多数连于三尖瓣后尖
隔侧乳头肌	小但数量较多	室间隔右侧面中上部	

前乳头肌根部有1条肌束横过室腔至室间隔的下部，称隔缘肉柱（节制索），形成右心室流入道的下界，有防止心室过度扩张的功能。房室束的右束支及供应前乳头肌的血管可通过隔缘肉柱达前乳头肌。

（3）右房室口：为右心室流入道的入口，呈卵圆形，其周围由致密结缔组织构成的三尖瓣环围绕。

（4）三尖瓣（右房室瓣）：基底附着于该环上，瓣膜游离缘垂入室腔。瓣膜被3个深陷的切迹分为3片近似三角形的瓣叶，按其位置分别称前尖、后尖和隔侧尖。

1）位于2个相邻瓣膜之间的瓣膜组织称为连合，相应3个瓣连合分别为前内侧连合、后内侧连合和外侧连合，连合处亦有腱索附着。病理情况下的瓣膜发生在连合处，可造成房室口狭窄。

2）三尖瓣的游离缘和心室面借腱索连于乳头肌。当心室收缩时，由于三尖瓣环缩小以及血液推动，使三尖瓣紧闭，因乳头肌收缩和腱索牵拉，使瓣膜不致翻向心房，从而防止血液倒流入右心房。三尖瓣环、三尖瓣、腱索和乳头肌在结构和功能上是一个整体，称三尖瓣复合。它们共同保证血液的单向流动，其中任何一部分结构损伤，将会导致血流动力学上的改变。

2. 流出道　又称动脉圆锥或漏斗部，位于右心室前上方，内壁光滑无肉柱，呈圆锥体状，其上端借肺动脉口通肺动脉干。

（1）肺动脉口周缘有三个彼此相连的半月形纤维环为肺动脉环，环上附有 3 个半月形的肺动脉瓣，瓣膜游离缘朝向肺动脉干方向，其中点的增厚部分称为半月瓣小结。肺动脉瓣与肺动脉壁之间的袋状间隙称肺动脉窦。

（2）当心室收缩时，血液冲开肺动脉瓣进入肺动脉干；当心室舒张时，肺动脉窦被倒流的血液充盈，使 3 个瓣膜相互靠拢，肺动脉口关闭，阻止血液反流入右心室。动脉圆锥的下界为室上嵴，前壁为右心室前壁，内侧壁为室间隔。

（三）左心房

左心房位于右心房的左后方，构成心底的大部，是 4 个心腔中最靠后的一个腔。前方有升主动脉和肺动脉，后方与食管相毗邻。

1. 左心耳　较右心耳狭长，壁厚，边缘有几个深陷的切迹。突向左前方，覆盖于肺动脉干根部左侧及左冠状沟前部，因与二尖瓣邻近，是心外科最常用的手术入路之一。左心耳内壁也因有梳状肌而凹凸不平，但梳状肌没有右心耳发达且分布不匀。

2. 左心房窦　又称固有心房，腔面光滑，其后壁两侧各有一对肺静脉开口（4 个），开口处无静脉瓣，但心房肌可围绕肺静脉延伸 1~2cm，具有括约肌样作用，也可出现异常的心传导组织。左心房窦前下部借左房室口通左心室。

（四）左心室

左心室位于右心室的左后方，呈圆锥形，锥底被左房室口和主动脉口所占据。左心室肉柱较右心室细小，心壁肌肉最薄处为心尖处。以二尖瓣前尖为界分为流入道和流出道两部分。

1. 流入道 又称左心室窦部，位于二尖瓣前尖的左后方。左心室流入道的入口为左房室口，口周围的致密结缔组织环为二尖瓣环。二尖瓣（左房室瓣）基底附于二尖瓣环，游离缘垂入室腔。瓣膜被 2 个深陷的切迹分为前尖和后尖。二尖瓣前、后尖借助腱索附着于乳头肌上。二尖瓣复合体在结构和功能上为一整体，包括二尖瓣环、二尖瓣、腱索和乳头肌。

左心室乳头肌（表 11-2-2）较右心室者粗大，分为前、后两组。

表 11-2-2　左心室乳头肌

名　称	数量	位　置	功　能
前乳头肌	1~5 个	左心室前外侧壁的中部	常为单个粗大的锥状肌束，发出 7~12 条腱索连于二尖瓣前、后尖的外侧半和前外侧连合
后乳头肌	1~5 个	左心室后壁的内侧部	以 6~13 条腱索连于二尖瓣前、后尖的内侧半和后内侧连合

乳头肌的正常位置排列几乎与左心室壁平行，这一位置关系对保证二尖瓣前、后尖有效闭合十分重要。当左心室收缩时，乳头肌对腱索产生一垂直的牵拉力，使二尖瓣有效地靠拢、闭合，射血时又限制瓣尖翻向心房。

2. 流出道 又称主动脉前庭、主动脉圆锥或主动脉下窦，为左心室的前内侧部分。此部室壁光滑无肉柱，缺乏伸展性和收缩性。

流出道的上界为主动脉口，其周围的纤维环上附有 3 个半月形的瓣膜，称主动脉瓣，按瓣膜的方位分为左半月瓣、右半月瓣和后半月瓣。半月瓣与主动脉壁之间的袋状间隙称主动脉窦。

三、心的构造

（一）心纤维性支架

心纤维性支架又称心纤维骨骼，由致密结缔组织构成。心纤维性支架作为心瓣膜和心肌纤维的附着点，包括 4 个瓣纤维环（肺动脉瓣环、主动脉瓣环、二尖瓣环和三尖瓣环）、左右纤维三角、圆锥韧带、室间膜部和瓣膜间隔等。

1. 右纤维三角 位于二尖瓣环、三尖瓣环和主动脉后瓣环之间，向下附着于室间隔肌部，向前逐渐移行为室间隔膜部，略呈三角形或前宽后窄的楔形。

2. 左纤维三角 位于二尖瓣前外连合之前，外侧与左冠状动脉旋支相邻近，是二尖瓣手术时的重要标志，也是易于损伤冠状动脉的部位。

（二）心壁

心壁是由心内膜、心肌层和心外膜组成。其中心肌层是主要组成部分，包括心房肌和心室肌。心房肌（由深、浅两层组成，分泌心钠素）薄，心室肌厚（尤以左心室为甚，一般分为浅、中、深 3 层），心房肌和心室肌附着于心纤维骨骼，被其分开而不延续，因此，心房和心室不会同时收缩。

（三）心间隔

1. 房间隔 又称房中隔，位于左、右心房之间，房间隔向左前方倾斜，由两层心内膜中间夹心房肌纤维和结缔组织而构成，其前缘与升主动脉后面相适应，稍向后弯曲，后缘邻近心表面的后房间沟。在卵圆窝处最薄。

2. 室间隔　分隔左、右心室，呈45°角倾斜。分为以下两部分。

（1）肌部：占据室间隔的大部分，由肌组织被覆心内膜而成，厚1~2cm。

（2）膜部：位于心房与心室交界部位。膜部右侧面有三尖瓣隔侧尖附着，由此将膜部分为后上部和前下部，后上部位于右心房与左心室之间称房室部，而前下部位于左、右心室之间称室间部。室间隔缺损多发生于室间部。

3. 房室隔　为房间隔和室间隔之间的过渡、重叠区域。其上界是间隔上的二尖瓣环，下界为三尖瓣隔侧尖附着缘；前界右侧为室上嵴，左侧为主动脉右瓣环；后界为冠状窦口前缘至隔侧尖的垂线。房室隔右侧面全部属于右心房，左侧面则属左心室流入道后部和流出道前部，大致呈前窄后宽的三角形。房室隔前部的膜部后下缘处主要有房室束，它与隔侧瓣尖附着缘相交叉；在前部后端，中心纤维体的右侧有房室结。

四、心传导系

心传导系具有产生并传导激动的功能，以维持心脏的正常节律，并使心房收缩和心室收缩保持协调。当心传导系任何一个环节因病受到影响，就会出现不同形式的心律失常。

（一）窦房结

窦房结在上腔静脉与右心房交界处的界沟上1/3的心外膜深面，是心脏正常的起搏点。人心窦房结内恒定地有窦房结动脉穿过其中央。

（二）结间束

1. 前结间束　由窦房结头端发出向左行，弓状绕上腔静脉前方和右房前壁，向左行至房间隔上缘分为两束：一束左行分

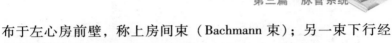

布于左心房前壁，称上房间束（Bachmann束）；另一束下行经卵圆窝前方的房间隔，下降至房室结的上缘。

2. 中结间束 由窦房结右上缘发出，向右、向后弓状绕过上腔静脉，然后进入房间隔，经卵圆窝前缘，下降至房室结上缘，此束即Wenckebach束。

3. 后结间束（Thorel束） 由窦房结下端（尾部）发出，在界嵴内下行，然后转向下内，经下腔静脉瓣，越冠状窦口的上方，至房室结的后缘。此束在行程中分出纤维至右心房壁。

（三）房室交界区

房室交界区位于房室隔内，由3部分组成。

1. 房室结 是房室交界区的中央部分，为一个矢状位的扁薄的结构，位于Koch三角的尖端，左下方邻右纤维三角，右侧有薄层心房肌及心内膜覆盖。

2. 房室结的心房扩展部 指房室结的后上端和右侧面有数条纤维束伸至房间隔和冠状窦口周围。

3. 房室束近侧部。

房室结的前端变细穿入中心纤维体，形成房室束。房室束穿出中心纤维体经过室间隔膜部的后下缘分为左、右束支。

房室交界区是兴奋从心房传向心室的必经之路，而且是最重要的次级起搏点，许多复杂的心律失常在此区发生，这一区域有重要的临床意义。

（四）房室束

房室束又称His束、希氏束，起自房室结前端，穿中心纤维体，继而行走在室间隔肌性部与中心纤维体之间，向前下行于室间隔膜部的后下缘，同时左束支的纤维陆续从主干发出，最后分为右束支和左束支。

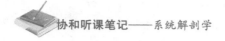

（五）左束支

左束支发自房室束的分叉部，在室间隔左侧心内膜下行走，于肌性室间隔上、中 1/3 交界水平，分为前组、后组和间隔组 3 组，其分支从室间隔上部的前、中、后 3 个方向散向整个左心室内面，在心内膜深面互相吻合成一个浦肯野（Purkinje）纤维网，相互间无明显界限。

（六）右束支

右束支起于房室束分叉部的末端，从室间隔膜部下缘的中部向前下弯行，表面有室间隔右侧面的薄层心肌覆盖，经过右心室圆锥乳头肌的后方，向下进入隔缘肉柱，到达右心室前乳头肌根部分支分布至右心室壁。右束支的分支较晚，主干为圆索状且较长，故易受局部病灶影响而发生传导阻滞。

（七）Purkinje 纤维网

左、右束支的分支在心内膜下交织成心内膜下 Purkinje 纤维网，主要分布于室间隔中下部心尖，乳头肌的下部和游离室壁的下部，室间隔上部、动脉口和房室口附近则分布稀少或没有。心内膜下 Purkinje 纤维网发出纤维分支以直角或钝角进入心室壁内则构成心肌内 Purkinje 纤维网，最后与收缩心肌相连。

主治语录：心传导系由特殊心肌细胞构成，包括窦房结、结间束、房室交界区、房室束、左、右束支和 Purkinje 纤维网。

（八）心传导系的常见变异

异常传导束或纤维的存在可将心房的兴奋过早地传到心室肌某部，使之提前激动，与预激综合征有关，有重要临床意义。

五、心的血管

（一）冠状动脉

1. 左冠状动脉　起自主动脉左窦，向左行于左心耳和肺动脉干之间，然后分为前室间支（前降支）和旋支（左旋支）。

（1）前室间支：该支及其分支分布于左心室前壁、前乳头肌、心尖、右心室前壁的一小部分、室间隔的前 2/3 以及心传导系的右束支和左束支的前半。主要分支如下。

1）左心室前支：3~5 支者多见，主要分布于左心室前壁、左心室前乳头肌和尖部。

2）右心室前支：短小，分布于右心室前壁靠近前纵沟区域。右心室前支的第 1 支往往在近肺动脉瓣水平处发出，分布至肺动脉圆锥，称为左圆锥支。此支与右冠状动脉右圆锥支互相吻合形成动脉环称为 Vieussens 环，是常见的侧支循环。

3）室间隔前支：以 12~17 支多见，分布于室间隔的前 2/3。

（2）旋支（表 11-2-3）：该支及其分支分布于左心房、左心室前壁一小部分、左心室侧壁、左心室后壁的一部或大部，甚至可达左心室后乳头肌，约 40% 的人分支至窦房结主要分支。

表 11-2-3　旋支的主要分支

左缘支	较恒定粗大，分支供应心左缘及邻近的左心室壁
窦房结支	约 40% 起于旋支的起始段，向上至上腔静脉口，多以逆时针方向从上腔静脉口后方绕至前面，从窦房结尾端穿入窦房结
左室后支	多数为 1 支，分布于左心室膈面的外侧部
心房支	为一些细小分支，分别供应左心房前壁、外侧壁和后壁
左房旋支	起于旋支近侧段，分布于左心房后壁

2. 右冠状动脉 起自主动脉右窦，行于肺动脉干和右心耳间之间，再沿冠状沟右行，绕心锐缘至膈面的冠状沟内。一般在房室交点附近或右侧，分为后室间支和右旋支。

（1）分布：右心房、右心室前壁大部分、右心室侧壁和后壁的全部，左心室后壁的一部分和室间隔后 1/3，包括左束支的后半以及房室结和窦房结。

（2）分支：窦房结支、右缘支、后室间支、右旋支、右房支、房室结支。

3. 冠状动脉的分布类型 国人分为右优势型（65. 7 %）、均衡型（28. 7%）和左优势型（5. 6 %）。

（二）心的静脉

心的静脉可分为浅静脉和深静脉。

1. 浅静脉 起于心肌各部，在心外膜下汇合成网、干，最后大部分静脉血由冠状窦收集汇入右心房。冠状窦的主要属支有心大、中、小静脉，此外冠状窦还收集一些零星的小静脉属支，亦有些小静脉可以直接注入心腔。

2. 深静脉 也起于心肌层，直接汇入心腔，以回流至右心房者居多。

心脏的静脉→冠状窦→冠状窦口→右心房。冠心窦位于心膈面，左心房与左心室之间的冠状沟内，从左房斜静脉与心大静脉汇合处作为其起点，最终注入右心房的冠状窦口，冠状窦口常有 1 个半月形瓣膜。

心前静脉：直接注入右心房。有些可与心小静脉吻合。

心最小静脉：直接开口于心房或心室腔。

（三）冠状血管的侧支循环

1. 壁内侧副血管 是心壁内特殊血管与心腔之间的交通，

包括：

（1）心最小静脉。

（2）动脉心腔血管：是冠状动脉与心腔之间直接交通的血管。

（3）心肌窦状隙：呈不规则的网状，由小动脉分支和毛细血管分出的薄壁血管构成。心肌窦状隙之间可有吻合管互相连接。心壁中的小动脉可以通过心肌窦状隙与心腔相通。

2.冠状动脉分支间的吻合 最主要的是位于肌性室间隔和房间隔。在室间沟附近的室壁、房室交点和左、右心房壁等处也存在这种吻合。

3.冠状动脉与心外动脉的吻合 冠状动脉主要通过升主动脉壁动脉网、肺动脉壁动脉网和心房动脉网的直接吻合，或通过心包动脉网间接与心外动脉吻合。

六、心的神经

心的神经包括交感神经、副交感神经和感觉神经。免疫组织化学研究证实，心内有降钙素基因相关肽、神经降压素和P物质等多种肽能神经纤维，它们可能参与对心各种复杂功能的调节（见"神经系统"）。

七、心包

1.心包是一个纤维浆膜囊，包绕心脏及出入心的大血管根部，可分为纤维心包（外层）和浆膜心包（内层），后者又分脏、壁两层。壁层紧贴于纤维性心包的内面，脏层包于心肌层的表面，形成心外膜。

2.脏、壁两层之间为心包腔，含少量浆液，可减少心活动时的摩擦。在心包腔内，浆膜心包脏、壁两层反折处的间隙，称心包窦，主要有心包横窦、心包斜窦和心包前下窦。人体直立时，心包前下窦位置最低，心包积液常存于此窦中，是心包穿刺的比较安全部位。

主治语录： 从剑突与左侧第 7 肋软骨交角处进行心包穿刺，恰可进入心包前下窦。

3. 心包具有保护作用，可防止心过度扩大。由于纤维心包伸缩性很小，当心包腔由于炎症等导致大量积液时，可影响血液的回流和心的功能。

八、心的体表投影

见表 11-2-4。

表 11-2-4　心外形体表投影

左上点	左侧第 2 肋软骨下缘、胸骨旁约 1.2cm
右上点	右侧第 3 肋软骨上缘、胸骨旁约 1.0cm
左下点	左第 5 肋间隙、距前正中线 7~9cm
右下点	右侧第 7 胸肋关节处

第三节　动　　脉

动脉分布的规律：

1. 人体构造左、右对称，动脉分布亦有对称性。

2. 躯干部在结构上有体壁和内脏之分，动脉也分为壁支和脏支。

3. 动脉常有静脉、神经伴行，构成血管神经束。

4. 动脉在行程中，多居于身体的屈侧、深部或安全隐藏的部位，如由骨、肌和筋膜所形成的沟和管内，不易遭受损伤。

5. 动脉常以最短距离到达它所分布的器官。

6. 动脉分布的形式与器官的形态有关，容积经常发生变化的器官如胃、肠等，其动脉多先在器官外形成弓状的血管吻合，再分支进入器官内部。一些位置较固定的实质性器官如肝、肾等，动脉常从其凹侧穿入，血管出入处称为门。

7. 动脉的管径有时不完全决定于它所供血器官的大小，而与该器官的功能有关。

8. 每一大局部（头颈、躯干和上、下肢）都有 1~2 条动脉干。

一、肺循环的动脉

肺动脉干位于心包内，起自右心室的动脉圆锥，在主动脉的前方向左后上方斜行，至主动脉弓的下方分为左、右肺动脉。

左肺动脉较短，在左主支气管的前方横行，而后分上、下 2 支进入肺的上、下叶。

右肺动脉较长且粗，经升主动脉和上腔静脉的后方向右横行，至右肺门处分为上、中、下 3 支分别进入右肺的上、中、下叶。

在肺动脉干分叉处稍左侧，至主动脉弓下缘之间有条索状的动脉韧带（系胚胎期动脉导管的遗迹）。动脉导管若在出生后 6 个月尚未闭锁，则称为动脉导管未闭，是常见的先天性心脏病。

二、体循环的动脉

主动脉（图 11-3-1）是体循环的动脉主干，由左心室发起。

1. 升主动脉　为主动脉的起始部，达右侧第 2 胸肋关节高度移行为主动脉弓。发出左、右冠状动脉营养心脏。

2. 主动脉弓　位于胸骨柄后方，至第 4 胸椎体的下缘向下移行为降主动脉。弓的凸侧自右向左，发出头臂干、左颈总动

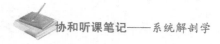

脉、左锁骨下动脉。

头臂干：起始后向右上方斜行至右胸锁关节的后方分为右颈总动脉和右锁骨下动脉。

主动脉弓壁的外膜下有丰富的神经末梢，可感受血压的变化，称为压力感受器。

主动脉弓的下方，靠近动脉韧带处有 2~3 个粟粒样小体，称为主动脉小球，是化学感受器，可感受血液中二氧化碳分压、氧分压和氢离子浓度的变化。

3. 降主动脉 为主动脉弓的延续，自第 4 胸椎体的下缘至第 4 腰椎体的下缘。降主动脉在第 12 胸椎高度穿膈的主动脉裂孔处被分为上方的胸主动脉和下方的腹主动脉。腹主动脉行至第 4 腰椎体的下缘处分为左、右髂总动脉。

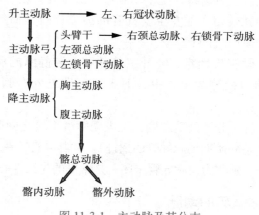

图 11-3-1　主动脉及其分支

（一）颈总动脉

颈总动脉是头颈部的动脉主干。左颈总动脉及其分支，见图 11-3-2。

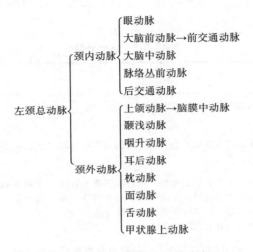

图 11-3-2　左颈总动脉及其分支]

起始：左侧起自主动脉弓；右侧起自头臂干。

行径：经胸锁关节后方→沿食管、气管和喉的外侧上升→至甲状软骨上缘分为颈外动脉和颈内动脉。

在颈总动脉分权处及其附近有颈动脉窦和颈动脉小球，见表 11-3-1。

表 11-3-1　颈动脉窦、颈动脉小球

	颈动脉窦	颈动脉小球
位置	颈总动脉末端和颈内动脉起始处	颈内、外动脉分叉处
类型	压力感受器	化学感受器
功能	当动脉血压升高时，可反射性地引起心搏减慢，末梢血管扩张，以降低血压	当血中二氧化碳浓度升高时，反射性地引起呼吸加深、加快

1. 颈外动脉（表 11-3-2）　初居颈内动脉的前内侧，后经其

前方转至外侧，上行穿腮腺至下颌颈处分为颞浅动脉和上颌动脉2条终支。

表 11-3-2 颈外动脉

分 支	走 行	分 布
甲状腺上动脉	自起始部向前下至甲状腺侧叶的上端	喉和甲状腺
舌动脉	平舌骨大角处发自颈外动脉的前方，行向前内方入舌	舌、舌下腺等
面动脉	在约平下颌角处起始，向前经下颌下腺的深面，于咬肌止点的前缘绕过下颌骨下缘至面部，沿口角及鼻翼的外侧迂曲上行至内眦，易名为内眦动脉	下颌下腺、面部和腭扁桃体
颞浅动脉	在外耳门的前方上行，越颧弓的根部至颞部	额、颞、顶部的软组织及腮腺等
上颌动脉	经颞下窝→翼腭窝，有一重要分支——脑膜中动脉	鼻腔、腭、牙及牙龈、咀嚼肌、外耳道、鼓室及硬脑膜
枕动脉	与面动脉的起点相对，在乳突根部的内侧向后行至枕部	分布于枕部
耳后动脉	自二腹肌后腹上缘的高度起始，在达乳突之前上升至耳郭的后方	分布于耳郭的后方
咽升动脉	细小，自颈外动脉起始端的内侧壁发出，沿咽侧壁上升至颅底	分支至咽和颅底等处

主治语录：活体上，在外耳门的前上方、颧弓的根部可摸到颞浅动脉的搏动，头皮前部出血时可在此处压迫止血。

2. 颈内动脉 在颈部无分支，自颈总动脉发出后，垂直上行至颅底，经颈动脉管入颅腔，分支分布于视器和脑（详见"中枢神经系统"）。

（二）锁骨下动脉——上肢的动脉主干

起始：左侧起自主动脉弓，右侧起自头臂干。

行径：经胸锁关节后方→颈根部→经胸膜顶的前方→斜角肌间隙→于第 1 肋外侧缘延续为腋动脉。主要分支见表 11-3-3。

表 11-3-3　锁骨下动脉主要分支

主要分支	行径要点	分　布
椎动脉	前斜角肌的内侧→颈椎横突孔→枕骨大孔→颅内	脑和脊髓
胸廓内动脉	起于锁骨下动脉的下面，椎动脉起点的相对侧，向下行入胸腔，沿第 1~6 肋软骨的后面（距胸骨外侧缘约 1cm）下降	胸前壁、心包、膈和乳房
腹壁上动脉	较大，为胸廓内动脉的直接延续，穿膈进入腹直肌鞘，在腹直肌的深面下行，到脐附近与腹壁下动脉相吻合	腹直肌和腹膜
肌膈动脉（胸廓内动脉另一终支）	行于第 7~9 肋软骨的后面，穿膈后终于最下两个肋间隙	下五个肋间隙前部、腹壁诸肌及膈
甲状颈干	于前斜角肌内侧发出甲状腺下动脉、肩胛上动脉等	甲状腺、咽、食管、喉、气管以及肩部肌、脊髓及其被膜等
肋颈干	起自甲状颈干的外侧	颈深肌和第 1、2 肋间隙的后部

　　1. 腋动脉——锁骨下动脉的直接延续　腋动脉位于腋腔内，自第 1 肋外侧缘处，续于锁骨下动脉，在大圆肌下缘处，移行为肱动脉。分支见表 11-3-4。营养腋腔各壁、乳房及肩部。

表 11-3-4　腋动脉的分支

名　称	走　行	分　布
胸上动脉	—	第 1、2 肋间隙
胸肩峰动脉	—	胸大肌、胸小肌、三角肌和肩关节
胸外侧动脉	伴胸长神经走行	前锯肌、胸大肌、胸小肌和乳房
肩胛下动脉	分为胸背动脉和旋肩胛动脉	前者至背阔肌和前锯肌；后者穿三边孔至冈下窝附近诸肌，并与肩胛上动脉吻合
旋肱后动脉	伴腋神经穿四边孔、绕肱骨外科颈	肩关节和三角肌
旋肱前动脉	—	至肩关节及邻近肌

2. 肱动脉——腋动脉的直接延续

行程：与正中神经伴行沿肱二头肌的内侧至肘窝，至桡骨颈高度分为桡动脉和尺动脉两终支。

主要分支：肱深动脉（重要的分支），伴桡神经沿桡神经沟下行，分支营养肱三头肌和肱骨，其终支参与肘关节网的组成。肱动脉还发出尺侧上副动脉、尺侧下副动脉、肱骨滋养动脉和肌支，营养臂肌和肱骨。

临床意义：当前臂和手部出血时，可在臂中部用指压法将该动脉压向肱骨以达到暂时止血的目的。如果使用止血带进行止血，应避开臂部中 1/3 部，以免因长时间压迫位于桡神经沟内的桡神经造成该神经的损伤。

3. 桡动脉

行径：自肱动脉分出→经肱桡肌与旋前圆肌之间→桡侧腕屈肌腱与肱桡肌腱之间→绕桡骨茎突手背→穿第 1 掌骨间隙→手掌，其末端与尺动脉掌深支相吻合形成掌深弓。

主要分支：①掌浅支。②拇主要动脉，分为 3 支分布于拇指掌侧面的两侧缘以及示指桡侧缘。

4. 尺动脉

行径：自肱动脉分出→经尺侧腕屈肌与指浅屈肌之间→豌豆骨外侧入掌。

除发支至前臂的尺侧诸肌和参与形成肘关节网外，主要分支：①骨间总动脉，在前臂骨间膜的上缘又分为骨间前动脉和骨间后动脉，分别沿前臂骨间膜的前、后面下降，沿途分支至前臂肌和尺、桡骨。②掌深支，穿小鱼际至掌深部，与桡动脉的末端相吻合形成掌深弓。

5. 掌浅弓和掌深弓 见表 11-3-5。

表 11-3-5 掌浅弓和掌深弓

	掌浅弓	掌深弓
组成	尺动脉末端和桡动脉掌浅支吻合而成	桡动脉末端和尺动脉的掌深支
位置	掌腱膜深面	指深屈肌腱深面
分支	3 条指掌侧总动脉→指固有动脉（位于手指的两侧）；一条小指尺掌侧动脉	3 条掌心动脉

手掌动脉弓的功能意义：手是劳动器官，由于抓握功能，使手掌易受压迫，动脉弓的存在，可使手掌或指的掌侧面在受压的情况下，仍可得到充分的血液供应。

（三）胸主动脉

胸主动脉（表 11-3-6）是胸部的动脉主干，位于胸腔后纵隔内，在第 4 胸椎的左侧续于主动脉弓，初沿脊柱的左侧下行，逐渐转向其前方，到第 10 胸椎高度处，穿膈的主动脉裂孔移行于腹主动脉。其分支有壁支和脏支 2 种。

表 11-3-6　胸主动脉

分支	特点	具体分支
脏支	细小	支气管动脉、食管支动脉、心包支：分布于同名器官
壁支	粗大	肋间后动脉：9 对，分布于第 3 肋间隙以下
		肋下动脉：1 对，位于第 12 肋下方，供应相应区域
		膈上动脉：1 对，至膈上面后部

（四）腹主动脉

腹主动脉（表 11-3-7）为腹部的动脉主干，自膈的主动脉裂孔，沿脊柱前方下降，至第 4 腰椎体下缘分为左、右髂总动脉。

表 11-3-7　腹主动脉分支

分支		分　布
壁支	膈下动脉	1 对，分布于膈肌及腹壁，该动脉发出肾上腺上动脉营养肾上腺
	腰动脉	4 对，分布于腰部、腹壁肌、脊髓及其被膜
	骶正中动脉	1 条，发自腹主动脉分杈处的稍后上方，营养骶骨及其周围结构
脏支	成对	肾上腺中动脉：约平第 1 腰椎起自腹主动脉侧壁，分布于肾上腺
		肾动脉：平第 1～2 腰椎高度起自腹主动脉，经肾门→肾；发出肾上腺下动脉至肾上腺
		睾丸动脉：细长，沿腰大肌表面下降，穿经腹股沟管入阴囊，又称精索内动脉，参与精索的组成，分布于睾丸和附睾 卵巢动脉：经卵巢悬韧带下行入盆腔，分布于卵巢和输卵管壶腹
	不成对	腹腔干→分支分布到胃、肝、胆囊、胰、脾、十二指肠等
		肠系膜上动脉→胰、小肠、盲肠、阑尾、升结肠及横结肠
		肠系膜下动脉→降结肠、乙状结肠及直肠上部

1. 腹腔干　为一粗而短的动脉干，在膈的主动脉裂孔的稍下方起自腹主动脉的前壁，迅即分为胃左动脉、肝总动脉和脾动脉三大分支。

（1）胃左动脉：向左上方行至胃贲门附近，然后沿胃小弯在小网膜两层间折向右行，并与胃右动脉吻合，沿途分支至食管的腹段、贲门和胃小弯附近的胃壁。

（2）肝总动脉：向右行至十二指肠上部的上缘后进入肝十二指肠韧带，分为以下 2 支。

1）肝固有动脉：行于十二指肠韧带内，随后发出胃右动脉沿胃小弯向左行，与胃左动脉吻合，沿途分支布于胃小弯侧的胃壁。本干入肝门前分为肝左支和肝右支，分布于肝。肝右支发出胆囊动脉分布于胆囊。

2）胃十二指肠动脉：经十二指肠上部，幽门的后方至胃的下缘又分为胃网膜右动脉和胰十二指肠上动脉。前者沿胃大弯向左行，分布于胃大弯右侧的胃壁和大网膜，终末支与胃网膜左动脉相吻合；后者分前、后两支分布于胰头和十二指肠。

（3）脾动脉（表 11-3-8）：沿胰上缘蜿蜒左行至脾门，入脾门前发出以下分支。

表 11-3-8　脾动脉

胰支	为数条细小的分支，分布于胰体和胰尾
胃后动脉	1~2 条，行于网膜囊后壁的腹膜后面，经胃膈韧带至胃底
胃短动脉	3~5 条，经胃脾韧带至胃底
胃网膜左动脉	分布于胃大弯左侧的胃壁和胃网膜，与胃网膜右动脉相吻合
脾支	为脾动脉入脾的数条分支，分布于脾

2. 肠系膜上动脉　在腹腔干的稍下方，约平第 1 腰椎的高度起自腹主动脉的前壁，经胰头和胰体交界处的后方下行，越

过十二指肠水平部的前面进入肠系膜根，然后向右髂窝方向走行，其分支如下：

（1）胰十二指肠下动脉：行于胰头和十二指肠之间，分为前、后支与胰十二指肠上动脉的前、后支吻合，分支营养胰和十二指肠。

（2）空肠动脉和回肠动脉：共13~18条，由肠系膜上动脉的左侧壁发出，行于肠系膜内，反复分支吻合形成多级动脉弓，由最后一级弓发出直行小支进入肠壁，分布于空肠和回肠。分布于空肠的动脉弓多为1~3级；分布于回肠的动脉弓多为3~5级。

（3）回结肠动脉：为肠系膜上动脉右侧壁发出的最下一条分支，斜向右下至盲肠附近，分数支营养回肠末端、盲肠、阑尾和升结肠。其中至阑尾的分支称阑尾动脉，经回肠末端的后方进入阑尾系膜，分支营养阑尾。

（4）右结肠动脉：在回结肠动脉的上方发出，向右行，发出升、降支分别与中结肠动脉和回结肠动脉吻合，分支至升结肠。

（5）中结肠动脉：在胰下缘的附近起于肠系膜上动脉，向前并稍偏右侧进入横结肠系膜，分为左、右支分别与左、右结肠动脉相吻合，分支营养横结肠。

3. 肠系膜下动脉　在约平第3腰椎的高度发自腹主动脉的前壁，行向左下方，分支分布于降结肠、乙状结肠和直肠上部。

（1）左结肠动脉：横行向左，至降结肠的附近分为升、降支，分别与中结肠动脉和乙状结肠动脉吻合，分支分布于降结肠。

（2）乙状结肠动脉：2~3条，斜向左下方走行，进入乙状结肠系膜内，分支营养乙状结肠。乙状结肠动脉与左结肠动脉以及直肠上动脉均有吻合，但一般认为其与直肠上动脉间的吻合不够充分。

（3）直肠上动脉：为肠系膜下动脉的直接延续，在乙状结肠系膜内下行至第 3 骶椎处分为 2 支，沿直肠两侧分布于直肠上部，并在直肠的表面和壁内与直肠下动脉的分支吻合。

（五）髂内动脉

髂总动脉至骶髂关节处分为髂内动脉和髂外动脉。

髂内动脉为盆部的动脉主干，分支到盆内脏器及盆部的肌肉。

1. 壁支（表 11-3-9）

表 11-3-9　髂内动脉的壁支

闭孔动脉	穿过闭孔膜→大腿内侧，分支至大腿内侧群肌和髋关节
臀上动脉	穿梨状肌上孔→臀部，分支营养上部的臀肌和髋关节
臀下动脉	穿梨状肌下孔→臀部，分支营养下部的臀肌和髋关节
髂腰动脉	由髂内动脉的近端发出，向上沿髂嵴上缘的后端行向外，至髂肌和腰大肌
骶外侧动脉	沿骶骨外侧缘的前面下行，分布于盆腔后壁以及骶管内结构

2. 脏支

（1）脐动脉：是胎儿时期的动脉干，出生后其远侧段闭锁形成脐内侧韧带，近端段管腔未闭，与髂内动脉起始段相连，发出 2~3 条膀胱上动脉，分布于膀胱上、中部。

（2）膀胱下动脉：男性膀胱底、精囊和前列腺。女性膀胱和阴道。

（3）子宫动脉：是较大的分支，在子宫颈外侧 2cm 处，跨过输尿管的前上方并与之交叉，分支→子宫、输卵管、阴道上部。

（4）直肠下动脉：至直肠下部。

（5）阴部内动脉：穿梨状肌下孔→坐骨小孔→坐骨肛门窝，分布于肛门、外生殖器、会阴。

（六）髂外动脉

1. 股动脉

（1）股动脉是下肢动脉的主干，在股三角内下行，穿过收肌管后出收肌腱裂孔至腘窝，移行为腘动脉。股动脉的分支营养大腿肌、腹前壁下部的皮肤和外阴部等。

（2）股动脉的主要分支为股深动脉。该动脉在腹股沟韧带中点的下方2~5cm处起于股动脉，行向后内下方。股深动脉发出旋股内侧动脉分布于大腿内侧群肌；旋股外侧动脉至大腿前群肌；穿动脉（3~4条）至大腿后群肌、内侧群肌和股骨。

（3）股动脉还发出腹壁浅动脉、旋髂浅动脉和阴部外动脉，分别至腹前壁下部、髂前上棘附近以及外阴部的皮肤和浅筋膜。

2. 腘动脉　在腘窝的深部下行，至腘肌的下缘分为胫前动脉和胫后动脉。腘动脉在腘窝内发出膝上内侧动脉、膝上外侧动脉、膝中动脉、膝下内侧动脉、膝下外侧动脉5条关节支和肌支至膝关节及邻近肌，并参与膝关节网的形成。

3. 胫后动脉　发出腓动脉，本干沿小腿后面浅深层肌之间下行，经内踝的后方转至足底，分为足底内侧动脉和足底外侧动脉两终支。胫后动脉的分支营养小腿后群肌肉、外侧群肌及足底肌。

4. 胫前动脉　由腘动脉发出后，穿小腿骨间膜至小腿的前面，在小腿前群肌之间下行，至踝关节的前方移行为足背动脉。胫前动脉沿途分支营养小腿前群肌并分支参与形成膝关节网。

5. 足背动脉　主要分支有足底深支（与足底外侧动脉末端吻合形成足底深弓）、第1跖背动脉（分支至姆趾背面的侧缘和第2趾背的内侧缘）、弓状动脉（由弓的凸侧缘发出3支跖背动脉，后者又向前各分出2支细小的趾背动脉，分布于第2~5趾的相对缘）。

第四节　静　　脉

静脉是导血回心的血管，在向心汇集过程中，不断接受属支，特点如下。

1. 腔大、壁薄、数量多，故总容积超过动脉。

2. 有静脉瓣，成对，半月形，游离缘朝向心，保证血液向心流动，防止血液逆流。受重力影响较大的四肢静脉的瓣膜多，而躯干较大的静脉少或无瓣膜。

3. 体循环静脉有深、浅静脉之分，彼此互相交通。

浅静脉位于皮下浅筋膜内，又称皮下静脉。浅静脉多不与动脉伴行，最后注入深静脉。临床上常经浅静脉注射、输液、输血、采血和插入导管等。

深静脉位于深筋膜深面，与动脉和神经伴行，又称伴行静脉。深静脉的名称和行程与伴行动脉相同，引流范围与伴行动脉的分布范围大体一致。

4. 吻合丰富，浅静脉相互吻合成网；深静脉环绕容积经常变动的脏器（如膀胱、子宫和直肠等）相互吻合形成丛，以保证血液回流通畅。

5. 结构特殊的静脉　包括硬脑膜窦和板障静脉。硬脑膜窦位于颅内，无平滑肌，无瓣膜，故外伤时出血难以止血。板障静脉位于板障内，无瓣膜，借导血管连接头皮静脉和硬脑膜窦。

保证静脉回流的因素：①心舒张时心室吸引心房和大静脉的血液。②吸气时胸膜腔负压加大，胸腔内大静脉内压降低，从而促进静脉血回流。③肌肉收缩。④伴行动脉的搏动。⑤静脉瓣：静脉瓣顺血流开放，逆血流关闭，是保证静脉血回流的重要装置。体位改变也对静脉血回流产生影响。静脉血回流受阻可引起组织水肿，表现为体表组织凹陷性水肿、器官肿大、胸腔积液和腹水等。

全身的静脉分为肺循环的静脉和体循环的静脉。

一、肺循环的静脉

肺静脉（图 11-4-1）每侧 2 条，分别为左上、左下肺静脉和右上、右下肺静脉。肺静脉起自肺门向内穿过纤维心包，注入左心房后部。肺静脉将含氧量高的血液输送到左心房。

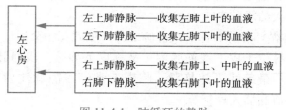

图 11-4-1　肺循环的静脉

二、体循环的静脉

（一）上腔静脉系

上腔静脉系由上腔静脉及其属支组成，收集头颈部、上肢和胸部（心和肺除外）等上半身的静脉血。

1. 头颈部静脉（图 11-4-2）　浅静脉包括面静脉、颞浅静脉、颈前静脉和颈外静脉，深静脉包括颅内静脉、颈内静脉和锁骨下静脉等。

（1）面静脉：面静脉收集面前部组织的静脉血。

行径：起自内眦静脉，在面动脉的后方下行。在下颌角下

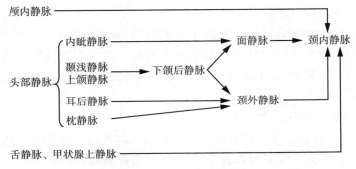

图 11-4-2 头颈部静脉流向

方跨过颈内、外动脉的表面，下行至舌骨大角附近注入颈内静脉。

面静脉通过眼上静脉和眼下静脉与颅内的海绵窦交通，并通过面深静脉与翼静脉丛交通，继而与海绵窦交通。面静脉无静脉瓣。因此，面部发生化脓性感染时，若处理不当（如挤压等），可导致颅内感染。因此，将鼻根至两侧口角的三角区称为"危险三角"。

（2）下颌后静脉：由颞浅静脉与上颌静脉在腮腺内汇合成，在腮腺下端分前支（汇入面静脉）和后支（与耳后静脉及枕静脉合成颈外静脉）。

（3）颈外静脉：主要收集头皮和面部的静脉血。静脉末端有 1 对瓣膜，但不能防止血液逆流。

1）行径：由下颌后静脉的后支、耳后静脉和枕静脉在下颌角处汇合而成，沿胸锁乳突肌表面下行，在锁骨上方穿深筋膜，注入锁骨下静脉或静脉角。

2）正常人站位或坐位时，颈外静脉常不显露。平卧时可稍见充盈，但仅限于下颌角与锁骨上缘之间的下 2/3 段内。若心脏疾病或上腔静脉阻塞引起回流不畅，半卧30°～45°时显著充盈，即颈静脉怒张。

（4）颈前静脉：起自颏下方的浅静脉，沿颈前正中线两侧下行，注入颈外静脉末端或锁骨下静脉。左、右颈前静脉在胸骨柄上方常吻合成颈静脉弓，气管切开时应注意颈静脉弓的存在。

（5）颈内静脉

1）行径：于颈静脉孔处续于乙状窦的延续→颈动脉鞘内下降→胸锁关节后方与锁骨下静脉合成头臂静脉。颈内静脉壁附于颈动脉鞘，管腔常处开放状态，有利于静脉回流。

2）属支：①颅内属支，乙状窦和岩下窦，收集颅骨、脑膜、脑、泪器和前庭蜗器等处的静脉血。②颅外属支，面静脉、舌静脉、咽静脉、甲状腺上静脉和甲状腺中静脉等。

3）颈内静脉外伤时，由于管腔不能闭锁和胸腔负压对血液的吸引，可导致空气栓塞。

（6）锁骨下静脉：是腋静脉的延续。

1）行径：自第1肋外侧缘→向内行于腋动脉前下方→至胸锁关节后方与颈内静脉合成头臂静脉。颈内静脉与锁骨下静脉的汇合点叫静脉角。

2）属支：腋静脉和颈外静脉。

✐主治语录：颅内、外静脉的交通：①乙状窦→颈内静脉。②面静脉通过眼上静脉、眼下静脉与颅内海绵窦交通。③面静脉→面深静脉→翼丛（位于颞下窝内）→破裂孔及卵圆孔导血管→海绵窦。面部感染处理不当，可蔓延至颅内。

2. 上肢静脉　见图11-4-3。

（1）上肢浅静脉

1）头静脉：起自手背静脉网的桡侧→前臂下部桡侧→肘

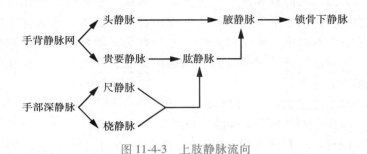

图 11-4-3　上肢静脉流向

窝→肱二头肌外侧→三角肌与胸大肌之间→锁骨下方穿过深筋膜注入腋静脉或锁骨下静脉。收集手和前臂桡侧浅层结构的静脉血。

2）贵要静脉：起自手背静脉网的尺侧→前臂尺侧→肘窝→肱二头肌内侧→在臂中点处穿深筋膜注入肱静脉或腋静脉。收集手和前臂尺侧浅层结构的静脉血。

3）肘正中静脉：位于肘前，变异多，一般斜行连接头静脉和贵要静脉。并与深静脉以交通支相连，故位置较固定，为皮肤静脉穿刺常用部位。

4）前臂正中静脉：起自手掌静脉丛，沿前臂前面上行，注入肘正中静脉。前臂正中静脉有时分叉，分别注入头静脉和贵要静脉，因而不存在肘正中静脉。前臂正中静脉收集手掌侧和前臂前部浅层结构的静脉血。

（2）上肢深静脉：与同名动脉伴行，且多为两条。两条肱静脉在大圆肌下缘处汇合成腋静脉。腋静脉位于腋动脉的前内侧，在第1肋外侧缘续为锁骨下静脉。腋静脉收集上肢浅、深静脉的全部血液。

3. 胸部静脉

（1）头臂静脉：头臂静脉左右各一，分别在同侧胸锁关节的后方由颈内静脉和锁骨下静脉汇合而成。左头臂静脉比右头臂静脉长，向右下斜越左锁骨下动脉、左颈总动脉和头臂干的前面，至右侧第 1 胸肋结合处后方与右头臂静脉汇合成上腔静脉。头臂静脉还接受椎静脉、胸廓内静脉、肋间最上静脉和甲状腺下静脉等。

（2）上腔静脉（图 11-4-4）

组成：左、右头臂静脉汇合而成。

位置：于右侧第 2 胸肋关节处的后方穿纤维心包，平第 3 胸肋关节下缘处→注入右心房。

属支：左、右头臂静脉及奇静脉。

收集范围：头颈、上肢及胸部的静脉血液。

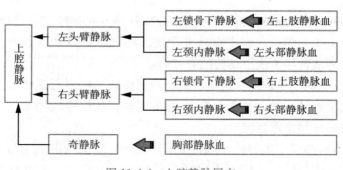

图 11-4-4 上腔静脉属支

（3）奇静脉（图 11-4-5）：起自右腰升静脉（属下腔静脉系），沿食管后方和胸主动脉右侧上升→绕过右肺根上方→上腔静脉。奇静脉沿途收集右侧肋间静脉、食管静脉、支气管静脉和半奇静脉的血液。奇静脉上连上腔静脉，下借右腰升静脉连于下腔静脉，故奇静脉是上、下腔静脉间的重要通道之一。当上腔静脉或下腔静脉阻塞时，该通道可成为重要的侧副循环途径。

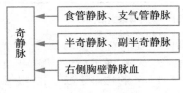

图 11-4-5 奇静脉

（4）半奇静脉：起自左腰升静脉，在胸椎体左侧上行，约达第 8 胸椎体高度经胸主动脉和食管后方向右跨越脊柱，注入奇静脉。收集左侧下部肋间后静脉、副半奇静脉和食管静脉的血液。

（5）副半奇静脉：在胸椎左侧、半奇静脉的上方收集左侧上部肋间后静脉的血液，注入半奇静脉或奇静脉。

（6）脊柱静脉

1）椎内静脉丛：位于椎管内的椎骨骨膜和硬脊膜之间，收集脊髓、脊膜及椎骨的血液。

2）椎外静脉丛：分布于脊柱周围，收集椎体及邻近肌肉的血液。

椎内、外静脉丛无瓣膜，彼此相通，自上而下还分别与颅内硬膜静脉窦、椎静脉、肋间静脉、腰静脉及盆底静脉吻合，是沟通上、下腔静脉间的又一途径。当盆、腹、胸腔等部位发生感染、肿瘤或寄生虫时，可经脊柱静脉丛侵入颅内或其他远位器官。

（二）下腔静脉系

1. 下肢静脉（表 11-4-1、图 11-4-6）

（1）下肢浅静脉：小隐静脉和大隐静脉及其属支。

表 11-4-1　下肢静脉

	大隐静脉——全身最大的浅静脉	小隐静脉
起止	足背静脉弓的内侧→内踝前方→沿小腿内侧、膝关节内后方、大腿内侧面上行→于耻骨结节外下方3~4cm处穿过隐静脉裂孔，注入股静脉。注入股静脉前接纳属支	足背静脉弓的外侧→外踝后方→小腿后面→腘窝外过深筋膜，注入腘静脉
属支	旋髂浅静脉、腹壁浅静脉、阴部外静脉、股内侧浅静脉和股外侧浅静脉	
收集	足、小腿和大腿的内侧部以及大腿前部浅层结构的静脉血	足外侧部与小腿后部浅层结构的静脉血

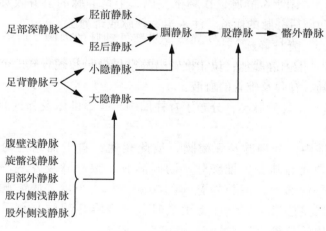

图 11-4-6　下肢静脉流向

（2）下肢深静脉：足和小腿的深静脉与同名动脉伴行，均为2条。胫前、胫后静脉在腘肌下缘合成腘静脉，穿收肌管裂孔→股静脉（在股三角内位于股动脉内侧→髂外静脉）。股静脉接受大隐静脉和与股动脉分支伴行的静脉。股静脉在腹股沟韧带的稍下方位于股动脉内侧，临床上常在此处做静脉穿刺插管。

主治语录：下肢的浅、深静脉有丰富的静脉瓣。浅静脉与深静脉之间有很多交通支，有调整下肢静脉血流的作用，当浅静脉发生阻塞或手术结扎时，深静脉的血流量即增多。

2. 腹盆部静脉

（1）髂内静脉：沿髂内动脉后内侧上行，与髂外静脉汇合成髂总静脉。髂内静脉的属支与同名动脉伴行。盆内脏器的静脉在器官壁内或表面形成丰富的静脉丛，男性有膀胱静脉丛和直肠静脉丛，女性还有子宫静脉丛和阴道静脉丛。这些静脉丛在盆腔器官扩张或受压迫时有助于血液回流。

（2）髂外静脉：是股静脉的直接延续。左髂外静脉沿髂外动脉的内侧上行，右髂外静脉先沿髂外动脉的内侧，后沿动脉的后方上行，至骶髂关节前方与髂内静脉汇合成髂总静脉。髂外静脉接受腹壁下静脉和旋髂深静脉。

（3）髂总静脉：由髂外静脉和髂内静脉汇合而成。双侧髂总静脉伴髂总动脉上行至第 5 腰椎体右侧汇合成下腔静脉。左髂总静脉长而倾斜，先沿左髂总动脉内侧，后沿右髂总动脉后方上行。右髂总静脉短而垂直，先行于右髂总动脉后方，后行于动脉外侧。髂总静脉接受髂腰静脉和骶外侧静脉，左髂总静脉还接受骶正中静脉。

（4）下腔静脉（表 11-4-2）：由左、右髂总静脉在第 4 或第 5 腰椎体右前方汇合而成，沿腹主动脉右侧和脊柱右前方上行，经肝的腔静脉沟，穿膈的腔静脉孔进入胸腔，再穿纤维心包注入右心房。下腔静脉的属支分壁支和脏支 2 种，多数与同名动脉伴行。

表 11-4-2　下腔静脉分支及行径

分支	属支	行　径
壁支	1 对膈下静脉和 4 对腰静脉	各腰静脉之间的纵支连成腰升静脉。左、右腰升静脉向上分别续为半奇静脉和奇静脉，向下与髂总静脉和髂腰静脉交通
脏支	睾丸静脉	起自睾丸和附睾的小静脉吻合成蔓状静脉丛。蔓状静脉丛参与构成精索，经腹股沟管进入盆腔，汇成睾丸静脉，左侧以直角注入左肾静脉，右侧以锐角注入下腔静脉。这是精索静脉曲张多发生于左侧的原因之一。因静脉血回流受阻，精索静脉曲张严重者可导致不育
	卵巢静脉	起自卵巢静脉丛，在卵巢悬韧带内上行，合成卵巢静脉，注入部位同睾丸静脉
	肾静脉	在肾门处合为一干，经肾动脉前面向内行，注入下腔静脉 左肾静脉比右肾静脉长，跨越腹主动脉的前面 左肾静脉接受左睾丸静脉和左肾上腺静脉
	肾上腺静脉	左侧注入左肾静脉，右侧注入下腔静脉
	肝静脉	由小叶下静脉汇合而成。肝左静脉、肝中静脉和肝右静脉在腔静脉沟处注入下腔静脉

（5）肝门静脉系

组成：肝门静脉通常由肠系膜上静脉和脾静脉在胰颈后方汇合而成（或由肠系膜上、下静脉和脾静脉三者合成）。

行径：经胰颈和下腔静脉之间上行→肝十二指肠韧带内（位于肝固有动脉和胆总管的后方）→肝门。

特点：介于两组毛细血管之间，无静脉瓣。

分支：门静脉在肝门处分为左支及右支（分支的末端为毛细血管），分别进入肝左叶和肝右叶。

属支：脾静脉、肠系膜上静脉、肠系膜下静脉、胃左静脉、胃右静脉、幽门前静脉、胆囊静脉和附脐静脉等（属支的起端为毛细血管）。

收集范围：门静脉收集腹腔除肝脏以外不成对脏器的静脉血盆部消化道（包括食管腹段，但齿状线以下肛管除外）、脾、胰和胆囊的静脉血，然后经肝静脉→下腔静脉。

3. 肝门静脉系与上、下腔静脉之间的主要吻合及其临床意义　门静脉和上、下腔静脉系的属支之间存在着丰富的吻合，由于门静脉系的静脉无瓣膜，因此，当门静脉循环发生障碍时，门静脉的血液可逆流，形成侧支循环，血液最后经上、下腔静脉返回心脏。主要吻合部位有四处：

（1）门静脉←胃左静脉←食管静脉丛→食管静脉→奇静脉→上腔静脉。当门静脉受阻时，食管静脉丛曲张，若破裂→呕血。

（2）门静脉←脾静脉←肠系膜下静脉←直肠上静脉←直肠静脉丛→直肠下静脉和肛静脉→髂内静脉→髂总静脉→下腔静脉。当门静脉受阻，直肠静脉丛曲张，若破裂→便血。

（3）门静脉←附脐静脉←脐周静脉丛→胸、腹壁浅、深静脉→向上经腋静脉→锁骨下静脉→头臂静脉→上腔静脉；向下经大隐静脉→股静脉→髂外静脉→髂总静脉→下腔静脉。

若脐周静脉曲张，是门静脉受阻的体征之一。

（4）贴于后腹壁的胰、十二指肠、升降结肠和降结肠等处的小静脉可与膈下静脉、肋间后静脉、肾静脉和腰静脉等吻合。

 历年真题

1. 右冠状动脉
   A. 进入前室间沟
   B. 汇入冠状窦
   C. 发出后室间支、窦房结支、房室结支等
   D. 分为旋支和前室间支
   E. 营养左心房

2. 左心室前壁及室间隔前部心肌梗死，可能累及的血管是
   A. 左冠状动脉主干
   B. 前室间支
   C. 左旋支

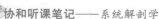

D. 后室间支

E. 右冠状动脉主干

3. 参与构成心右缘的有

   A. 右心房和右心室

   B. 右心室和上腔静脉

   C. 右心房和下腔静脉

   D. 右心房

   E. 上腔静脉、右心房和右心室

4. 参与构成心左缘的有

   A. 肺动脉和左心室

   B. 左心室和肺动脉

   C. 肺动脉和左心房

   D. 左心耳和左心室

   E. 左心房和左心室

5. 房室结动脉主要

   A. 有时可起于左冠状动脉旋支

   B. 起于左冠状动脉前室间支

   C. 有时起于右冠状动脉右缘支

   D. 多起于左冠状动脉近侧段

   E. 起于右冠状动脉近侧段

6. 界嵴

   A. 为卵圆窝前上方的嵴

   B. 是腔静脉窦和固有心房的分界

   C. 是右心室流入道与流出道的分界

   D. 是左心室流入道与流出道的分界

   E. 是心房和心室的分界

7. 房室结

   A. 由左冠状动脉旋支供血

B. 是心室收缩的起搏点

C. 位于房间隔下部、冠状窦口后方心内膜深面

D. 位于房间隔下部、冠状窦口前上方心内膜深面

E. 位于上腔静脉与右心房交界处心内膜深面

8. 主动脉弓从右向左发出的第一个分支是

   A. 左锁骨下动脉

   B. 左颈总动脉

   C. 右锁骨下动脉

   D. 头臂干

   E. 右颈总动脉

9. 颈动脉小球位于

   A. 颈内动脉起始处的膨大部

   B. 颈内、外动脉交叉处的后方

   C. 颈外动脉起始处的后方

   D. 颈总动脉起始处的后方

   E. 颈血管鞘的内面

10. 肱动脉

   A. 行经桡神经沟

   B. 与肌皮神经伴行

   C. 与正中神经伴行

   D. 与尺神经伴行

   E. 沿肱二头肌外侧沟下行

参考答案：1. C   2. B   3. D
         4. D   5. E   6. B
         7. D   8. D   9. B
         10. C

第十二章 淋巴系统

核心问题

1. 淋巴系统的组成。

2. 颈外浅、深淋巴结群分部、位置，收集范围与淋巴输出管的去向。颈干的形成及注入部位。

3. 腋淋巴结、肺门淋巴结群的位置和收集范围。

4. 腰淋巴结群位置、收集范围和腰干的形成以及注入部位。腹腔不成对脏器主要淋巴结群的位置，收集范围和肠干的形成以及注入部位。

5. 髂淋巴结群、腹股沟淋巴结群的位置和收集范围。

6. 腹股沟淋巴结群的位置和收集范围。

7. 胸导管和右淋巴导管的行程，收集范围。

8. 脾的形态、位置。

内容精要

淋巴系统由淋巴管道、淋巴组织和淋巴器官组成。淋巴管道和淋巴结的淋巴窦内含有淋巴液，简称为淋巴。

淋巴液沿淋巴管道和淋巴结的淋巴窦向心流动，最后汇入静脉。因此，淋巴系统是心血管系统的辅助系统，其功能是协助静脉引流组织液。同时，淋巴器官和淋巴组织具有产生淋巴细胞、过滤淋巴液和进行免疫应答的功能。

此外，淋巴系统可吸收消化系统中的脂肪和脂溶性维生素，并将它们运送到静脉循环。

第一节　总　论

一、淋巴系统的组成和结构特点

结构特点：①管壁薄、瓣膜多。②淋巴管有浅、深之分，数量比静脉多。③在淋巴管的行径途中，嵌有淋巴结，多成群聚集于安全隐蔽处或活动度较大处，在内脏则多位于门处或沿血管排列。

（一）淋巴管道

1. 毛细淋巴管　毛细淋巴管由很薄的内皮细胞构成，基膜不完整。内皮细胞间隙较大，内皮细胞外面有纤维细丝牵拉，使毛细淋巴管处于扩张状态。因此，毛细淋巴管的通透性较大，蛋白质、细胞碎片、脂类、异物、细菌和肿瘤细胞等容易进入毛细淋巴管。肿瘤细胞经淋巴道转移是肿瘤转移的常见途径。上皮、角膜、晶状体、软骨、胎盘、脊髓等处无毛细淋巴管。

2. 淋巴管　淋巴管由毛细淋巴管汇合而成，淋巴结串联其中。淋巴管外观呈串珠状或藕节状。淋巴管分浅淋巴管和深淋巴管两类：浅淋巴管位于浅筋膜内，与浅静脉伴行；深淋巴管位于深筋膜深面，多与血管神经伴行。浅、深淋巴管之间存在丰富的交通。

3. 淋巴干　全身各部的淋巴管经过一系列淋巴结群中继后，在膈下和颈根部等处汇合成淋巴干。淋巴干共 9 条，包括成对的腰干、支气管纵隔干、锁骨下干、颈干和不成对的肠干。

4. 淋巴导管　淋巴干汇合成胸导管和右淋巴导管，分别注入左、右静脉角。此外，少数淋巴管注入盆腔静脉、肾静脉、肾上腺静脉和下腔静脉。

（二）淋巴组织

1. 弥散淋巴组织　主要位于消化道和呼吸道的黏膜固有层。

2. 淋巴小结　包括小肠黏膜固有层内的孤立淋巴滤泡和集合淋巴滤泡以及阑尾壁内的淋巴小结等。

除淋巴器官外，消化、呼吸、泌尿和生殖管道以及皮肤等处含有丰富的淋巴组织，起着防御屏障的作用。

（三）淋巴器官

淋巴器官包括淋巴结、胸腺、脾和扁桃体。

1. 淋巴结（表 12-1-1）

表 12-1-1　淋巴结

数目	不恒定，青年人 400~450 个
大小	0.2~0.5cm
形态	为大小不一的圆形或椭圆形灰红色小体，一侧隆凸，另一侧凹陷，凹陷中央处为淋巴结门
分类	浅淋巴结和深淋巴结
结构	其凸侧有多个输入淋巴管穿入；凹侧有血管神经穿入和输出淋巴管穿出。一个淋巴结的输出淋巴管可成为另一个淋巴结的输入淋巴管
位置	多集中分布四肢近端、颈部、纵隔、肺门、肠系膜、盆腔等处
作用	沿淋巴管分布的防御器官，可识别淋巴液中抗原物质，产生特异性的免疫反应

2. 局部淋巴结　引流人体某局部或某器官淋巴的第一级淋

巴结称为局部淋巴结。临床称哨位淋巴结。当局部有感染时，细菌、毒素或癌细胞等可沿淋巴管侵入相应的局部淋巴结，引起淋巴结肿大。

了解淋巴结的位置、淋巴引流范围和途径，对于病变的诊断和治疗具有重要意义。甲状腺、食管和肝的部分淋巴管不经过淋巴结，直接注入胸导管，这可引起肿瘤细胞更容易迅速向远处转移。

淋巴系统的组成，见图 12-1-1。

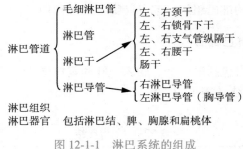

图 12-1-1　淋巴系统的组成

二、淋巴回流的因素

在安静状态下，淋巴以约 120ml/h 的速度回流入血液，淋巴流动缓慢，流量是静脉的 1/10。远近相邻两对瓣膜之间的淋巴管段构成"淋巴管泵"，通过平滑肌的收缩和瓣膜的开闭，推动淋巴向心流动。淋巴管周围的动脉搏动、肌肉收缩和胸腔负压对淋巴回流有促进作用。运动和按摩有助于改善淋巴回流功能。如果淋巴回流受阻，大量含蛋白质的组织液不能及时吸收，可导致淋巴水肿，严重时压迫体表组织后不出现凹陷。

淋巴液的生成过程，见图 12-1-2。

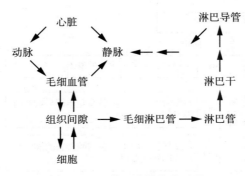

图 12-1-2　淋巴液的生成过程

三、淋巴侧支循环

淋巴管之间有丰富的交通支，参与构成淋巴侧支循环。当炎症、寄生虫、异物或肿瘤栓子阻塞淋巴管，外伤或手术切断淋巴管时，淋巴经交通支回流，形成淋巴侧支循环，从而保证淋巴回流。外伤后或在炎症或肿瘤等状态下，常出现淋巴管新生，这对于组织修复、机体免疫和肿瘤转移有着重要作用。

第二节　淋巴导管

一、胸导管

胸导管（图 12-2-1）是全身最大的淋巴管，在平第 12 胸椎下缘高度起自乳糜池，经主动脉裂孔进入胸腔。乳糜池位于第 1 腰椎前方，呈囊状膨大，接受左、右腰干和肠干。胸导管在注入左静脉角处接受左颈干、左锁骨下干和左支气管纵隔干。胸导管引流下肢、盆部、腹部、左上肢、左胸部和左头、颈部的淋巴，即全身 3/4 部位的淋巴。

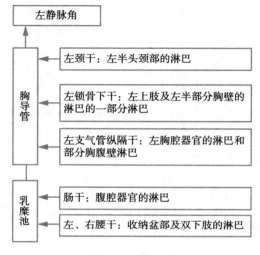

图 12-2-1　胸导管

二、右淋巴导管

右淋巴导管（图 12-2-2）长 1.0~1.5cm，管径约 2mm，由右颈干、右锁骨下干和右支气管纵隔干汇合而成，注入右静脉角。右淋巴导管引流右上肢、右胸部和右头颈部的淋巴，即全身 1/4 部位的淋巴。右淋巴导管与胸导管之间存在着交通。

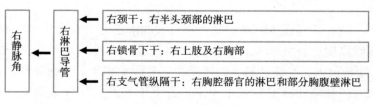

图 12-2-2　右淋巴导管

第三节 淋巴结的位置和淋巴引流范围

一、头颈部淋巴管和淋巴结

头颈部的淋巴结在头、颈部交界处呈环状排列，在颈部沿静脉纵向排列，少数淋巴结位于消化道和呼吸道周围。头颈部淋巴结的输出淋巴管下行，直接或间接地注入颈外侧下深淋巴结。

（一）头部淋巴结

头部淋巴结（表 12-3-1）大部分排列在头和颈的交界处。

表 12-3-1　头部淋巴结位置、收集范围及流向

淋巴结名称	位　　置	引　　流
枕淋巴结	斜方肌起点表面和头夹肌深面	枕部和项部的淋巴
乳突淋巴结	胸锁乳突肌起止点表面	耳郭后面、颞区和颅顶部的淋巴
腮腺淋巴结	腮腺实质内及腮腺表面	额、颅顶前半部、颞区、耳郭外面、外耳道、颊部、腮腺等处的淋巴
颏下淋巴结	颏下部	下唇、颏部、舌尖的淋巴
下颌下淋巴结	下颌下腺附近和下颌下腺实质内	颜面、口腔器官的淋巴

（二）颈部淋巴结

颈部淋巴结分颈前淋巴结和颈外侧淋巴结。

1. 颈前淋巴结

（1）颈前浅淋巴结：沿颈前静脉排列，引流颈前部浅层结构的淋巴，输出淋巴管注入颈外侧下深淋巴结。

（2）颈前深淋巴结（表 12-3-2）：感染或肿瘤转移可引起气

管旁淋巴结肿大，压迫喉返神经，出现声音嘶哑。

表 12-3-2　颈前深淋巴结

名　称	位　置	引流范围	输出淋巴管
喉前淋巴结	喉的前面	喉和甲状腺的淋巴	注入气管前淋巴结、气管旁淋巴结和颈外侧下深淋巴结
甲状腺淋巴结	甲状腺峡部的前面	甲状腺的淋巴	注入气管前淋巴结、气管旁淋巴结和颈外侧上深淋巴结
气管前淋巴结	气管颈部的前面	喉、甲状腺和气管颈部的淋巴	注入气管旁淋巴结和颈外侧下深淋巴结
气管旁淋巴结	气管和食管之间的侧沟内	沿喉返神经排列，引流喉、甲状腺、气管和食管的淋巴	注入颈外侧下深淋巴结

2. 颈外侧淋巴结

（1）颈外侧浅淋巴结：在胸锁乳突肌后缘及浅面，沿颈外静脉排列，收纳枕部淋巴管、乳突淋巴结和腮腺淋巴结的输出管，注入颈外侧深淋巴结。

（2）颈外侧深淋巴结：沿颈内静脉排列。以肩胛舌骨肌为界，分为颈外侧上深淋巴结和颈外侧下深淋巴结。

1）颈外侧上深淋巴结：主要沿颈内静脉上段排列。位于面静脉、颈内静脉和二腹肌后腹之间的淋巴结称颈内静脉二腹肌淋巴结，引流鼻咽部、腭扁桃体和舌根的淋巴。鼻咽癌和舌根癌常首先转移至该淋巴结。

位于颈内静脉与肩胛舌骨肌中间腱交叉处的淋巴结称颈内静脉肩胛舌骨肌淋巴结，引流舌尖的淋巴。舌尖癌常首先转移至该淋巴结。沿副神经排列的淋巴结称副神经淋巴结。

颈外侧上深淋巴结引流鼻、舌、咽、喉、甲状腺、气管、食管、枕部、项部和肩部等处的淋巴，并收纳枕、耳后、腮腺、下颌下、颏下和颈外侧浅淋巴结等的输出淋巴管，其输出淋巴管入颈外侧下深淋巴结或颈干。

2）颈外侧下深淋巴结：主要沿颈内静脉下段排列。沿颈横血管分布的淋巴结称锁骨上淋巴结，其中位于前斜角肌前方的淋巴结称斜角肌淋巴结。左侧斜角肌淋巴结又称 Virchow 淋巴结。患胸、腹、盆部的肿瘤，尤其是食管腹段癌和胃癌时，癌细胞栓子经胸导管转移至该淋巴结，常可在胸锁乳突肌后缘与锁骨上缘形成的夹角处触摸到肿大的淋巴结。

颈外侧下深淋巴结引流颈根部、胸壁上部和乳房上部的淋巴，并收纳颈前淋巴结颈外侧浅淋巴结和颈外侧上深淋巴结的输出淋巴管，其输出淋巴管合成颈干，左侧注入胸导管，右侧注入右淋巴导管。

颈部淋巴结流向，见图 12-3-1。

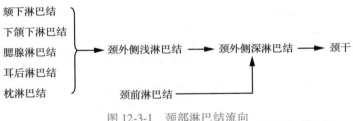

图 12-3-1　颈部淋巴结流向

3. 咽后淋巴结　位于咽后壁和椎前筋膜之间，引流鼻腔后部、鼻旁窦、鼻咽部和喉咽部的淋巴，输出淋巴管注入颈外侧上深淋巴结。

二、上肢淋巴管和淋巴结

1. 肘淋巴结　肘淋巴结分浅、深两群，分别位于肱骨内上髁上方和肘窝深血管周围。浅群又称滑车上淋巴结。肘淋巴结通过浅、深淋巴管引流手尺侧半和前臂尺侧半的淋巴，其输出淋巴管沿肱血管注入腋淋巴结。

2. 锁骨下淋巴结 又称三角胸肌淋巴结，位于锁骨下，三角肌与胸大肌间沟内，沿头静脉排列，收纳沿头静脉上行的浅淋巴管，其输出淋巴管注入腋淋巴结，少数注入锁骨上淋巴结。

3. 腋淋巴结 见表 12-3-3。

表 12-3-3　腋淋巴结

名　称	位　置	收纳范围	注入部位
外侧淋巴结	腋动、静脉周围	上肢浅、深淋巴管	中央、尖和锁骨上淋巴结
胸肌淋巴结	胸外侧动、静脉周围	腹前外侧壁、乳房外中部	中央、尖淋巴结
肩胛下淋巴结	肩胛下动、静脉周围	项、背部	中央、尖淋巴结
中央淋巴结	腋窝中央的脂肪组织内	上述 3 群淋巴结的输出管	尖淋巴结
尖淋巴结	沿腋静脉近侧端	上述 4 群淋巴结和锁骨下淋巴结的输出淋巴管	形成锁骨下干，左侧注入胸导管，右侧注入右淋巴导管

上肢淋巴管和淋巴结，见图 12-3-2。

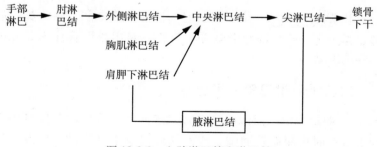

图 12-3-2　上肢淋巴管和淋巴结

三、胸部淋巴管和淋巴结

见表 12-3-4、表 12-3-5。

表 12-3-4 胸腔器官淋巴结

胸腔器官淋巴结	位　置	收　纳	流　向
纵隔前淋巴结	上纵隔前部和前纵隔内	膈上淋巴结外侧群的输出管	支气管纵隔干
纵隔后淋巴结	上纵隔后部和后纵隔内,沿胸主动脉和食管排列	膈上淋巴结外侧群、后群的输出管	胸导管
肺淋巴结	肺叶支气管和肺段支气管夹角处	肺内淋巴	支气管肺淋巴结
支气管肺淋巴结(肺门淋巴结)	肺门处	肺、食管、胸膜脏层、支气管、气管等处的淋巴管	气管支气管上、下淋巴结
气管支气管上、下淋巴结	气管杈附近		气管旁淋巴结
气管旁淋巴结	沿气管排列		右支气管纵隔干→右淋巴导管 左支气管纵隔干→左胸导管

注:纵隔前淋巴结引流胸腺、心包、心和纵隔胸膜的淋巴;纵隔后淋巴结引流心包、食管和膈的淋巴。

表 12-3-5 胸壁淋巴结

胸壁淋巴结	位　置	引　流	流　向
肋间淋巴结	多位于肋头附近	胸后壁的淋巴	输出淋巴管注入胸导管
膈上淋巴结	膈的胸腔面,分前、外侧后3群	膈、壁胸膜、心包和肝上面的淋巴	输出淋巴管注入胸骨旁淋巴结和纵隔前、后淋巴结
胸骨旁淋巴结	沿胸廓内血管排列	胸腹前壁、乳房内侧部淋巴	淋巴导管或支气管纵隔干

注:胸骨旁淋巴结收纳膈上淋巴结的输出管。

四、下肢淋巴管和淋巴结（图 12-3-3）

（一）腘淋巴结

分浅、深两群，分别沿小隐静脉末端和腘血管排列，收纳足外侧缘和小腿后外侧部的浅淋巴管以及足和小腿的深淋巴管，其输出淋巴管沿股血管上行，注入腹股沟深淋巴结。

（二）腹股沟淋巴结

1. 腹股沟浅淋巴结　沿腹股沟韧带下缘和大隐静脉根部排列，收集足内侧、大腿、臀部、会阴部、外生殖器及脐以下腹壁的浅淋巴管，注入腹股沟深淋巴结。

2. 腹股沟深淋巴结　位于股静脉起始部的周围，收纳腹股沟浅淋巴结、腘淋巴结（位于腘窝）和大腿的深淋巴管，注入髂外淋巴结→髂总淋巴结。

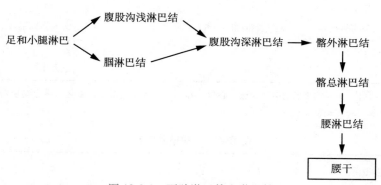

图 12-3-3　下肢淋巴管和淋巴结

五、盆部淋巴管和淋巴结

（一）骶淋巴结

沿骶正中血管和骶外血管排列，引流盆后壁、直肠、前列腺（男）或子宫（女）等处的淋巴，其输出淋巴管注入髂内淋巴结或髂总淋巴结。

（二）髂内淋巴结

沿髂内动脉及其分支和髂内静脉及其属支排列，引流大部分盆壁、盆腔脏器、会阴深部、臀部和大腿后部深层结构的淋巴，其输出淋巴管注入髂总淋巴结。

（三）髂外淋巴结

沿髂外血管排列，引流腹前壁下部、膀胱、前列腺（男）或子宫颈和阴道上部（女）的淋巴，并收纳腹股沟浅、深淋巴结的输出淋巴管，其输出淋巴管注入髂总淋巴结。

（四）髂总淋巴结

沿髂总血管排列，收纳上述 3 群淋巴结的输出淋巴管，其输出淋巴管注入腰淋巴结。

六、腹部淋巴管和淋巴结

腹部淋巴结位于腹后壁和腹腔脏器周围，沿腹腔血管排列。

（一）腹壁淋巴结

脐平面以上腹前外侧壁的浅深淋巴管分别注入腋淋巴结和胸骨旁淋巴结，脐平面以下腹壁的浅淋巴管注入腹股沟浅淋巴结，深淋巴管注入腹股沟深淋巴结、髂外淋巴结和腰淋巴结。腰淋巴结位于腹后壁，沿腹主动脉和下腔静脉分布，引流腹后壁深层结构和腹腔成对器官的淋巴，并收纳髂总淋巴结的输出淋巴管，其输出淋巴管汇合成左、右腰干。

（二）腹腔器官的淋巴结

腹腔成对器官的淋巴管注入腰淋巴结，不成对器官的淋巴管注入沿腹腔干、肠系膜上动脉和肠系膜下动脉及其分支排列的淋巴结。

1. 沿腹腔干及其分支排列的淋巴结　胃左、右淋巴结，胃网膜左、右淋巴结，幽门上、下淋巴结，肝淋巴结，胰淋巴结和脾淋巴结引流相应动脉分布范围的淋巴，其输出淋巴管注入位于腹腔干周围的腹腔淋巴结。

2. 沿肠系膜上动脉及其分支排列的淋巴结　肠系膜淋巴结沿空、回肠动脉排列，回结肠淋巴结、右结肠淋巴结和中结肠淋巴结沿同名动脉排列，这些淋巴结引流相应动脉分布范围的淋巴，其输出淋巴管注入位于肠系膜上动脉根部周围的肠系膜上淋巴结。

3. 沿肠系膜下动脉分布的淋巴结　左结肠淋巴结、乙状结肠淋巴结和直肠上淋巴结引流相应动脉分布范围的淋巴，其输出淋巴管注入肠系膜下动脉根部周围的肠系膜下淋巴结。

腹腔淋巴结、肠系膜上淋巴结和肠系膜下淋巴结的输出淋巴管汇合成肠干。

第四节　部分器官的淋巴引流

一、肺的淋巴引流

肺浅淋巴管位于胸膜脏层深面，肺深淋巴管位于肺小叶间结缔组织内、肺血管和支气管的周围，注入肺淋巴结和支气管肺淋巴结。浅、深淋巴管之间存在交通。通过淋巴管，肺的淋巴依次由肺淋巴结、支气管肺淋巴结、气管支气管淋巴结和气

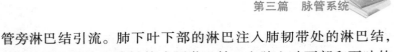

管旁淋巴结引流。肺下叶下部的淋巴注入肺韧带处的淋巴结,其输出淋巴管注入胸导管或腰淋巴结。左肺上叶下部和下叶的部分淋巴注入右气管支气管淋巴结上群和右气管旁淋巴结。

二、食管的淋巴引流

食管颈部的淋巴注入气管旁淋巴结和颈外侧下深淋巴结。食管胸部的淋巴除注入纵隔后淋巴结外,胸上部的淋巴注入气管旁淋巴结和气管支气管淋巴结,胸下部的淋巴注入胃左淋巴结。食管腹部的淋巴管注入胃左淋巴结。食管的部分淋巴管注入胸导管。

三、胃的淋巴引流

胃的淋巴引流方向有 4 个:①胃底右侧部、贲门部和胃体小弯侧的淋巴注入胃上淋巴结。②幽门部小弯侧的淋巴注入幽门上淋巴结。③胃底左侧部、胃体大弯侧左侧部的淋巴注入胃网膜左淋巴结胰淋巴结和脾淋巴结。④胃体大弯侧右侧部和幽门部大弯侧的淋巴注入胃网膜右淋巴结和幽门下淋巴结。各淋巴引流范围的淋巴管之间存在丰富的交通。

四、肝的淋巴引流

肝浅淋巴管位于肝被膜的结缔组织内。肝膈面的浅淋巴管多经镰状韧带和冠状韧带注入膈上淋巴结和肝淋巴结,部分淋巴管注入腹腔淋巴结和胃左淋巴结。冠状韧带内的部分淋巴管注入胸导管肝脏面浅淋巴管注入肝淋巴结。深淋巴管位于门管区和肝静脉及其属支的周围,沿静脉出肝,注入肝淋巴结、腹腔淋巴结和膈上淋巴结。肝浅、深淋巴管之间存在丰富的交通。

五、直肠的淋巴引流

齿状线以上的淋巴管引流有 4 个方向:①沿直肠上血管上

行，注入直肠上淋巴结。②沿直肠下血行向两侧，注入髂内淋巴结。③沿肛血管和阴部内血管进入盆腔，注入髂内淋巴结。④少数淋巴管沿骶外侧血管走行，注入骶淋巴结。齿状线以下的淋巴管注入腹股沟浅淋巴结。

六、子宫的淋巴引流

子宫的淋巴引流方向较广：①子宫底和子宫体上部的淋巴管沿卵巢血管上行，注入腰淋巴结；沿子宫圆韧带穿腹股沟管，注入腹股沟浅淋巴结。②子宫体下部和子宫颈的淋巴管沿子宫血管行向两侧，注入髂内外淋巴结；经子宫主韧带注入沿闭孔血管排列的闭孔淋巴结；沿子宫骶韧带向后注入骶淋巴结。

七、乳房的淋巴引流

乳房的淋巴主要注入腋淋巴结，引流方向有 3 个：①乳房外侧部和中央部的淋巴管注入胸肌淋巴结。②上部的淋巴管注入尖淋巴结和锁骨上淋巴结。③内侧部的淋巴管注入胸骨旁淋巴结。乳房内侧部的浅淋巴管与对侧乳房淋巴管交通，内下部的淋巴管通过腹壁和膈下淋巴管与肝的淋巴管交通。

主治语录：熟悉器官的淋巴引流对于临床器官的手术有重要意义。

第五节 胸 腺

大小：新生儿 10~15g；性成熟期 25~40g；老年 10~15g。

形态：成锥形，分不对称左右两叶。

位置：胸腔前上部（上纵隔前方）。

作用：培育各种 T 细胞；调节体内钙代谢；参与内分泌

功能。

第六节 脾

大小：长 10～13cm；宽 6～8cm；厚 3～4cm，平均重 150g左右。

形态：暗红色、质软脆、长卵圆形。

结构：脏面、膈面、前端、后端、上缘、下缘、脾门、脾切迹、副脾。

膈面光滑隆凸，对向膈。脏面凹陷中央处有脾门，是血管、神经和淋巴管出入之处。在脏面，脾与胃底、左肾、左肾上腺、胰尾和结肠左曲相毗邻。前端较宽，朝向前外方，达腋中线。后端钝圆，朝向后内方，距离正中线 4～5cm。上缘较锐，朝向前上方，前部有 2～3 个脾切迹。脾大时，脾切迹是触诊脾的标志。下缘较钝，朝向后下方。

在脾的附近，特别在胃脾韧带和大网膜中存在副脾，出现率为 10%～40%。副脾的位置，大小和数目不定。因脾功能亢进而做脾切除术时，应同时切除副脾。

位置：左季肋部、胃底与膈之间；左侧 9～11 肋深面。由胃脾韧带、脾肾韧带、膈脾韧带的脾结肠韧带支持固定。

作用：是人体最大的淋巴器官，具有储血、造血、清除衰老红细胞、储铁、免疫应答的功能。

 历年真题

1. 关于胃的淋巴引流，正确的是
   A. 胃窦的淋巴入胃网膜右淋巴结
   B. 胃的淋巴最后归于腹腔淋巴结
   C. 胃底左侧部淋巴注入胃左淋巴结
   D. 大弯侧淋巴主要入胃网膜左

淋巴结

E. 小弯侧淋巴主要入幽门淋巴结

2. 子宫底与子宫体上部的淋巴管主要注入

    A. 骶淋巴结

    B. 腹股沟淋巴结

    C. 髂内淋巴结

    D. 髂外淋巴结

    E. 腰淋巴结

3. 直肠齿状线以下的淋巴管注入

    A. 直肠旁淋巴结

    B. 髂内淋巴结

    C. 骶淋巴结

    D. 髂外淋巴结

    E. 腹股沟浅淋巴结

4. 脐平面以下皮肤和外阴部淋巴流至

    A. 腹股沟深淋巴结

    B. 腹股沟浅淋巴结

    C. 腰淋巴结

    D. 髂总淋巴结

    E. 髂外淋巴结

5. 关于腹股沟淋巴结的描述，错误的是

    A. 分浅、深两群

B. 浅淋巴结上组沿腹股沟韧带排列

C. 深淋巴结位于股静脉周围和股管内

D. 浅淋巴结下组位于大隐静脉末端周围

E. 足外侧缘浅淋巴管注入浅淋巴结

6. 胸腺

    A. 无明显的年龄变化

    B. 大部分位于上纵隔前部，小部分伸入前纵隔

    C. 产生 B 淋巴细胞

    D. 皮质内淋巴细胞稀少

    E. 大部分附于甲状腺

7. 脾

    A. 位于腹上区

    B. 分为前、后两缘，上、下两端

    C. 属腹膜内位器官

    D. 下缘有 2~3 个切迹

    E. 其长轴与第 12 肋一致

参考答案：1. B 2. E 3. E
          4. B 5. E 6. B
          7. C

第四篇　感　觉　器

第十三章　概　述

感觉器由体内的特殊感受器及其附属结构组成。它能接受体内、外环境的特定刺激，并将刺激转化为神经冲动，通过感觉神经，传导到大脑皮质的特定区域而产生相应感觉。

感受器与感觉器两词有时通用，但其含义并不等同。

一、感受器

主要指感受内、外环境刺激而产生兴奋的结构，广泛分布于人体各部，有的结构非常简单，仅是感觉神经的游离末梢，如痛觉感受器；有的结构则较复杂，由一些组织结构共同形成的各种被囊神经末梢，如触觉小体、环层小体等。

二、感觉器

感觉器的结构比感受器复杂，不仅感受装置更为完善，还具有复杂的附属结构，如视器是由眼球（感受器）和眼副器构成，听器由声音感受器和耳的传音结构组成。这些感受器连同它们的辅助装置共同构成特殊感觉器（或感觉器官），如眼（视器）、耳（前庭蜗器）、味器等。

三、感受器分类

1. 常用分类　见表 13-1-1。

表 13-1-1　感受器的常用分类

名　　称	分　　布	接受刺激
内感受器	在内脏和心血管等处	如压力（颈动脉窦）、化学（颈动脉小球）、温度和渗透压等刺激
本体感受器	肌肉、肌腱、关节、韧带和内耳平衡器等处	机体在运动过程中和在空间内的平衡刺激
外感受器	皮肤、鼻腔和口腔黏膜、视器和听器等处	来自外界环境的刺激，如触、压、痛、温度、光和声等物理和化学刺激

2. 感受器按特化程度分类

（1）一般感受器：分布在全身各部，如分布在皮肤的痛觉、温觉、触觉、压觉感受器；分布在肌、肌腱、关节、内脏及心血管的感受器。

（2）特殊感受器：分布在头部，包括视觉、听觉、嗅觉、味觉和平衡觉的感受器。

第十四章　视　　器

内容精要

视器——由眼球和眼副器共同构成。能感受光波的刺激，并将其转变成神经冲动，经视觉传导通路至视觉中枢和脑的其他部分，产生视觉和视觉反射。

眼副器位于眼球周围或附近，包括眼睑、结膜、泪器、眼球外肌、眶脂体和眶筋膜等，对眼球起支持、保护和运动作用。

第一节　眼　　球

眼球由眼球壁和眼球的内容物构成。

一、眼球壁

从外向内依次分为眼球纤维膜、血管膜和视网膜 3 层，见图 14-1-1。

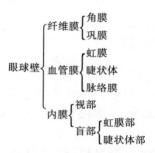

图 14-1-1　眼球壁的结构

（一）眼球纤维膜

1. **角膜**　前 1/6，无色透明，曲度较大，有屈光作用。无血管，富有感觉神经末梢，其营养来自周围的毛细血管、泪液和房水。不老化（可捐献角膜）。角膜炎或溃疡可致角膜混浊，失去透明性，影响视觉。

2. **巩膜**　后 5/6，乳白色不透明，坚韧少血管。有保护眼球内容物和维持眼球形态的作用。

巩膜静脉窦（Schlemm 管）是在巩膜与角膜交界处的巩膜深部的环行小管，是房水回流的通道。

正常呈乳白色，黄色常是黄疸的重要体征；老年人的巩膜因脂肪沉积略呈黄色；先天性薄巩膜呈蔚蓝色。

（二）眼球血管膜

富含血管和色素细胞，呈棕黑色，具有营养眼球内组织及遮光的作用。

1. **虹膜** 最前部，呈圆盘状，有色素分布（黄种人为棕色，白种人为蓝色）。

瞳孔：虹膜中央的圆孔（类似照相机的光圈）。

眼房：角膜和晶状体之间的间隙。

瞳孔括约肌：环绕瞳孔周围的平滑肌，收缩时使瞳孔变小。

瞳孔开大肌：以瞳孔为中心呈放射状排列，收缩时使瞳孔变大。

虹膜角膜角：在前房周边，虹膜与角膜交界处构成的环行区域。

2. **睫状体** 位于角膜和巩膜移行部的内面，是血管膜呈环形增厚部分。

前部有向内突出呈放射状排列的皱襞，称睫状突；后部较平坦，为睫状环。

睫状肌：由副交感神经支配。有调节晶状体曲度、产生房水的作用。

3. **脉络膜** 后2/3，富血管和色素细胞，起营养眼球内组织并吸收分散光线作用。

（三）视网膜

视网膜（图 14-1-2）紧贴血管膜的内面。

$$
\text{自前向后}\begin{cases}\text{虹膜部}\\ \text{睫状体部}\end{cases}\text{盲部，无感光作用}\\ \quad\quad\quad\text{脉络膜部（视网膜视部）：感光}
$$

图 14-1-2 视网膜结构

1. **视神经盘（视神经乳头）** 视部的后部最厚，越向前越薄，在视神经的起始处有一境界清楚略呈椭圆形的盘状结构。此处无感光细胞，故称生理盲点。

2. 黄斑 在视网膜上，位于视神经盘颞侧约 0.35cm 处的黄色小区。直径 1.8~2.0mm。

3. 中央凹 是黄斑中央的凹陷，感光细胞集聚处，是感光最敏锐的地方，形成中心视力。

4. 视网膜视部（表 14-1-1） 分两层。

表 14-1-1　视网膜视部结构

外层	色素部，单层色素上皮	
内层	视锥和视杆细胞（外层）	感光细胞，紧邻色素上皮层视锥细胞主要分布在视网膜的中央部，感受强光和颜色的刺激，在白天或明亮处视物时起主要作用；视杆细胞主要分布于视网膜的周边部，感受弱光刺激，在夜间或暗处视物时起主要作用
	双极细胞（中层）节细胞（内层）	将来自感光细胞的神经冲动传导至内层的节细胞，节细胞的轴突向视神经盘处汇集，穿脉络膜和巩膜后构成视神经

二、眼球的内容物

（一）房水

房水位于眼球房内的无色透明液体。有屈光作用和营养角膜、晶状体及维持眼内压的作用。病理情况下房水代谢紊乱或循环不畅可造成眼内压增高，临床上称为继发性青光眼。

房水的产生和循环途径：睫状体（产生）→眼球后房→瞳孔→眼球前房→虹膜角膜角→虹膜角膜隙→巩膜静脉窦→眼静脉。

（二）晶状体

晶状体位于虹膜和玻璃体之间，呈双凸透镜形，透明、富有弹性，无血管和神经分布。

由外向内：晶状体囊→睫状小带→睫状肌。

1. 作用　调节晶状体的曲度，使物像清晰地在视网膜上形成。

视近物时，睫状肌收缩，使睫状突内伸，睫状小带变松弛，晶状体借助晶状体囊及其本身的弹性而变凸，特别是其前部的凸度增大，屈光度加强，使进入眼球的光线恰能聚焦于视网膜上。反之，视远物时，睫状肌舒张，睫状突外伸，睫状小带加强了对晶状体的牵拉，晶状体曲度变小，使远处物体清晰成像。

2. 可发生疾病

（1）晶状体若因疾病或创伤而变混浊，称为白内障。临床上，糖尿病患者常并发白内障及视网膜病变。

（2）若眼轴较长或屈光装置的屈光率过强，则物像落在视网膜前，称为近视眼。反之，若眼轴较短或屈光装置的屈光率过弱，物像则落在视网膜后，称为远视。

（3）随年龄增长，晶状体核逐渐增大变硬、弹性减退，睫状肌逐渐萎缩，晶状体的调节能力逐渐减弱，近距离视物困难，出现老视，即老花眼。

（三）玻璃体

玻璃体是无色透明的胶状物，表面被覆玻璃体膜，填充于晶状体与视网膜之间。有屈光作用，对视网膜有支撑作用，若支撑作用减弱，可导致视网膜剥离。玻璃体混浊时，可影响视力。

主治语录：眼的屈光系统包括角膜、房水、晶状体和玻璃体。

第二节 眼 副 器

一、眼睑（眼皮）

眼睑盖在眼球前方，有保护眼球免受伤害和防止干燥的作用。分上睑、下睑，两者间的间隙称睑裂；睑裂的内、外侧端分别称内眦、外眦。

1. 眼睑由浅至深可分为 5 层 皮肤、皮下组织（疏松，可因积水或出血肿胀）、肌层、睑板（上下各一，内有睑板腺）和睑结膜。睑内侧韧带后面有泪囊。睑板腺分泌油样液体，可润滑眼睑，防止泪液外流。睑缘有睫毛。

2. 可发生疾病 睫毛毛囊或睫毛腺的急性炎症，称"外麦粒肿""内麦粒肿"；若睑板腺导管阻塞，形成睑板腺囊肿，称"霰粒肿"。

3. 眼睑的血液供应 丰富，主要来源：①颈外动脉发出的面动脉、颞浅动脉、眶下动脉等分支。②眼动脉发出的眶上动脉、泪腺动脉和滑车上动脉等分支。这些动脉在眼睑的浅部形成动脉网，在深部吻合成动脉弓。静脉血回流至眼静脉和内眦静脉。眼睑的手术需注意血管的位置及吻合。

二、结膜

结膜为一层富有血管的透明薄膜，覆盖在眼球前面及眼睑内面。

1. 分部（表 14-2-1）

表 14-2-1 结膜分部

睑结膜	衬覆于上、下睑的内面，与睑板结合紧密
球结膜	覆在眼球前部巩膜的表面
结膜穹隆	球结膜与睑结膜的移行部，分上穹（较深）和下穹。当上、下睑闭合时，整个结膜形成囊状腔隙称结膜囊，经睑裂与外界相通

2. 可发生疾病　结膜病变常局限于某一部位。如沙眼易发于睑结膜和结膜穹，疱疹则多见于角膜缘的结膜和球结膜。炎症常引起结膜充血肿胀。

三、泪器

见图 14-2-1。

泪器 ｛
泪腺：位于眶上壁外侧的泪腺窝内，排泄管开口于结膜上穹的外侧部。分泌泪液，防止角膜干燥、冲洗微尘和灭菌

泪道 ｛
泪点：位于泪乳头顶部的小孔，是泪小管的开口。沙眼可引起溢泪症
泪小管：起自上、下泪点的一对小管，开口于泪囊上部
泪囊：位于眶内侧壁的泪囊窝中，上为盲端，下接鼻泪管
鼻泪管：上部包在骨性鼻泪管中，下部在鼻腔外侧壁黏膜深面，开口于下鼻道

图 14-2-1　泪器结构

四、眼球外肌

见表 14-2-2。

表 14-2-2　眼球外肌的起止、功能及神经支配

肌　名	位　　置	作　　用	神经支配
上睑提肌	起自视神经管前上方的眶壁，止于上睑的皮肤和上睑板	提上睑	动眼神经
上斜肌	上直肌与内直肌之间，起于蝶骨体，止于眼球后外侧赤道后方的巩膜	使瞳孔转向外下	滑车神经
下斜肌	下直肌与眶下壁之间，起自眶下壁的前外侧，止于眼球下面赤道后方的巩膜	使瞳孔转向外上	动眼神经
上直肌	在上睑提肌下方	使瞳孔转向内上	
下直肌	在眼球下侧	使瞳孔转向内下	
内直肌	在眼球内侧	使瞳孔转向内侧	
外直肌	在眼球内侧	使瞳孔转向外侧	展神经

五、眶脂体与眶筋膜

（一）眶脂体

眶脂体为眼眶内的脂肪组织，充填于眼球、眼球外肌与眶骨膜之间。作用：眶内结构支持和保护。

（二）眶筋膜

1. 眶骨膜　疏松地衬于眶壁的内面，在面前部与周围骨膜相续连。在视神经管处，硬脑膜分两层：内层为视神经的外鞘，外层续为眶骨膜。在眶的后部，眶骨膜增厚形成总腱环，为眼球外肌提供附着处。

2. 眼球筋膜鞘　是眶脂体与眼球之间薄而致密的纤维膜，又称 Tenon 囊。该包绕眼球的大部，向前在角膜缘稍后方与巩膜融合在一起，向后与视神经硬膜鞘结合。眼球筋膜鞘的内面光滑，与眼球之间的间隙称为巩膜外隙，眼球在鞘内可灵活运动。

3. 眼肌筋膜鞘　呈鞘状包绕眼球外肌。

4. 眶隔　为上睑板上缘和下睑板下缘的薄层结缔组织，分别连于眶上缘和眶下缘，与眶骨膜延续。

　主治语录：眼副器为保护、运动和支持眼球的装置。

第三节　眼的血管和神经

一、眼的动脉

眼球和眶内结构的血液供应主要来自眼动脉。眼动脉起自颈内动脉，在视神经的下方经视神经管入眶，先居视神经的下外侧，然后在上直肌的下方越至眶内侧前行，走在上斜肌和内直肌之间，终支出眶，终于滑车上动脉。在行程中眼动脉发出分支供应眼球、眼球外肌、泪腺和眼睑等。主要分支如下。

（一）视网膜中央动脉

视网膜中央动脉是供应视网膜内层的唯一动脉。发自眼动脉，行于视神经的下方，在距眼球 10~15mm 处，穿入视神经鞘，走行 0.9~2.5mm 后，继而行于视神经中央，在视神经盘处分为上、下 2 支，进而再分成视网膜鼻侧上、下和视网膜颞侧上、下 4 支小动脉，分布至视网膜鼻侧上、鼻侧下、颞侧上和颞侧下 4 个扇形区。临床上，用检眼镜可直接观察这些血管。黄斑中央凹 0.5mm 范围内无血管分布。

视网膜中央动脉是终动脉，在视网膜内的分支之间无吻合，亦不与脉络膜内的血管吻合，但行于视神经鞘和视神经内的分支间有吻合。视网膜中央动脉阻塞时可导致眼全盲。

（二）睫后短动脉

又称脉络膜动脉，有很多支，在视神经周围垂直穿入巩膜，分布于脉络膜。

（三）睫后长动脉

又称虹膜动脉，有 2 支，在视神经的内、外侧穿入巩膜，在巩膜与脉络膜间前行至睫状体，发出 3 支：①回归动脉支，进入脉络膜与睫后短动脉吻合。②睫状肌支，至睫状肌。③虹膜动脉大环支，与睫前动脉吻合。

（四）睫前动脉

睫前动脉由眼动脉的各肌支发出，共 7 支，在眼球前部距

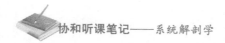

角膜缘 5~8mm 处穿入巩膜在巩膜静脉窦的后面入睫状肌，发分支与虹膜动脉大环吻合，营养巩膜的前部、虹膜和睫状体。睫前动脉在进入巩膜前，分支至球结膜。

另外，眼动脉还发出泪腺动脉、筛前动脉、筛后动脉以及眶上动脉等分支至相应的部位。

二、眼的静脉

（一）眼球内静脉

1. 睫前静脉　收集眼球前部虹膜等处的静脉血。这些静脉以及眶内的其他静脉，最后均汇入眼上、下静脉。

2. 视网膜中央静脉　与同名动脉伴行，收纳视网膜的静脉血。

3. 涡静脉　是眼球血管膜的主要静脉，多数为 4 条，即 2 条上涡静脉和 2 条下涡静脉，分散在眼球赤道后方的 4 条直肌之间，收集虹膜、睫状体和脉络膜的静脉血。此静脉不与动脉伴行，在眼球赤道附近穿出巩膜，经眼上、下静脉汇入海绵窦。

（二）眼球外静脉

1. 眼上静脉　起自眶内上角，向后经眶上裂注入海绵窦。

2. 眼下静脉　起自眶下壁和内侧壁的静脉网，向后分 2 支，一支经眶上裂注入眼上静脉，另一支经眶下裂汇入翼静脉丛。

🖊️**主治语录：眼静脉内无瓣膜，面部感染可经眼静脉侵入海绵窦引起颅内感染。**

三、眼的神经

有视神经、动眼神经、滑车神经、展神经、交感神经和副交感神经。

1. 视器的神经支配来源较多。视神经起于眼球后极的内侧约 3mm 处，行向后内，穿经视神经管入颅中窝，连于视交叉。

2. 眼球外肌由动眼神经、滑车神经、展神经支配。

3. 眼球内肌的瞳孔括约肌和睫状肌受动眼神经支配，瞳孔开大肌受交感神经支配。

4. 视器的感觉神经则来自三叉神经的眼神经。

5. 眼睑内的眼轮匝肌则受面神经支配。

6. 泪腺由面神经的副交感神经纤维支配。

 历年真题

1. 睫状肌收缩时
   A. 睫状小带松弛，晶状体变凸，适于看远物
   B. 睫状小带紧张，晶状体变扁平，适于看远物
   C. 睫状小带松弛，晶状体变扁平，适于看近物
   D. 睫状小带松弛，晶状体变凸，适于看近物
   E. 睫状小带松弛，晶状体变扁平，适于看远物

2. 晶状体凸度增大时
   A. 瞳孔开大肌舒张
   B. 瞳孔开大肌收缩
   C. 睫状肌收缩
   D. 睫状肌舒张
   E. 瞳孔括约肌收缩

3. 结膜
   A. 覆盖于眼睑后面与眼球外膜
   B. 分为睑结膜、球结膜、结膜穹隆 3 部分
   C. 与睑板紧密相连
   D. 与巩膜紧密相连
   E. 形成的囊状腔隙称结膜囊，通泪囊

参考答案：1. D　2. C　3. B

第十五章　前庭蜗器

核心问题

1. 外耳道形态、分部、走向和幼儿外耳道的特点。
2. 鼓室的位置、形态、六壁的主要结构。
3. 听小骨的名称、排列关系。
4. 幼儿咽鼓管的特点。
5. 骨迷路和膜迷路的位置、形态、构造以及它们之间的关系。

内容精要

前庭蜗器包括前庭器和听器。前庭蜗器又称耳，包括外耳、中耳和内耳3部分。外耳和中耳是声波的收集和传导装置，内耳接受声波和位觉的刺激。听觉感受器和位觉感受器位于内耳（图15-0-1）。

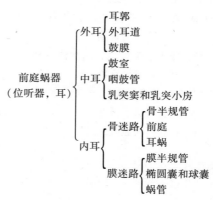

图 15-0-1　前庭蜗器的组成

第一节 外 耳

一、耳郭

耳郭位于头部的两侧，凸面向后，凹面朝向前外。耳郭的上方大部以弹性软骨为支架，外覆皮肤，皮下组织少。下方为耳垂，无软骨，仅含结缔组织和脂肪，为临床常用采血的部位。

耳郭结构：耳郭的前外面高低不平，卷曲的游离缘称耳轮。耳轮前有一与其平行的弧形隆起，称对耳轮。对耳轮的上端分叉形成对耳轮上、下脚。两脚之间的三角形浅窝称三角窝。耳轮和对耳轮之间的狭长凹陷称耳舟。对耳轮前方的深窝称耳甲，耳甲被耳轮脚分为上部的耳甲艇和下部的耳甲腔。耳甲腔通入外耳门。耳甲腔的前方有一突起称耳屏，后方的对耳轮下部有一突起，称对耳屏。耳屏与对耳屏之间有一凹陷，称为耳屏间切迹。对耳屏的下方为耳垂。耳郭的外部形态为耳屏间切迹。

耳郭的外部形态为中医耳针定穴的标志。

二、外耳道

1. 位置　位于外耳门与鼓膜之间。
2. 分部　外 1/3 为软骨部，内 2/3 为骨部，两者交界处较窄。
3. 形态特点　外耳道全长作不同方向的弯曲。由于软骨部的可动性，故在检查外耳道、鼓膜时，应向后上方牵拉耳郭，将外耳道拉直。婴儿的外耳道较短而平直。检查时应拉耳郭向后下方。注意外耳道皮肤的特点。
4. 外耳道表面覆盖皮肤，内含感觉神经末梢、毛囊、皮脂腺及耵聍腺。因皮下组织少，皮肤与软骨膜、骨膜结合紧密，不易移动，故外耳道皮肤疖肿时，疼痛剧烈。耵聍腺分泌的黏稠液体为耵聍。如耵聍凝结成块阻塞外耳道，则为耵聍栓塞，影响听力。

三、鼓膜

1. **位置** 位于外耳道与鼓室之间，作为外耳与中耳的分界。

2. **分部** 上 1/4 为松弛部（薄而松弛），下 3/4 为紧张部（坚实紧张）。

3. **形态** 向内凹陷椭圆形的半透明薄膜，与外耳道底形成 45°~50° 的倾斜角。小儿的鼓膜更为倾斜，几乎呈水平位。中心向内凹陷为鼓膜脐。光锥是紧张部前下部分的一个三角反光区。

4. **组织结构** 外层为复层扁平上皮，与外耳道的皮肤相续连；中层为纤维层，鼓膜的松弛部无此层；内层为黏膜，与鼓室黏膜相连续。

第二节 中 耳

中耳由鼓室、咽鼓管、乳突窦和乳突小房组成，为一含气的不规则腔道，大部分位于颞骨岩部内。中耳向外借鼓膜与外耳道相隔，向内毗邻内耳，向前以咽鼓管通向鼻咽部。

一、鼓室

位置：位于鼓膜与内耳外侧壁之间，是颞骨岩部内含气的不规则小腔。

1. **鼓室**（表 15-2-1、图 15-2-1）由 6 个壁围成，内有听小骨、韧带、肌、血管和神经等。

表 15-2-1 鼓室

名 称	构 成
上壁（盖壁）	颞骨岩部前外侧面的鼓室盖，分隔鼓室与颅中窝，向后延伸成乳突壁的上壁。中耳疾患时可侵犯此壁，引起耳源性颅内并发症
下壁（颈静脉壁）	为一薄层骨板，分隔鼓室与颈静脉窝内的颈静脉球。部分人的鼓室下壁未骨化，仅借黏膜和纤维结缔组织分隔鼓室和颈静脉球。这种情况施行鼓膜或鼓室手术时，易伤及颈静脉球而发生严重出血
前壁（颈动脉壁）	此壁甚薄，借骨板分隔鼓室与颈内动脉。此壁上部为颞骨岩部和鳞部的交界处，有两个小管，上方为鼓膜张肌半管，下方为咽鼓管半管
后壁	乳突壁，上部有乳突窦的入口（下方有一锥状突起，称锥隆起，内藏镫骨肌），鼓室借此连通乳突内的乳突小房。中耳炎易侵入乳突小房而引起乳突炎
外侧壁（鼓膜壁）	大部分由鼓膜构成。在鼓膜的上方为骨部，即鼓室上隐窝的外侧壁
内侧壁（迷路壁）	中部有圆形隆起称岬、岬后上方一卵圆形小孔称前庭窗（后上方有面神经管凸，内藏面神经）、岬后下方一圆形小孔称蜗窗

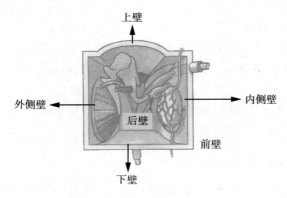

图 15-2-1 鼓室 6 壁

2. 鼓室内结构

（1）听小骨：听小骨有 3 块，位于鼓室内，自外向内为锤骨、砧骨和镫骨（封闭前庭窗）。彼此形成听骨链，联络鼓膜和前庭窗，可将声波传入内耳。当炎症引起听小骨粘连和韧带硬化时，可使听觉减弱。

（2）运动听小骨的肌：与听小骨运动有关的肌肉有鼓膜张肌和镫骨肌，能调节鼓膜的紧张度。对鼓膜和内耳有保护作用。

1）鼓膜张肌收缩可紧张鼓膜，受三叉神经的下颌神经支配。

2）镫骨肌是鼓膜张肌的拮抗肌，收缩时解除鼓膜的紧张状态，受面神经支配。

主治语录：镫骨肌瘫痪常引起听觉过敏。

（3）鼓室和鼓室丛（见"神经系统"）。

二、咽鼓管

1. 位置　位于咽鼻部和鼓室之间。

2. 开口　①咽鼓管骨部，约占咽鼓管 1/3，开口于鼓室前壁的咽鼓管鼓室口。②咽鼓管软骨部，约占咽鼓管 2/3，开口于鼻咽部侧壁的咽鼓管咽口（下鼻甲后方），咽鼓管咽口平时关闭。当吞咽或呵欠时，此口张开，空气进入鼓室。

3. 功能　咽鼓管为沟通鼓室与咽腔鼻部的管道，空气由咽口→咽鼓室→鼓室，调节鼓室内压力，以保持鼓膜内、外压力的均衡。

小儿的咽鼓管较短，管腔相对较宽，呈水平方向，故咽部感染易沿咽鼓管侵入鼓室。

三、乳突窦和乳突小房

乳突窦位于鼓室上隐窝的后方，向前开口于鼓室后壁的上部，向后与乳突小房相连通，为鼓室和乳突小房之间的通道。

乳突小房为颞骨乳突部内的许多大小、形状不等而互相交通的含气小腔，向前→乳突窦→鼓室。中耳炎可经乳突窦侵犯乳突小房而引起乳突炎。另外，耳内手术可经乳突小房入路。

第三节 内 耳

位置：在颞骨岩部骨质内，鼓室与内耳道底之间。

分部：骨迷路、膜迷路。骨迷路与膜迷路之间充满外淋巴，膜迷路内充满内淋巴，内、外淋巴互不相通。

一、骨迷路

（一）前庭

在骨迷路中部，略似椭圆形空腔。前部有孔通耳蜗，后上部有 5 个小孔通向 3 个骨性半规管。

外侧壁即鼓室内侧壁，有前庭窗和蜗窗。内侧壁即内耳道底，有前庭蜗神经通过。在内侧壁上有前庭嵴。前庭嵴后上方有椭圆囊隐窝，前下方有球囊隐窝，分别容纳椭圆囊和球囊。前庭嵴下部分开，在分叉处内有一小的凹面，为蜗管隐窝，容纳蜗管的前庭端。

（二）骨半规管

前、后、外侧 3 个相互垂直角排列的弯曲小管。

前骨半规管弓向上方，埋于颞骨岩部弓状隆起的深面，与颞骨岩部的长轴垂直。

外骨半规管弓向外侧，当头前倾 30°时，呈水平位，是 3 个半规管中最短的一个。

后骨半规管弓向后外方，是 3 个半规管中最长的一个，与

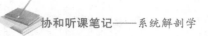

颞骨岩部的长轴平行。

每个骨半规管皆有 2 个骨脚连于前庭：其中一个骨脚膨大称壶腹骨脚，膨大部称骨壶腹；另一个骨脚细小称单骨脚。

（三）耳蜗

位于前庭的前方，形似蜗牛壳。耳蜗由蜗轴和蜗螺旋管构成。

螺旋形的骨管，围绕蜗轴盘旋两圈半。蜗顶向前外方，蜗底对着内耳道底，由蜗轴发出骨螺旋板（基部有蜗轴螺旋管，内藏蜗神经节），蜗螺旋管可分 3 部分：近蜗顶侧的管腔为前庭阶；中间为膜性的蜗管；近蜗底侧者为鼓阶。

二、膜迷路

（一）椭圆囊和球囊

椭圆囊和球囊位于骨迷路的前庭部。椭圆囊前接球囊、后有 5 个开口接 3 个膜性半规管，两囊的壁上有椭圆囊斑和球囊斑，是位置感受器，能感受头部静止的位置及直线变速运动引起的刺激。

（二）膜半规管

在骨半规管内，膨大部称膜壶腹、壁上有壶腹嵴，是位觉感受器。能感受头部旋转运动开始和终止时的刺激。

（三）蜗管

在耳蜗内，横切面呈三角形。①上壁为蜗管前庭壁（前庭膜）。②外侧壁为增厚的骨膜，富有血管，称血管纹。③下壁由骨螺旋板和蜗管鼓壁（螺旋膜，又称基底膜）组成。基底膜上有螺旋器，又称 Corti 器，为听觉感受器。蜗管的上方为前庭阶，通向前庭，下方为鼓阶。两阶在蜗顶借蜗孔相通。

声波传导（图 15-3-1）：声波传入内耳的两条途径，有空气传导和骨传导，正常情况以空气传导为主。

1. 空气传导 声波经外耳道传至鼓膜，引起鼓膜振动，继而使听小骨链随之运动，将声波转换成机械振动并加以放大，经镫骨底传至前庭窗，引起前庭阶的外淋巴波动。外淋巴波动经前庭膜传至内淋巴，内淋巴的波动刺激基底膜上的螺旋器，产生神经冲动，再经蜗神经传入中枢产生听觉。前庭阶外淋巴的波动也引起鼓阶外淋巴的波动，传至蜗窗时，第二鼓膜外凸而缓冲波动。

鼓膜穿孔时，声波引起鼓室内的空气振动，直接波及第二鼓膜，引起鼓阶的外淋巴波动，使基底膜振动以兴奋螺旋器。通过这条途径，能产生部分听觉。

2. 骨传导 指声波经颅骨传入内耳的过程。声波的冲击和鼓膜的振动可经颅骨和骨迷路传入使耳蜗内的外淋巴和内淋巴波动，刺激基底膜上的螺旋器产生神经兴奋，引起较弱听觉。

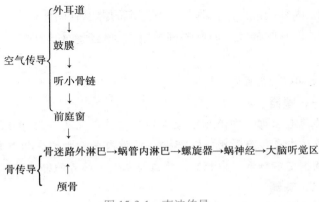

图 15-3-1 声波传导

当鼓膜、听小骨链等损伤，空气传导会明显障碍，由此造成的耳聋称传导性耳聋。此时骨传导尚可部分代偿，故不会产生完全性耳聋。从螺旋器至大脑听觉区任何一个环节的损伤或病变而影响听觉，称神经性耳聋。此时空气传导和骨传导途径虽属正常，但均不能引起听觉，为完全性耳聋。

三、内耳道

位于颞骨岩部后面的中部，自内耳门至内耳道底，长约10mm。内耳道底邻接骨迷路的内侧壁，有很多孔隙，前庭蜗神经、面神经和迷路动脉由此穿行。

内耳道底有一横位的骨嵴称横嵴，将内耳道底分隔为上、下两部。上部的前份有一圆形的孔，有面神经通过；下部的前份为蜗区，有蜗神经通过。上、下部的后份有前庭上区、前庭下区和单孔，有前庭神经的 3 个分支通过。

四、内耳的血管、淋巴和神经

1. 内耳的血管　内耳的血管由迷路动脉和茎乳动脉供血。内耳的静脉汇入岩上、下窦或横窦。

2. 内耳的淋巴　内耳是否有固定的淋巴管尚无定论。

3. 内耳的神经　前庭蜗神经包括前庭神经和蜗神经。

附：其他感受器

一、嗅器

在鼻腔上部，即上鼻甲及其相对的鼻中隔及以上部分。此部黏膜呈淡黄色，血管比呼吸部少。黏膜内含嗅细胞，为双极神经元，周围突有纤毛，中枢突汇集成嗅丝，穿筛骨的筛板进入嗅球。

二、味器

即味蕾，人类的味蕾嵌于舌的菌状乳头、轮廓乳头和叶状乳头的上皮内，以轮廓乳头上的味蕾最多；在软腭、会厌等处的上皮内也有味蕾分布。味蕾呈卵圆形，底部抵达基板，有味觉神经分布，顶端籍味孔通口腔。味觉刺激主要有酸、甜、苦、咸四种。分布于味蕾的神经主要是面神经和舌咽神经。

三、皮肤

皮肤由表皮和真皮构成。其深面主要为疏松结缔组织构成的皮下组织，即浅筋膜，含丰富的血管、淋巴管、浅淋巴结等。浅筋膜将皮肤和深部的组织连接起来。毛发、指（趾）甲、汗腺、皮脂腺等均为皮肤的附属结构。

 历年真题

1. 鼓膜
   A. 为圆形半透明膜
   B. 其外侧面向前、下、外方倾斜
   C. 与外耳道底成 60°～65°角
   D. 下 3/4 的区域为松弛部
   E. 紧张部的上方有一三角形的反光区称光锥

2. 关于鼓室，错误的是
   A. 是颞骨内的一含气不规则小腔隙
   B. 鼓室壁内面覆有黏膜
   C. 内有听小骨、韧带、肌、血管、神经等
   D. 以鼓膜与外耳相隔
   E. 具有感受声波的作用

3. 咽鼓管
   A. 连通鼓室与口咽部
   B. 外侧部为软骨部
   C. 其内覆有黏膜并与鼓室黏膜相续
   D. 一端开口于鼓室颈静脉壁
   E. 内侧部为骨性部

4. 关于内耳的描述，错误的是
   A. 由骨迷路和膜迷路组成
   B. 骨迷路可分为前庭、骨半规管和耳蜗
   C. 蜗螺旋管是由骨松质围成的骨管
   D. 骨迷路与膜迷路之间充满外淋巴，膜迷路内充满内淋巴
   E. 骨半规管可分为前、后、外侧 3 个

5. 听觉感受器位于
   A. 壶腹嵴
   B. 椭圆囊

C. 蜗管前庭壁

D. 螺旋膜

E. 球囊

6. 头部位置觉感受器位于

　　A. 椭圆囊斑、球囊斑与壶腹嵴

　　B. 耳蜗

　　C. 前庭窗

　　D. 螺旋器

　　E. 蜗窗

7. 对前庭描述错误的是

　　A. 位居骨迷路中部

　　B. 呈一近似椭圆形的腔隙

　　C. 内藏蜗管

　　D. 后上部有 5 个小孔与骨半规
　　　　管相通

　　E. 前部有 1 个孔连通耳蜗

8. 关于骨半规管的描述，错误的是

　　A. 每个半规管各有 1 个单骨脚，1 个壶腹骨脚

　　B. 为 3 个半环形的互成直角排列的弯曲小骨管

　　C. 3 个半规管共有 6 个孔开口于前庭

　　D. 前骨半规管的平面与颞骨岩部的长轴垂直

　　E. 后骨半规管的平面与颞骨岩部的长轴平行

参考答案：1. B　2. E　3. C
　　　　　4. C　5. D　6. A
　　　　　7. C　8. C

第五篇　神　经　系　统

第十六章　总　论

核心问题

1. 神经系统的区分。
2. 反射概念及反射弧的构成。

内容精要

神经系统主要由神经组织构成，神经组织有两种主要的细胞成分，即神经细胞（或称神经元）和神经胶质细胞（或称神经胶质）。反射是神经系统的基本活动方式。

一、神经系统的区分

见图 16-1-1。

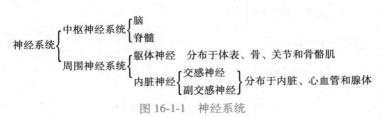

图 16-1-1　神经系统

周围神经系统根据其功能分为感觉神经和运动神经。感觉神经将神经冲动自感受器传向中枢，故又称传入神经；运动神经是将神经冲动自中枢传向周围的效应器，故又称传出神经。内脏神经中的传出神经即内脏运动神经支配心肌、平滑肌和腺体，其活动不受人的主观意志控制，故又称自主神经或自主神经，它们又可分为交感神经和副交感神经。

二、神经系统的组成

（一）神经元

神经元具有感受刺激和传导兴奋的功能，是神经系统结构和功能的基本单位。神经元包括胞体和突起（树突、轴突）。神经元的分类可按其突起的多少（分假单极神经元、双极神经元和多极神经元）或按其功能（运动神经元、感觉神经元和联络神经元），神经元之间以突触衔接。

（二）神经胶质细胞

有中枢神经系统的和周围神经系统的 2 种：前者有星形胶质细胞（体积最大、数量最多）、少突胶质细胞、小胶质细胞、室管膜细胞等，后者有施万细胞和卫星细胞等。

三、神经系统的常用术语

中枢部和周围部，见图 16-1-2。

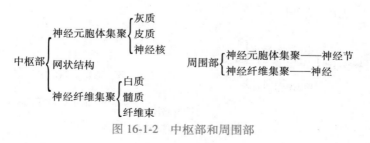

图 16-1-2　中枢部和周围部

四、神经系统的活动方式

神经系统在调节机体的活动中，对内、外环境的各种刺激作出适宜的反应，称为反射，反射的结构基础是反射弧。反射弧由感受器、传入神经、中枢、传出神经和效应器构成。反射是神经系统的基本活动方式。

五、神经系统的研究和观察方法

传统的显微镜技术和组织学技术、神经通路追踪技术、现代显微镜技术和电镜技术、组织化学和免疫组织化学技术及原位杂交、细胞生物学技术、电生理学技术、生物化学和分子生物学技术、神经影像学（脑成像）技术、物理学方面的技术（如色谱仪、液相或气相质谱仪等）、生物光子学技术、行为实验研究技术和脑模拟（计算机模拟）技术等都为揭示神经系统的结构和功能发挥着重要的作用。

第十七章　周围神经系统

核心问题

1. 脊神经的构成、分支。

2. 膈神经的组成、行径和分布。

3. 臂丛、腰丛和骶丛的组成和位置。

4. 正中神经、尺神经、桡神经的起始、行径及其分布；肌皮神经、腋神经、胸长神经、胸背神经的走行和支配。

5. 胸神经前支在胸腹壁的行径、分布。

6. 股神经的组成、行径、主要分支及其分布。

7. 坐骨神经、胫神经的分布；腓浅、腓深神经的分布。

8. 脑神经的名称、进出颅的部位、走行和支配情况。

9. 动眼神经的纤维成分、行径、支配。瞳孔对光反射。

10. 滑车神经的来源、行径及分布。

11. 三叉神经的纤维成分、三大主支。

12. 展神经的起始、行径和分布。

13. 舌咽神经、迷走神经的纤维成分及其分布概况。喉上神经、喉返神经的分布。

14. 舌下神经的起始、行径及分布概况，舌下神经核上瘫、核下瘫的主要表现及发生机制。

15. 交感神经低级中枢的部分。交感干的位置和构成。内脏器官的神经支配。

内容精要

周围神经系统根据其不同部分与中枢神经连接部位的特点，一般分为脊神经和脑神经两大部分。前者指的是与脊髓相连的周围神经部分，由 31 对成对分布的神经组成；后者则是指与脑相连的部分，由 12 对成对分布的神经组成。

周围神经中的不同纤维成分分布于身体的不同部位。根据周围神经终末分布部位的特点将其分为躯体神经和内脏神经两大部分：前者指的是分布于身体皮肤和骨骼肌的周围神经部分，后者则是指分布于体腔内脏器、全身心血管和腺体组织的周围神经部分。

第一节　脊　神　经

一、概述

（一）脊神经的构成、分部和纤维成分

1. 脊神经　是借前后根与脊髓相连的周围神经，主要分布于躯干和四肢。共 31 对，包括颈神经 8 对，胸神经 12 对，腰神经 5 对，骶神经 5 对和尾神经 1 对。

每对脊神经都是由前根和后根在椎间孔处汇合而成。

2. 前根　为运动性神经，借根丝与脊髓前外侧沟相连，由脊髓前角运动细胞和侧角中间外侧核的神经元发出的轴突组成。

3. 后根　为感觉性神经，借根丝与脊髓后外侧沟相连，由膨大的脊神经节内的假单极神经元的中枢支组成，其周围支参加组成脊神经。

所有脊神经都经同序数椎骨上方或下方的椎间孔穿出椎管或

骶管。第 1 颈神经在寰椎与枕骨之间的间隙离开椎管，第 2~7 颈神经经同序数颈椎上方的椎间孔穿出椎管，第 8 颈神经则在第 7 颈椎下方的椎间孔穿出椎管，所有胸神经和腰神经都经同序数椎骨下方的椎间孔穿出椎管，第 1~4 骶神经从同序数的骶前孔和骶后孔出骶管，第 5 骶神经和尾神经则经骶管裂孔穿出。

4. 脊神经的纤维成分（每对均为混合神经）（表 17-1-1）

表 17-1-1　脊神经的纤维成分

名　　称	来源、分布
躯体感觉纤维	来自脊神经节中的假单极神经元，分布皮肤、骨骼肌、肌腱和关节，将皮肤浅感觉（痛、温觉和触觉）以及肌、肌腱和关节的深感觉（运动觉和位置觉）信号传入中枢
内脏感觉纤维	也来自脊神经节的假单极神经元，分布内脏、心血管和腺体，将这些结构的感觉冲动传入中枢
躯体运动纤维	由位于脊髓灰质前角的运动神经元的轴突所构成，分布于躯干和肢体的骨骼肌，支配其随意运动
内脏运动纤维	发自胸髓 12 个节段和腰髓 1~3 节段的中间外侧核（交感神经中枢）以及骶髓 2~4 节段的骶副交感核。该处神经元的轴突分布于内脏、心血管和腺体的效应器，支配平滑肌、心肌和腺体

（二）脊神经的典型分支

1. 脊膜支　经椎间孔返回椎管内的一条细支，该支返回管后，迅速分为横支、升支和降支。分布于脊膜被膜、血管壁、骨膜、韧带和椎间盘等处。

2. 交通支　连于脊神经和交感干之间。可分为白交通支（有髓神经纤维）和灰交通支（无髓神经纤维）。

3. 后支　较细小，为混合性神经支，向后分布于项、背、腰和臀部皮肤及深层肌。大部分后支可分为肌支和皮支。后支的分布具有明显的节段性特点。

4. 前支 最粗大，为混合性神经支，并多数形成神经丛（除 12 对胸神经外，其余脊神经前支形成 4 神经丛，即颈丛、臂丛、腰丛和骶丛）。分布于躯干前、外侧和四肢的皮肤及肌肉。

二、颈丛

（一）颈丛的组成和位置

组成：第 1~4 颈神经前支相互交织构成。

位置：位于胸锁乳突肌上部深面，中斜角肌和肩胛提肌起始端的前方。

（二）颈丛的分支

1. 枕小神经（C_2） 沿胸锁乳突肌后缘行向后上方，分布于枕部和耳郭背面上 1/3 的皮肤。

2. 耳大神经（C_2、C_3） 绕胸锁乳突肌后缘，并沿其表面上行至耳郭下方，分布于耳郭及其周围的皮肤。

3. 颈横神经（C_2、C_3） 绕胸锁乳突肌后缘中点，沿其表面水平行向前内，分布于颈前部皮肤。

4. 锁骨上神经（C_3、C_4） 有 2~4 支，分别向前下、后下和外下方走行，分布于颈侧区下部、胸壁上部和肩部的皮肤。

5. 膈神经（C_3~C_5）

（1）组成：由第 3~5 颈神经前支组成。

（2）行程：由颈丛发出后→前斜角肌前面→于锁骨下动、静脉之间经胸廓上口入胸腔→肺根前方→纵隔胸膜和心包之间→膈。

（3）分布：运动纤维支配膈肌；感觉纤维分布于胸膜、心包及膈下面的部分腹膜，右膈神经尚分布于肝、胆囊和肝外胆道的浆膜。

（4）膈神经受到损伤后，主要影响同侧半膈肌的功能，表现为腹式呼吸减弱或消失，严重者可有窒息感。膈神经受到刺激时可发生呃逆。

三、臂丛

（一）臂丛的组成和位置

组成：第5~8颈神经前支和第1胸神经前支的大部分纤维交织而成。

位置：穿前中斜角肌后入斜角肌间隙，继而在锁骨后方行向外下进入腋窝。组成臂丛的5条脊神经前支经过反复分支、交织和组合后，最后形成3个神经束（臂丛内侧束、臂丛外侧束和臂丛后束），并从其中发出神经。

（二）臂丛的分支

臂丛的分支，见图17-1-1。

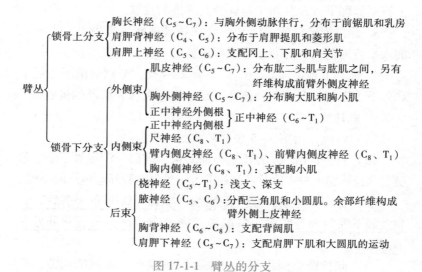

图 17-1-1　臂丛的分支

臂丛分支示意图，见图 17-1-2。

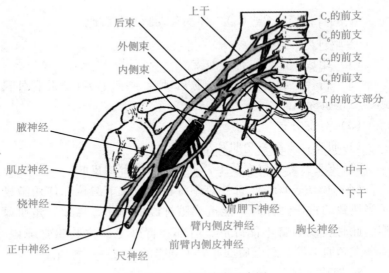

图 17-1-2 臂丛分支示意图

（三）锁骨上分支

1. 胸长神经（$C_5 \sim C_7$）　与胸外侧动脉同侧→前锯肌和乳房外侧。

2. 肩胛背神经（C_4、C_5）　穿中斜角肌→肩胛提肌和菱形肌。

3. 肩胛上神经（C_5、C_6）　经肩胛切迹→冈上肌、冈下肌和肩关节。

（四）锁骨下分支

1. 肩胛下神经（$C_5 \sim C_7$）　伴肩胛下动脉→肩胛下肌和大圆肌。

2. 胸前神经（胸内、外侧神经）　臂丛内侧束→胸大肌、胸小肌。

3. 胸背神经（$C_6 \sim C_8$）　伴胸背动脉→背阔肌。

4. 腋神经

（1）组成：C_5、C_6神经前支。

（2）行径：起自后束伴旋肱后动脉→穿四边孔绕肱骨外科颈→三角肌深面。

（3）分支分布

1）肌支：支配三角肌和小圆肌。

2）皮支：分布肩部及上臂上 1/3 外侧部的皮肤。

（4）损伤表现：肱骨外科颈骨折、肩关节脱位和使用腋杖不当所致的重压，都有可能造成腋神经的损伤，导致三角肌瘫痪。此时表现为臂不能外展，肩部和臂外上部皮肤感觉障碍。由于三角肌萎缩，患者肩部亦失去圆隆的外形——方肩。

5. 肌皮神经

（1）组成：$C_5 \sim C_7$前支。

（2）行径：外侧束→穿喙肱肌→肱二头肌于肱肌之间→皮支成前臂外侧皮神经。

（3）分支分布：肌支支配上臂前群肌（喙肱肌、肱二头肌和肱肌）。皮支分布前臂外侧的皮肤。

6. 正中神经

（1）组成：$C_6 \sim T_1$神经的前支。

（2）行径：内、外侧束的正中神经内、外侧根→夹腋动脉→腋动脉外侧→伴肱动脉→上臂中部越肱动脉位其内侧下降→穿旋前圆肌→指浅、深屈肌之间→腕上方浅出并位于桡侧腕屈肌腱和掌长肌腱之间→穿腕管→手掌。

（3）分支分布

1）在上臂没有分支。

2）肌支：在前臂支配前臂前群肌的六块半肌（除肱桡肌、尺侧腕屈肌和指深屈肌尺侧半）。正中神经在手部的分布可概括为：运动纤维支配第1、2蚓状肌和鱼际肌（拇收肌除外），感觉纤维则分布于桡侧半手掌、桡侧三个半手指掌面皮肤及其中节和远节指背皮肤。

　　3）皮支：分布掌心和鱼际的皮肤及由指掌侧总神经的分支指固有神经分布的桡侧三指半指的掌侧面及其中节、远节指背皮肤。

　　（4）体表投影：在肱二头肌内侧沟上端肱动脉的搏动处确定一点，在肘部肱骨内、外上髁间连线中点稍内侧确定另一点，此两点之间的连线即为正中神经在臂部的投影线。将此投影线延至腕部桡侧腕屈肌腱与掌长肌腱连线的中点，即为正中神经在前臂的投影线。

　　（5）损伤表现（图17-1-3）：正中神经极易在前臂和腕部外伤时而损伤，此时出现该神经分布区的功能障碍。旋前肌综合征为正中神经在穿过旋前圆肌和指浅屈肌起点腱弓处受压损伤后出现的症状，表现为该神经所支配的肌收缩无力和手掌感觉障碍。在腕管内，正中神经也易因周围结构的炎症、肿胀和关节的病变而受压损伤，出现腕管综合征，表现为鱼际肌萎缩，手掌变平呈"猿掌"，同时桡侧3个半手指掌面皮肤及桡侧半手掌出现感觉障碍。

　　7. 尺神经

　　（1）组成：C_8、T_1神经前支。

　　（2）行径：内侧束→伴尺侧上副动脉→穿内侧肌间隔→行于尺神经沟→伴尺动静脉下降至腕→经腕尺侧管→手掌。

　　（3）分支分布

　　1）在前臂：肌支支配尺侧腕屈肌和指深屈肌尺侧半；浅支——手背支分布手背尺侧半、小指、环指和中指尺侧半皮肤。

　　2）在手掌：浅支——皮支指掌侧神经及其分支指固有神经

分布小鱼际和小指、环指掌侧半皮肤；深支——肌支支配小鱼际肌，第 3、4 蚓状肌，骨间肌和拇收肌。

（4）体表投影：自胸大肌下缘肱动脉起始段搏动点开始，向下内侧到肱骨内上髁与鹰嘴之间的连线为尺神经在臂部的投影线。将此线在前臂的尺侧延至豌豆骨的外侧，则为尺神经在前臂的投影线。尺神经在肱骨内上髁后方的尺神经沟内位置最浅，极易触及。

（5）损伤表现（图 17-1-3）：尺神经容易受到损伤的部位包括肘部肱骨内上髁后方、尺侧腕屈肌起点处和豌豆骨外侧。尺神经在上两个部位受到损伤时，运动障碍主要表现为屈腕力减弱，环指和小指远节指关节不能屈曲，小鱼际肌和骨间肌萎缩，拇指不能内收，各指不能相互靠拢。同时，掌指关节过伸，出现"爪形手"。感觉障碍则表现为手掌和手背内侧缘皮肤感觉丧失。若在豌豆骨处受损，由于手的感觉支早已发出，所以手的皮肤感觉不受影响，主要表现为骨间肌的运动障碍。

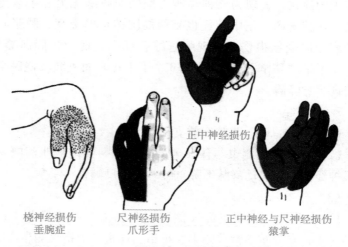

图 17-1-3　垂腕症、爪形手、猿掌及正中神经损伤的示意图

8. 桡神经

（1）组成：$C_5 \sim T_1$ 神经前支。

（2）行径：后束→伴肱深动脉→桡神经沟→穿外侧肌间隔→肱桡肌与肱肌之间→分浅深两支浅支→沿桡动脉桡侧下降→前臂中、下 1/3 交界处经肱桡肌腱深面转至背面下降→手背深支→穿旋后肌→伴骨间后动脉下降分支支配附近肌肉。

（3）分支分布

1）桡神经深支（肌支）：在上臂分支支配肱三头肌。在前臂分支支配肱桡肌、前臂后群肌。肘肌和桡侧腕长伸肌。

2）桡神经浅支（皮支）：分布上臂背面、前臂背面及手背桡侧半、拇指、示指和中指桡侧半近节以上部分的皮肤。

（4）体表投影：自腋后襞下缘外侧端与臂相交处斜向外下连于肱骨外上髁，此连线即为桡神经在臂背侧面的投影。

（5）损伤表现（图 17-1-3）：肱骨中段或中、下 1/3 交界处骨折容易合并桡神经的损伤，导致前臂伸肌群的瘫痪，表现为抬前臂时呈"垂腕"状，同时第 1、2 掌骨间背面皮肤感觉障碍明显。桡骨颈骨折时，可损伤桡神经深支，出现伸腕无力，不能伸指等症状。

9. 臂内侧皮神经 臂内侧和臂前面的皮肤。

10. 前臂内侧皮神经 前臂内侧部皮肤。

四、胸神经前支——12 对

1. 分为肋间神经（$T_1 \sim T_{11}$）和肋下神经（T_{12}）。肋间神经于肋间内、外肌之间沿肋沟前行，第 7~11 肋间神经和肋下神经沿相应肋间隙逐渐向前下行于腹横肌于腹内斜肌之间，在腹直肌外缘进入腹直肌鞘。

2. 分布 上 6 对肋间神经的肌支分布于肋间肌、上后锯肌和胸横肌。皮支外侧支分布于胸外侧壁和肩胛区的皮肤；前支分布于胸前壁皮肤及胸、腹膜壁层的内侧份。

3. 每一对胸神经前支的皮支在躯干的分布区也是相对恒定的（表17-1-2）。

表 17-1-2　胸神经前支的皮支分布

皮支名称	对应的躯干分布区
T_2	胸骨角平面
T_4	乳头平面
T_6	剑突平面
T_8	两侧肋弓中点连线的平面
T_{10}	脐平面
T_{12}	耻骨联合与脐连线中点平面

临床上常以上述平面为标志，检查感觉障碍的节段或确定麻醉平面。

五、腰丛

（一）腰丛的组成和位置

组成：T_{12}胸神经前支的一部分，$L_1 \sim L_3$腰神经前支和L_4腰神经前支的一部分。

位置：位于腰大肌深面、腰椎横突的前方。

（二）腰丛的分支

除发出肌支支配髂腰肌和腰方肌外，还有：

1. 髂腹下神经（T_{12}、L_1）

（1）行径：腰大肌外侧缘→肾的后面和腰方肌前面→髂嵴后份→腹横肌与腹内斜肌之间→腹股沟管浅环上方约 3cm 处穿腹外斜肌腱膜达皮下。

（2）分支分布：皮支分布臀外侧区、腹股沟区及下腹部的皮肤；肌支支配腹肌前外侧群的下部。

2. 髂腹股沟神经（L_1）

（1）行径：髂腹下神经下方出腰大肌外侧缘→斜行跨过腰方肌和髂肌上部→在髂嵴前端附近穿腹横肌浅出→续行于腹横肌与腹内斜肌之间，前行入腹股沟管，与精索（子宫圆韧带）伴行，从腹股沟管浅环穿出。

（2）分支分布：皮支分布腹股沟区及阴囊（大阴唇）的皮肤，肌支支配腹肌前外侧群的下部。

3. 生殖股神经（L_1、L_2）

（1）行径：腰大肌前面穿出→斜越输尿管的后方行至腹股沟区，在腹股沟韧带上方分为生殖支和股支。

（2）分支分布：生殖支分布提睾肌和阴囊（随子宫圆韧带分布于大阴唇）及其附近皮肤；股支分布于股三角区的皮肤。

4. 股外侧皮神经（L_2、L_3）

（1）行径：腰大肌外侧缘→髂前上棘内侧→腹股沟韧带深面→股部。

（2）分支分布：分布大腿前外侧面的皮肤。

5. 股神经——腰丛最大分支

（1）组成：$L_2 \sim L_4$ 腰神经前支。

（2）行径：腰丛→腰大肌与髂肌之间下行→腹股沟韧带深面→股三角内位股动脉外侧。

（3）分支分布：肌支支配耻骨肌、缝匠肌和股四头肌。皮支分布股前区和部分股内侧区的皮肤，其最长的分支隐神经分布小腿内侧面及足内侧缘的皮肤。

6. 闭孔神经

（1）组成：$L_2 \sim L_4$ 腰神经的前支。

（2）行径：腰丛→腰大肌内侧缘下行→经闭孔管→大腿前区。

（3）分支分布：<u>肌支支配闭孔外肌、长收肌、短收肌、大收肌和股薄肌</u>。皮支分布股内侧区部分皮肤。

六、骶丛——全身最大的脊神经丛

（一）骶丛的组成和位置

组成：L_4、L_5 腰骶干及 $S_1 \sim S_5$ 骶神经和尾神经的前支。

位置：盆腔内，骶骨及梨状肌前面，髂内动脉的后方。

（二）骶丛的分支

骶丛发出的分支可分为两大类：一类是短距离走行的分支，直接分布于邻近的盆壁肌，如梨状肌、闭孔内肌和股方肌等；另一类为走行距离较长的分支，分布于臀会阴、股后部小腿和足部的肌群及皮肤。后一类分支包括：

1. 臀上神经（L_4、L_5、S_1） 由骶丛发出后，伴臀上血管经梨状肌上孔出盆腔至臀部，行于臀中、小肌之间。在两肌之间其主干分为上、下两支，分布于臀中肌、臀小肌和阔筋膜张肌。

2. 臀下神经（L_5、S_1、S_2） 离开骶丛后，伴随臀下血管经梨状肌下孔出盆腔至臀部，行于臀大肌深面，发出分支支配该肌。

3. 股后皮神经（$S_1 \sim S_3$） 自骶丛发出后，与臀下神经相伴穿经梨状肌下孔出盆腔至臀部，在臀大肌深面下行，达其下缘后浅出至股后区皮肤。该神经沿途发分支分布于臀区、股后区和腘窝的皮肤。

4. 阴部神经（$S_2 \sim S_4$）　骶丛发出后伴随阴部血管→梨状肌下孔至臀部→坐骨棘经坐骨小孔进入会阴部的坐骨肛门窝→在阴部管内紧贴坐骨肛门窝外侧壁前行→肛三角和尿生殖三角。

分支分布：会阴部的肌群和皮肤以及外生殖器的皮肤。

该神经干在会阴部的主要分支：肛神经（直肠下神经）、会阴神经和阴茎（阴蒂）背神经。

（1）肛神经——肛门外括约肌和肛门部皮肤。

（2）会阴神经与阴部血管伴行——会阴诸肌以及阴囊或大阴唇的皮肤。

（3）阴茎背神经或阴蒂背神经行于阴茎或阴蒂的背侧——阴茎或阴蒂的海绵体及皮肤。

5. 坐骨神经——全身最粗大、最长的神经

组成：L_4、L_5、$S_1 \sim S_3$ 神经前支。

行径：骶丛→梨状肌下孔→臀大肌深面→坐骨结节与大转子之间→股二头肌深面→腘窝。

分支分布：坐骨神经在下降的同时分支支配大腿后群肌。

（1）胫神经（L_4、L_5、$S_1 \sim S_3$）：在腘窝与动静脉伴行，在小腿经比目鱼肌深面伴胫后动脉下降，再经内踝后方入足底分为足底内侧、外侧神经。

肌支支配小腿后群肌和足底肌，皮支分布足底皮肤。

胫神经损伤后由于小腿后群肌收缩无力主要表现为足不能跖屈，不能以足尖站立，内翻力减弱。同时出现足底皮肤感觉障碍。由于小腿后群肌功能障碍，收缩无力，结果导致小腿前外侧群肌的过度牵拉，使足呈背屈和外翻位，出现钩状足（图17-1-4）畸形。

（2）腓总神经（L_4、L_5、S_1、S_2）：沿股二头肌内侧行向下外，绕腓骨颈外侧向前穿腓骨长肌分为腓深、腓浅神经。

1）腓浅神经在腓骨长短肌与趾伸肌之间下行，肌支支配腓

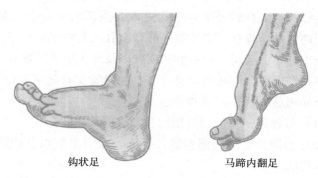

钩状足　　　　　　　马蹄内翻足

图 17-1-4　钩状足和马蹄内翻足

骨长、短肌；皮支在小腿下 1/3 处浅出，分布小腿外侧、足背和第 2~5 趾背侧皮肤。

2）腓深神经与胫前动脉伴行至足背，肌支支配小腿前群肌和足背肌，皮支分布第 1、2 趾背相对缘皮肤。

胫神经还发出腓肠内侧皮神经，伴小隐静脉下行，在小腿下部与腓总神经发出的腓肠外侧皮神经吻合成腓肠神经，经外踝后方弓形向前，分布于足背和小趾外侧缘的皮肤。

腓总神经在腓骨颈处的位置最为表浅，易受损伤。受伤后由于小腿前、外侧群肌功能丧失，表现为足不能背屈，趾不能伸，足下垂且内翻，呈"马蹄内翻足"（图 17-1-4）畸形，行走时呈"跨阈步态"。同时小腿前、外侧面及足背区出现明显的感觉障碍。

七、皮神经分布的节段性和重叠性特点

（一）脊神经分布的节段性规律

大部分出现于躯干背面的脊神经后支具有相对恒定的节段

性分布规律，同时，胸神经前支的外侧皮支和前皮支在胸、腹壁的皮肤区亦存在明显的节段性分布特点（图 17-1-5）。

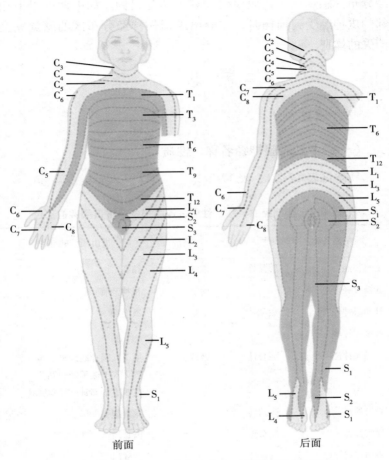

前面　　　　　　　　　　　　后面

图 17-1-5　脊神经的节段性分布（前面观和后面观）

（二）皮神经分布的重叠性

每一支脊神经皮支的分布区并不是与相邻脊神经皮支的分

布区绝对分开的，相邻两条皮神经的分布区域存在一定程度的相互重叠。因此，当一条皮神经受损时，一般不会出现该皮神经分布区感觉丧失，而仅仅表现为感觉迟钝。如果两条以上相邻的皮神经受到损伤时，才会出现损伤神经分布区的感觉完全消失的体征。

第二节 脑 神 经

一、概述

（一）十二对脑神经名称、性质

具体见表 17-2-1、表 17-2-2。

表 17-2-1　脑神经的名称、性质、连脑部位及进出颅腔的部位

顺序及名称	性　质	连脑部位	进出颅腔的部位
Ⅰ嗅神经	感觉性	端脑	筛孔
Ⅱ视神经		间脑	视神经管
Ⅲ动眼神经	运动性	中脑	眶上裂
Ⅳ滑车神经			
Ⅴ三叉神经	混合性	脑桥	第1支眼神经经眶上裂
			第2支上颌神经经圆孔
			第3支下颌神经经卵圆孔
Ⅵ展神经	运动性		眶上裂
Ⅶ面神经	混合性		内耳门→茎乳孔
Ⅷ前庭蜗神经	感觉性		内耳门
Ⅸ舌咽神经	混合性	延髓	颈静脉孔
Ⅹ迷走神经			
Ⅺ副神经	运动性		
Ⅻ舌下神经			舌下神经管

表 17-2-2 脑神经简表

顺序及名称	成分	起核	终核	分布	损伤症状
I 嗅神经	特殊内脏感觉	—	嗅球	鼻腔嗅黏膜	嗅觉障碍
II 视神经	特殊躯体感觉	—	外侧膝状体	眼球视网膜	视觉障碍
III 动眼神经	一般躯体运动	动眼神经核		上、下、内直肌，下斜肌，上睑提肌	眼外斜视，上睑下垂
	一般内脏运动（副交感）	动眼神经副核（E-W核）		瞳孔括约肌，睫状肌	对光及调节反射消失
IV 滑车神经	一般躯体运动	滑车神经核		上斜肌	眼不能外下斜视
V 三叉神经	一般躯体感觉	—	三叉神经脊束核、三叉神经脑桥核、三叉神经中脑核	头面部皮肤，口腔、鼻腔黏膜，牙及牙龈，眼球、硬脑膜	头面部感觉障碍
	特殊内脏运动	三叉神经运动核	—	咀嚼肌，二腹肌前腹，下颌舌骨肌，鼓膜张肌和腭帆张肌	咀嚼肌瘫痪
VI 展神经	一般躯体运动	展神经核		外直肌	眼内斜视

续表

顺序及名称	成分	起核	终核	分布	损伤症状
VII 面神经	一般躯体感觉		三叉神经脊束核	耳部皮肤	感觉障碍
	特殊内脏运动	面神经核	—	面肌、颈阔肌、茎突舌骨肌、二腹肌后腹、镫骨肌	额纹消失，眼不能闭合，口角歪向健侧，鼻唇沟变浅
	一般内脏运动	上泌涎核	—	泪腺、下颌下腺、舌下腺及鼻腔和腭部腺体	分泌障碍
	特殊内脏感觉		孤束核上部	舌前2/3味蕾	舌前2/3味觉障碍
VIII 前庭蜗神经	特殊躯体感觉	—	前庭神经核群	半规管壶腹嵴、球囊斑和椭圆囊斑	眩晕、眼球震颤等
	特殊躯体感觉	—	蜗神经核	耳蜗螺旋器	听力障碍
IX 舌咽神经	特殊内脏运动	疑核	—	茎突咽肌	—
	一般内脏运动（副交感）	下泌涎核	—	腮腺	分泌障碍
	一般内脏感觉	—	孤束核	咽、舌后1/3、咽鼓管、鼓室等处的黏膜以及颈动脉窦和颈动脉小球	咽与舌后1/3感觉障碍，咽反射消失

续　表

顺序及名称	成　分	起　核	终　核	分　布	损伤症状
IX 舌咽神经	特殊内脏感觉	—	孤束核上部	舌后 1/3 味蕾	舌后 1/3 味觉障碍
	一般躯体感觉	—	三叉神经脊束核	耳后区皮肤	分布区感觉障碍
	一般内脏运动（副交感）	迷走神经背核	—	颈、胸、腹内脏平滑肌，心肌，腺体	心动过速，内脏活动障碍
	特殊内脏运动	疑核	—	咽喉肌	发声困难，声音嘶哑，吞咽障碍
X 迷走神经	一般内脏感觉	—	孤束核	颈、胸、腹腔脏器，咽喉黏膜	分布区感觉障碍
	一般躯体感觉	—	三叉神经脊束核	硬脑膜，耳郭及外耳道皮肤	分布区感觉障碍
	特殊内脏运动	疑核（脑部）	—	咽喉肌	咽喉肌功能障碍
XI 副神经		副神经（脊髓部）	—	胸锁乳突肌、斜方肌	一侧胸锁乳突肌瘫痪，面无力转向对侧；斜方肌瘫痪，肩下垂，提肩无力
XII 舌下神经	一般躯体运动	舌下神经核	—	舌内肌和部分舌外肌	舌肌瘫痪，萎缩伸舌时舌尖偏向患侧

（二）脑神经的七种纤维成分

1. 一般躯体感觉纤维　分布于皮肤、肌、腱、口腔及鼻腔黏膜、眼结膜、角膜和脑膜。

2. 特殊躯体感觉纤维　分布于视器、前庭蜗器。

3. 一般内脏感觉纤维　分布于头、颈、胸、腹脏器。

4. 特殊内脏感觉纤维　分布于味蕾、嗅器。

5. 一般躯体运动纤维　分布于肌节演化的眼外肌、舌肌。

6. 特殊内脏运动纤维　分布于鳃弓演化的咀嚼肌、面肌、咽喉肌。

7. 一般内脏运动纤维　支配平滑肌、心肌的运动以及控制腺体的分泌。

（三）脑神经的分类

1. 感觉性脑神经　含躯体或内脏感觉纤维（Ⅰ、Ⅱ、Ⅷ）。

2. 运动性脑神经　含躯体或内脏运动纤维（Ⅲ、Ⅳ、Ⅵ、Ⅺ、Ⅻ）。

3. 混合性脑神经　含感觉纤维和运动纤维（Ⅴ、Ⅶ、Ⅸ、Ⅹ）。

二、嗅神经

性质：特殊内脏感觉。

起止行程：由上鼻甲和鼻中隔上部黏膜内的嗅细胞中枢突聚集而成 20 多条嗅丝，穿鼻顶壁的筛板筛孔入颅前窝连于嗅球，传导嗅觉。

损伤表现：颅前窝骨折累及筛板时，可撕脱嗅丝和脑膜，造成嗅觉障碍，甚至脑脊液鼻漏。

三、视神经

性质：特殊躯体感觉。

起止行程：视网膜节细胞 —轴突→ 视神经盘 —穿巩膜筛板→ 视神经 —穿视神经管→ 视交叉 —→ 视束 —→ 间脑外侧膝状体

视神经损伤表现：①视神经盘水肿（颅内高压时）。②视力完全丧失。③直接对光反射消失，间接对光反射存在。

四、动眼神经

1. 动眼神经性质和起止行程　见图 17-2-1。

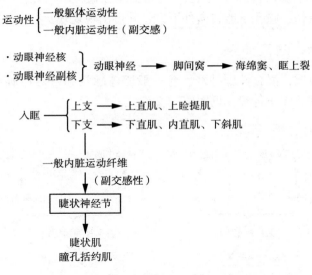

图 17-2-1　动眼神经性质和起止行程

2. 损伤表现　一侧动眼神经损伤，可致同侧上睑提肌、上直肌、内直肌、下直肌、下斜肌瘫痪，不能向上、内、下转动；并伴上睑下垂、瞳孔斜向外下方及瞳孔扩大；瞳孔直接与间接对光反射消失。

3. 睫状神经节（副交感节）组成

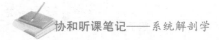

（1）副交感根←睫状神经节短根←动眼神经中的内脏运动纤维。支配瞳孔括约肌和睫状肌。

（2）交感根←颈内动脉丛。支配瞳孔开大肌和眼球血管。

（3）感觉根←鼻睫神经。传导眼球的一般感觉。

五、滑车神经

性质：一般躯体运动性脑神经。

起止行程：滑车神经核→滑车神经→下丘下方→绕大脑脚外侧前行→海绵窦外侧壁、眶上裂→上直肌和上睑提肌→支配上斜肌。

损伤：瞳孔不能转向外下方，并可出现复视。

六、三叉神经

性质：混合性脑神经，含一般躯体感觉和特殊内脏运动两种纤维。起止行程，见图 17-2-2。

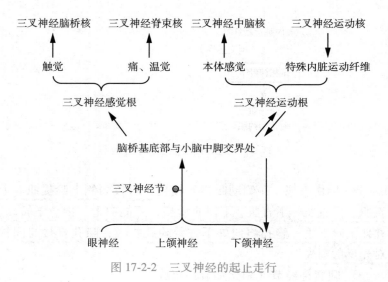

图 17-2-2　三叉神经的起止走行

特殊内脏运动纤维起于脑桥三叉神经运动核，组成三叉神经运动根，自脑桥基底部与小脑中脚交界处出脑，位于感觉根下内侧，纤维并入下颌神经，经卵圆孔出颅，随下颌神经分支分布于咀嚼肌等。

运动根内尚含有至三叉神经中脑核的纤维，主要传导咀嚼肌和眼外肌的本体感觉。三叉神经内躯体感觉神经纤维的胞体位于三叉神经节内，该节位于颅中窝颞骨岩部尖端前面的三叉神经压迹处，由硬脑膜形成的美克尔腔包裹。

三叉神经节由假单极神经元胞体组成，其中枢突集中成粗大的三叉神经感觉根，自脑桥基底部与小脑中脚交界处入脑，传导头面部痛温觉的纤维主要终止于三叉神经脊束核，传导触觉的纤维主要终止于三叉神经脑桥核；其周围突组成三叉神经三大分支（图 17-2-3），即眼神经、上颌神经、下颌神经，分布于面部皮肤、眼及眶内、口腔、鼻腔、鼻旁窦的黏膜、牙齿、脑膜等，传导痛、温、触等浅感觉。

作用：管理头面部皮肤、黏膜、脑膜等的浅、深感觉和咀嚼肌的运动。

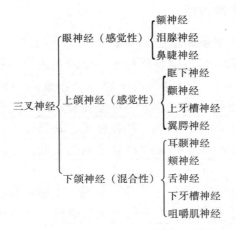

图 17-2-3　三叉神经的分支

（一）眼神经

性质：一般躯体感觉性纤维。

起止行程：自三叉神经节发出后，穿经海绵窦外侧壁，伴行于动眼神经、滑车神经的下方，经眶上裂入眶，分布于眶内、眼球、泪器、结膜、硬脑膜、部分鼻和鼻旁窦黏膜、额顶部及上睑和鼻背部的皮肤。眼神经分支如下：

1. **额神经** ①眶上神经，分布于额顶、上睑部皮肤。②滑车上神经，分布于鼻背、内眦附近皮肤。

2. **泪腺神经** 分支分布于泪腺、上睑、外眦部皮肤，传导上述区域和泪腺的感觉。来自面神经的副交感纤维加入泪腺神经，控制泪腺分泌。

3. **鼻睫神经** 分支：①滑车下神经，分布于鼻背、眼睑和泪囊。②筛前、筛后神经，分布于筛窦、鼻黏膜。③睫状长神经，分布于角膜、睫状体、虹膜，并有分支至睫状神经节，构成其感觉根。

（二）上颌神经

性质：一般躯体感觉性纤维。

起止行程：经海绵窦外侧壁→穿圆孔出颅→翼腭窝上部→经眶下裂→入眶，改名为眶下神经。在眶内→眶下沟、眶下管→穿出眶下孔达面部。上颌神经在穿出眶下孔前，沿途发出分支分布于上颌牙、牙龈、鼻腔黏膜、软腭黏膜。穿出眶下孔后分支分布于眼睑及睑裂与口裂之间的皮肤。上颌神经的主要分支如下：

1. **眶下神经** 分布于下睑、鼻翼、上唇的皮肤和黏膜。临床做上颌部手术时常于眶下孔处进行麻醉。眶下神经于眶下管内分出上牙槽神经前、中支。

2. 上牙槽神经　上槽牙后神经与上槽牙中、前支形成上槽牙神经丛，丛支发出分支分布于上颌牙齿、牙龈、上颌窦黏膜。

3. 颧神经　在翼腭窝处发出，经眶下裂入眶后分两支，穿过眶外侧壁，分布于颧、颞侧皮肤。来自面神经的副交感神经节后纤维经颧神经至泪腺神经，控制泪腺分泌。

4. 翼腭神经（神经节支）　始于上颌神经行至翼腭窝处，向下连于翼腭神经节（副交感神经节），穿翼腭神经节，分布于腭、鼻腔黏膜、腭扁桃体，传导这些区域的感觉冲动。

（三）下颌神经

性质：混合性脑神经，包含一般躯体感觉和特殊内脏运动两种纤维。

经卵圆孔出颅后分为数支。其运动纤维支配咀嚼肌、鼓膜张肌、腭帆张肌、下颌舌骨肌和二腹肌前腹；感觉纤维管理颞部、耳前、口裂以下的皮肤，口腔底和舌前 2/3 黏膜及下颌牙和牙龈的一般感觉。有以下分支：

1. 耳颞神经　分布于颞部皮肤、耳区、外耳道皮肤，并分支至腮腺。来自舌咽神经的副交感纤维进入腮腺，控制腮腺的分泌。

2. 颊神经　特殊内脏运动纤维。分布于颊部皮肤、口腔侧壁黏膜。

3. 舌神经　含一般躯体感觉纤维，分布于口腔底及舌前 2/3 黏膜，并有面神经鼓索加入。鼓索含特殊内脏感觉和一般内脏运动 2 种纤维，其中前者司舌前 2/3 的味蕾，后者即副交感纤维，经下颌下神经节换神经元后，节后纤维控制舌下腺和下颌下腺的分泌。

4. 下牙槽神经　混合性神经。终支为颏神经，分布于下唇以下皮肤。在下颌管内分支分布于下颌牙、牙龈。运动纤维支配下颌舌骨肌及二腹肌前腹。

5. 咀嚼肌神经　属特殊内脏运动纤维，分支有咬肌神经、颞深神经、翼内肌神经、翼外肌神经，支配4块咀嚼肌（咬肌、颞肌、翼内肌和翼外肌）的运动。

七、展神经

性质：一般躯体运动性。

起止行程：展神经核→展神经→延髓脑桥沟中线两侧出脑→海绵窦→眶上裂→眶→支配外直肌。

损伤表现：展神经损伤可引起外直肌瘫痪，出现内斜视。

八、面神经

性质：混合性脑神经，含特殊内脏运动、一般内脏运动（副交感）、特殊内脏感觉（味觉）、一般躯体感觉4种纤维。

1. 特殊内脏运动纤维　发自面神经核，主要支配面部表情肌。

2. 一般内脏运动纤维　起自上泌涎核，分别经翼腭神经节和下颌下神经节换神经元，节后纤维分布于泪腺、舌下腺、下颌下腺以及鼻腔、口腔黏膜的腺体。

3. 特殊内脏感觉纤维　神经元胞体位于膝神经节，其周围突分布于舌前2/3的味蕾，中枢突入脑后止于孤束核。

4. 一般躯体感觉纤维　主要传导耳部小块皮肤的浅感觉和面肌的本体感觉。

面神经连于脑桥延髓沟外侧部，经内耳门、内耳道达内耳道底，穿内耳道底入面神经管，最后从茎乳孔出颅。出茎乳孔后进入腮腺深面，分数支经腮腺前缘穿出。

（一）面神经管内的分支

1. 鼓索

性质：混合性脑神经，含味觉纤维（终于孤束核上半）和副交感纤维（上泌涎核）。

走行：面神经出茎乳突前6mm处发出→

鼓室→加入舌神经 ————————————→ 舌前2/3味觉

　　┗━━━→下颌下神经节 ━━━→ 下颌下腺、舌下腺

2. 岩大神经

性质：副交感神经。

走行：膝神经节处发出→破裂孔附近与颈内动脉交感丛发出的岩深神经合并成翼管神经→穿翼管→翼腭窝内的翼腭神经节，更换神经元后，节后纤维分布至泪腺以及鼻腔、腭的黏膜腺。

3. 镫骨肌神经　由鼓室发出，支配镫骨肌。

（二）面神经的颅外分支

面神经出茎乳孔后在腮腺实质内形成腮腺内丛。

1. 颞支　多为3支，支配额肌、眼轮匝肌。

2. 颧支　3~4支，分布于眼轮匝肌和颧肌。

3. 颊支　2~3支，支配颊肌、口周围肌肉。

4. 下颌缘支　支配下唇诸肌。

5. 颈支　支配颈阔肌。

（1）翼腭神经节：为位于翼腭窝内的副交感神经节。

1）副交感根←岩大神经←上泌涎核。

2）交感根←岩深神经←颈内动脉丛。

3）感觉根←翼腭神经。从翼腭神经节发出的分支分布于泪腺、鼻甲、腭的黏膜，司黏膜的一般感觉及控制腺体的分泌。

（2）下颌下神经节：为副交感神经节，位于舌神经与下颌下腺之间。

1）副交感根←经鼓索加入下颌神经的舌神经←上泌涎核。

2）交感根←面动脉的交感丛。

3）感觉根←来自舌神经。

下颌下神经节的分支分布于舌下腺和下颌下腺。

（3）损伤及表现

1）面神经管外损伤：表情肌瘫痪症状如下。①发笑时，口角偏向健侧，不能鼓腮；说话时唾液常从口角流出。②伤侧额纹消失、鼻唇沟变平坦。③眼轮匝肌瘫痪使闭眼困难、角膜反射消失。

2）面神经管内损伤：除上述①②③症状外，还有④听觉过敏。⑤舌前部味觉丧失。⑥泪液分泌障碍，角膜干燥。⑦唾液分泌障碍。

九、前庭蜗神经——特殊躯体感觉性

（一）前庭神经——传导平衡觉

前庭神经位于内耳道底的前庭神经节，由双极感觉神经元组成，其周围突穿内耳道底，分布于内耳的椭圆囊斑、球囊斑和壶腹嵴中的毛细胞，中枢突组成前庭神经，经内耳门入颅，在脑桥小脑三角处，经延髓脑桥沟外侧部入脑，终止于前庭神经核群和小脑等部，传导平衡觉。

前庭神经核 ←(中枢突／前庭神经)— 前庭神经节（双极神经元）—(周围突)→ 位觉感受器

（二）蜗神经——传导听觉

蜗神经位于耳蜗蜗轴内的蜗神经节（螺旋神经节），也由双极感觉神经元组成，其周围突分布于内耳螺旋器（Corti 器）的毛细胞，中枢突形成蜗神经，经内耳门入颅，伴前庭神经入脑，终止于蜗神经前、后核，传导听觉。

蜗神经核 ←——中枢突——— 蜗神经————蜗神经————→ 蜗神经节 ———周围突———→ 听觉感受器
（双极神经元）

前庭蜗神经损伤后表现为伤侧耳聋和平衡功能障碍，并伴有恶心、呕吐等症状。

十、舌咽神经

舌咽神经为含有 5 种纤维成分（表 17-2-3）的混合性脑神经。

表 17-2-3　舌咽神经的 5 种纤维成分

成　　分	特　　点
特殊内脏运动纤维	起于疑核，支配茎突咽肌
一般内脏运动纤维	起于下泌涎核，在耳神经节内交换神经元后，节后纤维支配腮腺分泌
一般内脏感觉纤维	神经元胞体：位于颈静脉孔处的下神经节 周围突：分布于咽、舌后 1/3、咽鼓管和鼓室等处黏膜，以及颈动脉窦和颈动脉小球 中枢突：终于孤束核下部，传导一般内脏感觉
特殊内脏感觉纤维	神经元胞体：位于颈静脉孔处的下神经节 周围突：分布于舌后 1/3 的味蕾 中枢突：终止于孤束核上部，传导味觉
一般躯体感觉纤维	神经元胞体：位于颈静脉孔处的舌咽神经上神经节 周围突：分布于耳后皮肤 中枢突：入脑后止于三叉神经脊束核

1. 分支

（1）舌支：分布于舌后 1/3 黏膜，司一般内脏感觉和味觉。

（2）咽支：分布于咽壁各层。

（3）鼓室神经：来自下神经节，与交感神经组成鼓室丛，分布于鼓室、乳突小房和咽鼓管的黏膜。鼓室丛分出的岩小神经（含副交感纤维），出鼓室入耳神经节，更换神经元后经耳颞神经分布于腮腺，司其分泌。

（4）颈动脉窦支：分布于颈动脉窦、颈动脉小球。

此外，舌神经还发出扁桃体支和茎突咽肌支。

2. 耳神经节（副交感神经节）

（1）副交感根←岩小神经←下泌涎核，控制腮腺的分泌。

（2）交感根←脑膜中动脉交感丛。

（3）运动根←下颌神经←三叉神经运动核，分布于鼓膜张肌和腭帆张肌。

（4）感觉根←耳颞神经，传导腮腺一般感觉。

十一、迷走神经

迷走神经是行程最长，分布范围最广的脑神经，含有 4 种纤维成分（表 17-2-4）。

表 17-2-4　迷走神经的纤维成分

成　　分	特　　点
一般内脏运动纤维	①起自迷走神经背核，主要分布到颈部、胸腔脏器和腹腔大部分脏器 ②其节后神经元胞体位于所支配器官的器官内节，节后纤维支配这些器官的平滑肌、心肌和腺体的活动
一般内脏感觉纤维	神经元胞体位于颈静脉孔下方的迷走神经下神经节，周围突随内脏运动纤维分布，中枢突终于孤束核
特殊内脏运动纤维	起自疑核，支配软腭和咽喉肌
一般躯体感觉纤维	①神经元胞体位于颈静脉孔的迷走神经上神经节 ②周围突分布于硬脑膜、耳郭和外耳道 ③中枢突终于三叉神经感觉核

（一）迷走神经走行

橄榄后沟出延髓→颈静脉孔出→上、下神经节→迷走神经干在颈动脉鞘内下行→颈根部，左、右迷走神经的走行如下。

1. 左迷走神经进入胸腔→越过主动脉弓→左肺根后方→食管前面→食管前丛→迷走神经前干。

2. 右迷走神经越过右锁骨下动脉前方下行→右肺根后方→食管后面→食管后丛→迷走神经后干。

（二）主要分支

1. 颈部分支

（1）喉上神经：是迷走神经在颈部最大的分支，于颈内动脉内侧下行，在舌骨大角处分为内、外2支。内支与喉上动脉伴行，穿甲状舌骨膜入喉，分布于声门裂以上的喉黏膜及会厌、舌根等处，传导一般内脏感觉；外支细小，为特殊内脏运动纤维，伴甲状腺上动脉下行，支配环甲肌。

（2）颈心支：分上、下两支，沿气管两侧下行，入胸腔后于心底部与交感神经的节后纤维一起形成心丛，调控心脏活动。其中上支还有分支至主动脉壁内，能感受血压变化和化学刺激，称主动脉神经或降压神经。

（3）耳支：发自上神经节，含躯体感觉纤维，分布于耳郭后面及外耳道的皮肤，传导一般躯体感觉。

（4）咽支：发自下神经节，含一般内脏感觉和特殊内脏运动纤维，与舌咽神经和交感神经咽支于咽后壁共同构成咽丛，分布于咽缩肌、软腭肌及咽部黏膜。

（5）脑膜支：发自迷走神经上神经节，分布于颅后窝硬脑膜，传导一般躯体感觉冲动。

2. 胸部分支

（1）喉返神经：为迷走神经入胸腔后的分支。右喉返神经在右迷走神经经过右锁骨下动脉前方处发出，由前向后绕过右锁骨下动脉返回向上；左喉返神经在左迷走神经经过主动脉弓前方处发出，并由前向后勾绕主动脉弓返回至颈部。

左、右喉返神经分别行于两侧气管与食管之间的沟内或附近，有甲状腺下动脉与其伴行，其终末支也称喉下神经。在甲状腺两侧叶深面入喉，分布于声门裂以下喉黏膜及除环甲肌外的所有喉肌，为喉肌的主要运动神经。

在甲状腺手术中，钳夹或结扎甲状腺下动脉时，应避免损伤喉返神经。若两侧喉返神经同时受损，可引起失音、呼吸困难，甚至窒息。

（2）气管支、食管支：为一些细小分支，分别加入肺丛和食管丛，然后再发出分支至气管、食管和胸膜，传导这些器官的内脏感觉和控制这些器官的平滑肌的运动及腺体的分泌。

3. 腹部分支

（1）胃前支和肝支：迷走神经前干入腹腔后分胃前支和肝支。胃前支沿胃小弯分布于胃前壁，称胃壁支。胃前支末梢形似"鸦爪"，称鸦爪支，分布于幽门部前壁。肝支行于小网膜内，与交感神经节后纤维一起形成肝丛，随肝固有动脉分布于肝、胆囊和胆道。

（2）胃后支和腹腔支：迷走神经后干入腹腔后分胃后支和腹腔支。胃后支于胃后面与胃前支同样分布。腹腔支与交感神经一起分别于腹腔干肠系膜上动脉和肾动脉根部形成神经丛，并随这些动脉及其分支分布于胰、脾、肾以及结肠左曲以上的消化管。

迷走神经主干损伤后，表现为脉速、心悸、恶心、呕吐、呼吸深慢和窒息等症状。由于咽喉感觉障碍和肌肉瘫痪，可出现声音嘶哑、语言和吞咽困难，腭垂偏向一侧等症状。

十二、副神经

性质：特殊内脏运动性。

起始走行：疑核（延髓根）→脑根→加入迷走神经→支配咽喉肌。

副神经核（脊髓根）→枕大孔→入颅与延髓根合成副神经→出颅→胸锁乳突肌、斜方肌。

损伤表现：平静时下颌转向患侧，用力时向对侧转头无力，患侧肩下垂，不能耸肩，肩胛骨位置偏斜，支配的肌肉萎缩等。

十三、舌下神经

性质：一般躯体运动性。

起始走行：舌下神经核——舌下神经$\xrightarrow{\text{舌下神经管}}$舌肌。

损伤表现：一侧舌下神经完全损伤时，患侧半舌肌瘫痪，伸舌时舌尖偏向患侧；舌肌瘫痪时间过长时，则造成肌萎缩。

主治语录：脑神经记忆口诀：Ⅰ嗅Ⅱ视Ⅲ动眼，Ⅳ滑Ⅴ叉Ⅵ外展，Ⅶ面Ⅷ听Ⅸ舌咽，Ⅹ迷Ⅺ副舌下全。

感觉纤维Ⅰ、Ⅱ、Ⅷ，运动眼球Ⅲ、Ⅳ、Ⅵ，耸肩伸舌Ⅺ、Ⅻ，Ⅴ、Ⅶ、Ⅸ、Ⅹ是混合。

第三节　内脏神经系统

内脏神经系统是神经系统的组成部分之一，按照分布部位的不同，可分为中枢部和周围部。内脏神经和躯体神经一样，按照纤维的性质，可分为感觉性和运动性两种。

内脏运动神经调节内脏、心血管运动和腺体分泌的神经，通常不受人的意志控制，是不随意的，故又称自主神经系；又

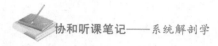

因它主要是控制和调节动、植物共有的物质代谢活动，并不支配动物所特有的骨骼肌的运动，所以也称植物神经。

内脏神经系统组成概括，见图17-3-1。

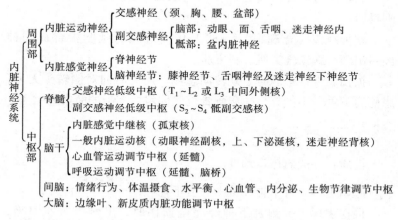

图 17-3-1　内脏神经系统组成概括

一、内脏运动神经

内脏运动神经与躯体运动神经在形态结构和功能上有较大差别，见表17-3-1。

表 17-3-1　内脏运动神经与躯体运动神经的比较

项　目	内脏运动神经	躯体运动神经
支配器官	平滑肌、心肌、腺体（不受意志控制）	骨骼肌（受意志控制）
纤维成分	两种：交感神经、副交感神经	只有一种
神经元数目	两个神经元	一个神经元
节后纤维分布形式	低级中枢→自主神经节→效应器节后纤维以神经丛形式分布	低级中枢→效应器以神经干形式分布

内脏运动神经的效应器，一般是指平滑肌、心肌和外分泌腺。

（一）交感神经

1. 交感神经概观

（1）低级中枢：位于脊髓 $T_1 \sim L_3$ 节段的灰质侧柱的中间外侧核。

（2）交感神经节

1）椎旁神经节（又称交感干神经节）：位于脊柱两侧，每侧 19~24 个，其中颈部有 3~4 个，胸部 10~12 个，腰部 4 个，骶部 2~3 个，尾部两侧合成 1 个奇神经。

交感干：由椎旁神经节和节间支连接而成，位于脊柱两侧，上起自颅底，下至尾骨前方汇合于奇神经节。

2）椎前神经节：位于脊柱前方，包含腹腔神经节，肠系膜上、下神经节，主动脉肾节。

（3）交感神经节前纤维的走行规律：交感神经节前纤维→脊神经前根→脊神经→白交通支→交感干。

1）终止于相应的椎旁神经节，并交换神经元。

2）在交感干内上升或下降，在上方或下方的椎旁神经节换元。

3）穿过椎旁神经节至椎前神经节换元。

白交通支：由有髓鞘的节前纤维构成，呈白色，连于 $T_1 \sim L_3$ 脊神经与胸交感干之间，共 15 对。

（4）交感神经节后纤维的走行规律

1）经灰交通支返回脊神经，随脊神经分布至头颈、躯干和四肢的血管、汗腺和竖毛肌。

2）攀附动脉走行，在动脉外膜形成神经丛，随动脉到达所支配的器官。

3）由交感神经节直接分布到所支配的器官。

灰交通支：连于交感干与 31 对脊神经之间，由无髓鞘的节后纤维组成，色灰暗，共 31 对。

2. 交感神经的分布

（1）颈部：颈交感干位于颈血管鞘后方，颈椎横突的前方。一般每侧有 3~4 个交感神经节，多者可达 6 个，分别称颈上、中、下神经节（表 17-3-2）。

表 17-3-2　颈上、中、下神经节

颈上神经节	最大，呈梭形，位于第 1~3 颈椎横突前方，颈内动脉后方
颈中神经节	最小，有时缺如，多者达 3 个，位于第 6 颈椎横突处
颈下神经节	位于第 7 颈椎横突根部的前方，在椎动脉的起始部后方，常与第 1 胸神经节合并成颈胸神经节（亦称星状神经节）

颈部交感干神经节发出的节后神经纤维的分布，可概括如下：

1）经灰交通支连于 8 对颈神经，并随颈神经分支分布至头颈和上肢的血管、汗腺、竖毛肌等。

2）直接至邻近的动脉，形成颈内动脉丛、颈外动脉丛、锁骨下动脉丛和椎动脉丛等，伴随动脉的分支至头颈部的腺体（泪腺、唾液腺、口腔和鼻腔黏膜内腺体、甲状腺等）、竖毛肌、血管、瞳孔开大肌。

3）发出的咽支，直接进入咽壁，与迷走神经、舌咽神经的咽支共同组成咽丛。

4）3 对颈交感干神经节分别发出颈上、中、下心神经，下行进入胸腔，加入心丛。

（2）胸部：有 10~12 个（以 11 个最为多见）胸神经节，胸交感干发出下列分支。

1）经灰交通支随 12 对胸神经分布于胸腹壁的血管、汗腺、竖毛肌。

2）第1~5胸交感神经节→胸主动脉丛、食管丛、肺丛、心丛等。

3）穿行第5或第6~9胸神经节的节前纤维，组成内脏大神经→主要终于腹腔神经节。

4）穿行第10~12胸神经节的节前纤维，组成内脏小神经→主要终于主动脉肾节。

由腹腔神经节、主动脉肾节发出的节后纤维分布至肝、肾、脾等实质性器官和结肠左曲以上的消化管。

5）内脏最小神经常常缺如，自最末胸神经节发出，与交感干伴行，穿过膈入腹腔，加入肾神经丛。

（3）腰部：约有4对腰神经节，腰交感干发出分支如下。

1）经灰交通支随5对腰神经分布。

2）穿过腰神经节的节前纤维——腰内脏神经→肠系膜上、下神经节，节后纤维→结肠左曲以下的消化管及盆腔器官，并有纤维伴随血管分布至下肢。

当下肢血管痉挛时，可手术切除腰交干以获得缓解。

（4）盆部：有2~3对骶神经节和一个奇神经节，发出分支如下。

1）经灰交通支，随骶尾神经分布于→下肢及会阴部的血管、汗腺和竖毛肌。

2）一些小支加入盆丛→盆腔器官。

主治语录：

（1）来自脊髓胸1~5节段中间外侧核的节前纤维，更换神经元后，其节后纤维支配头颈、胸腔器官和上肢血管、汗腺、竖毛肌。

（2）来自脊髓胸5~12节段中间外侧核的节前纤维，更换神经元后，其节后纤维支配肝、脾、肾和结肠左曲以上的消化管。

（3）来自脊髓上腰段中间外侧核的节前纤维，更换神经元后，其节后纤维支配结肠左曲以下的消化管、盆腔器官和下肢的血管、汗腺、竖毛肌。

（二）副交感神经

1. **低级中枢部** 位于脑干的一般内脏运动核和脊髓 $S_2 \sim S_4$ 节段的骶副交感核。

2. **副交感神经节**

（1）颅部（较大）：睫状神经节、翼腭神经节、下颌下神经节、耳神经节。

（2）很小的神经节：位于心丛、肺丛、膀胱丛、子宫阴道丛内的神经节，以及位于支气管和消化管壁内的神经节等。

3. **副交感神经走行及分布**（图 17-3-2）

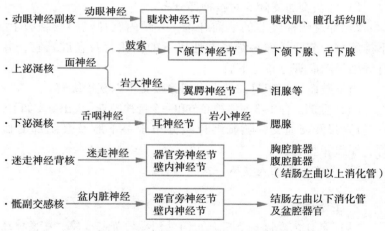

图 17-3-2 副交感神经走行及分布

（三）交感神经与副交感神经的主要区别

见表 17-3-3。

表 17-3-3　交感神经与副交感神经的主要区别

比较内容	交感神经	副交感神经
低级中枢部位	脊髓胸腰部灰质的中间外侧核	脑干和脊髓骶部的副交感神经核
周围神经节	椎旁节和椎前节	器官旁节和器官内节
节前、节后纤维	节前纤维短，节后纤维长	节前纤维长，节后纤维短
节前与节后神经元的比例	一个节前神经元的轴突可与许多节后神经元组成突触	一个节前神经元的轴突与较少的节后神经元组成突触
分布范围	分布范围较广，分布于全身血管及胸、腹、盆腔脏器的平滑肌、心肌、腺体及竖毛肌和瞳孔开大肌	分布于胸、腹、盆腔脏器的平滑肌、心肌、腺体（肾上腺髓质除外）及瞳孔括约肌
对心脏的作用	心率加快，收缩力增强，冠状动脉舒张	心率减慢，收缩力减弱，冠状动脉轻度收缩
对支气管的作用	支气管平滑肌舒张	支气管平滑肌收缩
对消化系统的作用	胃肠平滑肌蠕动减弱，分泌减少，括约肌收缩	胃肠平滑肌蠕动增强，分泌增加，括约肌舒张
对泌尿系统的作用	膀胱壁的平滑肌舒张、括约肌收缩（贮尿）	膀胱壁的平滑肌收缩、括约肌舒张
对瞳孔的作用	瞳孔散大	瞳孔缩小

（四）内脏神经丛

见表 17-3-4。

表 17-3-4　内脏神经丛

神经丛名称	组　　成	位　　置	分　　布
心丛	交感干的颈上、中、下节和胸 1~4 或 5 节发出的心支以及迷走神经的心支	主动脉弓下方（浅丛）及主动脉弓和气管杈之间	心肌

续　表

神经丛名称	组　　成	位　置	分　布
肺丛	迷走神经的气管支和交感干的胸2~5节的分支，心丛的分支	肺根的前、后方	肺
腹腔丛	两侧胸交感干的内脏大、小神经、迷走后干的腹腔支和腰上部交感神经节的分支	围绕腹腔干和肠系膜上动脉根部	腹腔各脏器
腹主动脉丛	腹腔丛的延续部分及交感干腰1~2节的分支	腹主动脉前面及两侧	结肠左曲→直肠上段
上腹下丛	腹主动脉丛的延续部分及交感干腰3~4节的分支	第5腰椎体前面，腹主动脉末端及两髂总动脉之间	盆腔器官
下腹下丛（盆丛）	上腹下丛的延续部分、骶节交感干的节后纤维及第2~4骶神经的副交感节前纤维	直肠两侧	

二、内脏感觉神经

1. 内脏感觉神经走行及分布（图17-3-3）

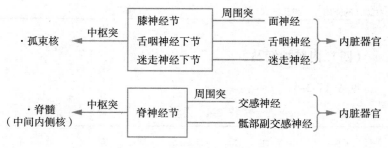

图 17-3-3　内脏感觉神经走行及分布

2. 特点　①痛阈较高。②弥散的内脏痛，定位不准确。

三、牵涉性痛

当某些内脏器官发生病变时，常在体表一定区域产生感觉过敏或痛觉，这种现象称为牵涉性痛。

四、一些重要器官的神经支配

（一）眼球

感觉纤维：眼球的一般感觉冲动沿睫状长神经→鼻睫神经→眼神经→三叉神经，进入脑干终于三叉神经感觉核。

（二）心脏

感觉纤维　传导心脏的痛觉纤维，沿交感神经行走（颈上心神经除外）→脊髓 $T_1 \sim T_4$，T_5 节段；与心脏反射有关的感觉纤维（沿迷走神经行走）→进入脑干。

内脏器官的神经支配，见表 17-3-5。

表 17-3-5　内脏器官的神经支配

器官	神经	节前纤维	节后纤维	功　能
眼球	交感	$T_1 \sim T_2$ 脊髓侧角经白交通支→交感干，在干内上升	颈上神经节、颈内动脉丛内神经节经颈内动脉丛→眼神经、睫状神经节→眼球	瞳孔开大血管收缩
	副交感	动眼神经副核动眼神经→睫状神经节的短根或睫状长神经	睫状神经节睫状短神经→瞳孔括约肌、睫状肌	瞳孔缩小，睫状肌收缩

续　表

器官	神经	节前纤维	节后纤维	功　能
心脏	交感	$T_2 \sim T_{5(6)}$脊髓侧角经白交通支→交感干，在干内上升或不上升	颈上、中、下神经节和$T_1 \sim T_5$脊神经 颈上、中、下心神经和胸心神经→心丛→冠状丛→心房和心室	心搏加快，心室收缩力加强，冠状动脉扩张
	副交感	迷走神经背核 迷走神经→颈心上、下心支，胸心支→心丛冠状丛→心房	心神经节、心房壁内的神经节 到心房、心室	心搏减慢，心室收缩力减弱，冠状动脉收缩
支气管和肺	交感	$T_2 \sim T_5$脊髓侧角经白交通支→交感干，在干内上升或不上升	颈下神经节和第1~5胸交感节 肺支→肺前、后丛→肺	支气管扩张、抑制腺体分泌，血管收缩
	副交感	迷走神经背核 迷走神经支气管支→肺丛→肺	肺丛内的神经节和支气管壁内的神经节 到支气管平滑肌和腺体	支气管收缩，促进腺体分泌

历年真题

1. 脊神经节细胞属
　A. 双极神经元
　B. 假单极神经元
　C. 多极神经元
　D. 联络神经元
　E. 中间神经元
2. 仅含感觉纤维成分的是

　A. 脊神经的后根
　B. 脊神经的前根
　C. 脊神经的前支
　D. 脊神经的后支
　E. 脊神经
3. 支配三角肌的神经是
　A. 肌皮神经

B. 腋神经

C. 肩胛背神经

D. 肩胛上神经

E. 桡神经

4. 胸长神经支配

A. 三角肌

B. 背阔肌

C. 前锯肌

D. 肩胛下肌

E. 胸大肌

5. 手背侧大部分皮肤感觉的神经支配为

A. 尺神经和肌皮神经

B. 正中神经和桡神经

C. 尺神经和桡神经

D. 正中神经和肌皮神经

E. 正中神经和尺神经

6. 肋间神经

A. 共计 12 对

B. 是脊神经前根

C. 只含支配肋间肌的运动纤维

D. 行于肋间血管下方

E. 只含躯体感觉纤维

7. 分布到肋弓平面的胸神经为

A. T_4

B. T_6

C. T_8

D. T_{10}

E. T_{12}

8. 舌下神经

A. 管理舌的味觉

B. 支配舌骨上、下肌群运动

C. 支配舌内、外肌运动

D. 分布到舌的黏膜和肌肉

E. 管理舌的黏膜感觉

9. 舌的味觉纤维走行于

A. 面神经和舌下神经

B. 舌下神经和迷走神经

C. 舌咽神经和迷走神经

D. 面神经和舌咽神经

E. 舌咽神经和舌下神经

10. 支配瞳孔括约肌的神经节后纤维发自

A. 动眼神经副核

B. 翼腭神经节

C. 下神经节

D. 结状神经节

E. 睫状神经节

参考答案：1. B 2. A 3. B
4. C 5. C 6. D
7. C 8. C 9. D
10. E

第十八章　中枢神经系统

核心问题

1. 脊髓的位置、节段。
2. 脊髓灰质及其核团，白质及其主要纤维束。
3. 脑的位置和端脑、间脑、脑干和小脑的表面形态及内部结构。
4. 大脑半球的主要沟、脑回和分叶；大脑皮质的功能区。
5. 基底核的组成和位置；纹状体的组成；内囊的位置、分部及其主要投射纤维束，损伤后症状。

内容精要

脊髓是中枢神经的低级部分，起源于胚胎时期神经管的末端，原始神经管的管腔形成脊髓中央管。在构造上保留着节段性，与分布于躯干和四肢的 31 对脊神经相连。脊髓与脑的各部之间有着广泛的纤维联系。正常状态下，脊髓的活动是在脑的控制下进行的，但脊髓本身也能完成许多反射活动。

第一节　脊　髓

一、位置和形态

1. 位置　位于椎管内，上端平对枕骨大孔，下端平齐第1腰椎下缘（新生儿平对第3腰椎）。

2. 外形　呈前后略扁的圆柱体，外包被膜，与脊柱的弯曲一致，全长粗细不等。

3. 2个膨大　颈膨大（$C_4 \sim T_1$）；腰骶膨大（$L_1 \sim S_3$）。

4. 6条纵沟　①前正中裂；②后正中沟；③前外侧沟（左右各一条）：脊神经前根走出。④后外侧沟（左右各一条）：脊神经后根进入。⑤脊髓圆锥：脊髓下端变细呈圆锥状的部分。⑥终丝：为软脊膜形成的细丝，由脊髓圆锥向下，止于尾骨。⑦马尾：由在脊神经末端下行的脊神经根组成。

5. 脊髓节段与椎骨的对应关系

每对脊神经根所连的一段脊髓为一个节段，脊髓共分为31个脊髓节（颈节8、胸节12、腰节5、骶节5及尾节1）。由于脊髓和椎管的长度不一致，故脊髓各个节段与相应椎骨的高度并不完全对应，见表18-1-1。

表18-1-1　脊髓节段与椎骨的对应关系

脊髓节段	平对椎骨的序数	举　例
$C_1 \sim C_4$	同序数椎骨	C_3平对第3颈椎
$C_5 \sim T_4$	同序数椎骨-1	T_3平对第2胸椎
$T_5 \sim T_8$	同序数椎骨-2	T_7平对第5胸椎
$T_9 \sim T_{12}$	同序数椎骨-3	T_{10}平对第7胸椎
$L_1 \sim L_5$	第10~12胸椎	
$S_1 \sim S_5$，C_1	第1腰椎	

主治语录：了解脊髓节段与椎骨的对应关系，对病变和麻醉的定位具有重要意义。

二、脊髓的内部结构

中央管，在圆锥处扩大为终室。40 岁以上的人中央管常闭塞。

灰质呈 H 形，在中央管周围，分为前角、后角、侧角及灰质连合（在中央管前后）。灰质外围是白质。

白质位于灰质的周围，分为前索（前正中裂与前外侧沟之间）、侧索（前、后外侧沟之间）、后索（后正中沟与后外侧沟之间）及白质前连合（在灰质前连合前方）。

网状结构由灰、白质交织而成，位于前、后角之间，颈髓显著。

（一）灰质

见表 18-1-2、图 18-1-1。

在脊髓的横切面上可看见的中央部较暗的部分叫"灰质"，它在脊髓内呈 H 型（蝴蝶状）。按其形态可分为前角、后角、中间带以及侧角。

前角是突向腹侧、粗而短的灰质部分；后角是伸向背侧的细长部分。在前角与后角之间的灰质被神经纤维穿行，形成网状结构。在前、后角的外侧有呈三角形的突出部分叫侧角。连接两侧的灰质横带的部分叫"灰质联合"，其中央有一纵管叫"中央管"。脊髓灰质内含有形状，大小和功能各不相同的神经元，在灰质内的各型神经元呈局部定位分布。自后角向前角依次分成 10 个板层（Ⅰ~Ⅹ）可精确定位神经细胞层次和准确判断后根感觉纤维和大脑、脑干终止的层次部位。

后角 {
边缘层：接受后根的传入纤维，发出纤维参与组成脊髓丘脑束

胶状质：分析、加工脊髓的感觉信息，特别是痛觉信息起重要作用

后角固有核：接受后根传入纤维，发出纤维联络脊髓的不同节段并进入白质形成纤维束
}

中间带 {
胸核（$C_8 \sim L_3$）：发出纤维经同侧白质上行，止于小脑

中间内侧核：接受后根内脏感觉传入纤维

中间外侧核（$T_1 \sim L_2$ 或 L_3）：交感神经低级中枢

骶副交感核（$S_{2 \sim 4}$）：副交感神经的低级中枢
}

前角 {
α-运动神经元：支配梭外肌

γ-运动神经元：支配梭内肌

Renshaw 细胞：抑制 α-运动神经元
}

在颈、腰骶膨大处，前角运动神经元主要分为：内侧群（前角内侧核），支配躯干的固有肌；外侧群（前角外侧核），支配肢带肌和四肢肌。

表 18-1-2　脊髓灰质分层与核团的对应关系

分　　层	对应的核（或部位）
第 I 层	后角边缘核
第 II 层	胶状质
第 III、IV 层	后角固有核
第 V 层	后角颈
第 VI 层	后角基底部
第 VII 层	中间带，胸核　中间内侧核；中间外侧核；骶副交感核
第 VIII 层	前角基底部（在颈、腰膨大居前角内侧部）
第 IX 层	前角内侧核　前角外侧核
第 X 层	中央灰质

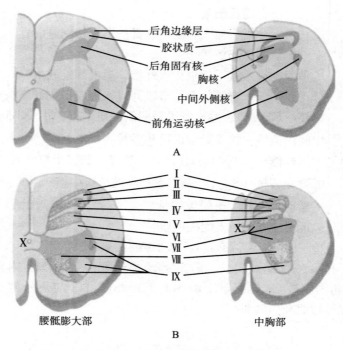

图 18-1-1　脊髓灰质主要核团及 Rexed 分层模式图
A. 灰质核团；B. 灰质分层

（二）白质

3 个索：前索，前正中裂与前外侧沟之间；外侧索，前外侧沟与后外侧沟之间；后索，后中间沟与后外侧沟之间。

白质前连合：由横行的越边纤维组成。

网状结构：后角基部外侧与外侧索白质之间，灰、白质交织区。

1. 上行纤维（传导）束（表 18-1-3）

表 18-1-3　上行纤维束

名　称	位置	起　始	终　止	行走方向	主要功能
薄束	后索	脊神经节细胞	薄束核	上行	传导身体同侧的本体感觉和精细触觉
楔束	后索	脊神经节细胞	楔束核	上行	
脊髓小脑后束	外侧索	胸核	小脑皮质	上行	传导反射性本体感觉
脊髓小脑前束	外侧索	Ⅴ~Ⅶ 层的外侧部	小脑皮质	上行	
脊髓丘脑侧束	外侧索	Ⅰ、Ⅳ、Ⅴ、Ⅶ、Ⅷ 层的神经元	背侧丘脑腹后核	上行	传导身体对侧的痛、温觉
背髓丘脑前束	前索			上行	传导身体对侧的粗触觉

2. 下行纤维（传导）束（表 18-1-4）

表 18-1-4　下行纤维束

名　称	位置	起　始	终　止	行走方向	主要功能
皮质脊髓侧束	外侧索	大脑皮质运动中枢	前角运动细胞	下行	控制骨骼肌的随意运动
皮质脊髓前束	前索			下行	
红核脊髓束	外侧索	中脑红核	前角运动细胞	下行	调节肌紧张（屈肌）
前庭脊髓束	前索	前庭神经外侧核	第Ⅷ、Ⅶ层	下行	调节肌紧张（伸肌）
顶盖脊髓束	前索	中脑上丘	前角运动细胞	下行	参与视、听觉的防御反射

续　表

名　称	位置	起　始	终　止	行走方向	主要功能
内侧纵束	前索	前庭神经核	前角运动细胞	下行	执行转眼、转头的协调运动和眼肌的前庭反射
网状脊髓束	前索及外侧索	脑干	前角运动细胞	下行	调节肌张力和协调肌肉运动

3. 固有束　位于灰质周围，负责脊髓节段内和节段间的联络。

三、脊髓的功能和脊髓反射

（一）脊髓的功能

1. 经后根，接受身体大部分区域的躯体和内脏感觉信息，这些信息在脊髓中继，进行初步的整合和分析。中继后的信息一部分向上传递至高级中枢，一部分传给运动神经元和其他脊髓神经元。

2. 发出上行传导通路，将中继后的感觉信息以及脊髓自身的信息上传到高级中枢。

3. 经前根，发出运动纤维，管理躯体运动和内脏活动，是躯体和内脏运动的低级中枢。

4. 脊髓反射的中枢。

5. 通过下行传导通路，中继上位中枢下传的信息，接受上级中枢的控制和调节，完成高级中枢的功能。

（二）脊髓反射

脊髓反射是指脊髓固有的反射。正常情况下，反射活动在脑的控制下进行。

其反射弧：感受器、脊神经节内感觉神经元及后根传入纤维、脊髓固有束神经元及固有束、脊髓运动神经元及前根传出纤维、效应器。

脊髓反射类型：单突触反射；多突触反射；节段内反射；节段间反射。

脊髓反射还可以分为躯体躯体反射（刺激躯体引起躯体反应）、内脏内脏反射（刺激内脏引起内脏反应）、躯体内脏反射（刺激躯体引起内脏反应）和内脏躯体反射（刺激内脏引起躯体反应）等。

1. 牵张反射 是指有神经支配的骨骼肌，在受到外力牵拉伸长时，引起受牵拉的同一块肌肉收缩的反射。肌肉被牵拉，肌梭和腱器官的感受器受到刺激而产生神经冲动，经脊神经后根进入脊髓，兴奋 α-运动神经元，反射性地引起被牵拉的肌肉收缩（图 18-1-2）。

（1）腱反射：指快速牵拉肌腱发生的牵张反射，为单突触反射，如膝反射、跟腱反射、肱二头肌反射等（图 18-1-2）。

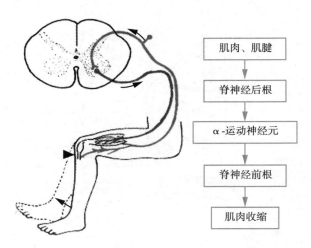

图 18-1-2 腱反射示意图和牵张反射模式图

（2）肌紧张：指缓慢持续牵拉肌腱发生的牵张反射，表现为受牵拉的肌肉发生持续性收缩，属多突触反射。肌紧张是维持躯体姿势的最基本的反射活动，是姿势反射的基础。

2. γ-反射　γ-运动神经元支配梭内肌。γ-运动神经元兴奋时，引起梭内肌纤维收缩，肌梭感受器感受到刺激而产生神经冲动，通过牵张反射弧的通路兴奋α-运动神经元，使相应骨骼肌（梭外肌）收缩。γ-反射在维持肌张力方面发挥作用。

3. 屈曲反射　当肢体某处皮肤受到伤害性刺激时，该肢体出现屈曲反应的现象。

屈曲反射径路至少要有 3 个神经元参加，属多突触反射，即皮肤的信息经后根传入脊髓后角，再经中间神经元传递给前角的 α-运动神经元，α-运动神经元兴奋，引起骨骼肌收缩。由于肢体收缩要涉及成群的肌肉，故受到兴奋的 α-运动神经元也常是多节段的（图 18-1-3）。

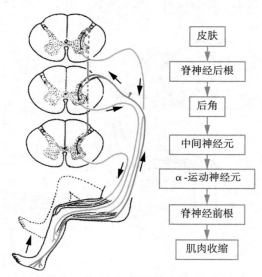

图 18-1-3　屈肌反射示意图和模式图

屈曲反射是一种保护性反射，其强度与刺激强度有关。当刺激强度足够大时，在同侧肢体发生屈曲反射的基础上出现对侧肢体伸直的反射活动，称为对侧伸直反射。

（三）脊髓损伤的一些表现

1. **脊髓横断** 横断平面以下全部感觉和运动丧失，反射消失，处于无反射状态，称为脊髓休克。数周至数月后，各种反射可逐渐恢复。由于传导束很难再生，脊髓又失去了脑的易化和抑制作用，因此恢复后的深反射和肌张力比正常时高，离断平面以下的感觉和随意运动不能恢复。

2. **脊髓半横断** 出现脊髓半切综合征。表现为损伤平面以下，同侧肢体痉挛性瘫痪，位置觉、震动觉和精细触觉丧失，损伤节段下 1~2 个节段平面以下的对侧痛、温觉丧失。

3. **脊髓前角损伤** 主要伤及前角运动神经元，表现为这些细胞所支配的骨骼肌呈弛缓性瘫痪，无感觉异常。

4. **脊髓中央部损伤** 如脊髓空洞症或髓内肿瘤。若病变侵犯了白质前连合，则阻断了脊髓丘脑束在此的交叉纤维，引起双侧对称分布的痛、温觉消失，而本体感觉和精细触觉无障碍（因后索完好）。这种现象称感觉分离。

第二节 脑

脑位于颅腔内，是中枢神经系统的最高级部位。人脑可分脑干（包括中脑、脑桥和延髓）、小脑、间脑和端脑。

一、脑干

脑干自下而上由延髓、脑桥和中脑 3 部分组成。位于颅后窝前部，上接间脑，下续脊髓，延髓和脑桥的腹侧邻接颅后窝前部枕骨的斜坡,背面与小脑相连。延髓、脑桥和小脑之间围成的室腔为第四脑室。<u>脑干表面附有第Ⅲ～Ⅻ对脑神经根</u>。

(一) 脑干的外形

1. 脑干的腹侧面(图 18-2-1)

(1) 延髓:形似倒置的圆锥体,其下端以第 1 颈神经最上根丝(约平枕骨大孔处)与脊髓相连,上端与脑桥以延髓脑桥沟(腹面)和髓纹(背面)为界。

腹侧面的正中有前正中裂,其两侧的纵行隆起为锥体,由大脑皮质发出的下行锥体束(主要为皮质脊髓束)纤维构成。

在锥体的下端大部分皮质脊髓束纤维左右交叉,形成发辫

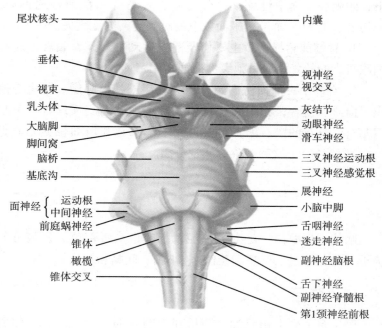

图 18-2-1　脑干外形(腹侧面)

状的锥体交叉，部分填堵了前正中裂。锥体上部背外侧的卵圆形隆起称橄榄，内含下橄榄核。

锥体和橄榄之间的前外侧沟中有舌下神经根丝出脑。在橄榄背外侧的后外侧沟内，自上而下依次有舌咽神经、迷走神经和副神经的根丝附着。

（2）脑桥：腹侧面宽阔膨隆，称脑桥基底部。其正中线上的纵行浅沟称基底沟，容纳基底动脉。基底部向外后逐渐变窄形成小脑中脚，又称脑桥臂，两者交界处连有三叉神经根（包括粗大的感觉根和位于其前内侧细小的运动根）。

脑桥基底部下缘借延髓脑桥沟与延髓分界，沟中从内侧向外侧有展神经、面神经和前庭蜗神经穿出，上缘与中脑的大脑脚相连接。

在延髓脑桥沟的外侧部，延髓、脑桥和小脑的结合处，临床上称为脑桥小脑三角，前庭蜗神经根恰位于此处。前庭蜗神经纤维瘤时，患者除了有听力障碍和小脑损伤的症状外，肿瘤还可压迫位于附近的面神经、三叉神经、舌咽神经和迷走神经，产生相应的临床症状。

（3）中脑：形体较小，中间的室腔为中脑导水管。腹面上接间脑的视束，下界为脑桥的上缘。两侧各有一粗大的纵行柱状隆起，称大脑脚，其浅部主要由大脑皮质发出的下行纤维构成。两侧大脑脚之间的凹陷为脚间窝，窝底称后穿质，有许多血管出入的小孔。动眼神经根连于脚间窝的下部，大脑脚的内侧。

2. 脑干背侧面（图 18-2-2）

（1）延髓：延髓背侧面可分为上、下两部。上部形成菱形窝的下半部；下部形似脊髓，在后正中沟的两侧各有两个膨大，内侧者为薄束结节，外上者为楔束结节，两者与脊髓的薄束、楔束相延续，其深面分别含有薄束核和楔束核，它们是薄束、楔束的终止核。楔束结节外上方的隆起为小脑下脚，又称绳状体，其内的纤维向后连于小脑。

（2）脑桥：背侧面形成菱形窝的上半部，此处窝的外上界为左右小脑上脚，又称结合臂。两脚间夹有薄层白质板，称上髓帆，参与构成第四脑室顶。脑桥与中脑的移行部缩窄称菱脑峡。

（3）中脑：背侧面为四叠体，由上、下两对圆形的隆起构成，分别称上丘和下丘，其深面分别含有上丘灰质和下丘核，是视觉和听觉反射中枢。在上、下丘的外侧，各自向外上方伸出一条长的隆起，称上丘臂和下丘臂，分别连于间脑的外侧膝状体和内侧膝状体。在下丘的下方与上髓帆之间有滑车神经根出脑，它是唯一自脑干背侧面出脑的脑神经。

（4）菱形窝（又称第四脑室底）

1）构成：由延髓和脑桥的背侧面共同构成，呈菱形。

2）境界

外下界——自内下向外上依次为薄束结节、楔束结节和小脑下脚。

外上界——小脑上脚。

两个侧角——外上界与外下界的汇合处，外侧角与其背侧的小脑之间为第四脑室外侧隐窝。

3）表面结构

正中沟——第四脑室外侧隐窝的正中线上，将隐窝分为左右对称的两半。

界沟——在正中沟两侧，与之平行，将每一半的菱形窝分为内、外侧区。

髓纹——自正中沟中部→外侧角，为延髓与脑桥的分界线，将菱形窝分为上、下两部分。

内侧隆起——在正中沟与界沟间的内侧区。

面神经丘——为髓纹上方内侧隆起的膨隆部，其深面有面神经和展神经核。

舌下神经三角——为髓纹下方的延髓部的 2 个小三角形区域，深部有舌下神经核。

迷走神经三角——在舌下神经三角的外下方，深部有迷走神经背核。外下缘有一斜形的窄嵴称分隔索，其与薄束结节之间有一窄带，称最后区，属室周器官之一，富含血管和神经胶质等，并与分隔索一起，被含有伸长细胞的室管膜覆盖。

前庭区——在界沟外侧，呈三角区，内含前庭神经核。

听结节——在前庭区外侧角，内含蜗背侧核。

蓝斑——在界沟上端外侧，内含蓝斑核，为含黑色素的去甲肾上腺素能神经元聚集的部位。

闩——在菱形窝下角处，两侧外下界之间的圆弧形移行部，与第四脑室脉络组织相连。

3. 第四脑室

（1）位于延髓、脑桥和小脑之间。呈四棱锥形，内容脑脊液。

（2）交通：向上→中脑水管。向下→脊髓中央管，通过 2 个外侧孔及 1 个正中孔→蛛网膜下腔。

（3）界限：顶朝向小脑，前上部为两侧小脑上脚和上髓帆，后下部为下髓帆及第四脑室脉络组织（有通向蛛网膜下腔的 3 个孔）。底为菱形窝。两侧角为外侧隐窝，顶向后上朝向小脑蚓。

（4）上髓帆：为介于两侧小脑上脚之间的薄层白质板，向后下与小脑白质相连，其下部背面被小脑蚓的小舌覆盖。滑车神经根穿行于上髓帆的上部，并在其内左右交叉后出脑。

（5）下髓帆：亦为白质薄片，与上髓帆以锐角汇合，伸入小脑蚓。下髓帆介于小脑蚓的小结与绒球之间，自小脑扁桃体的前上方，向后下方延伸很短距离后，即移行为第四脑室脉络组织。

（6）第四脑室脉络组织：介于下髓帆和菱形窝外下界之间，组成第四脑室顶后下部的大部分，不含神经组织，由一层上皮性室管膜以及外面覆盖的软膜和血管共同构成。脉络组织内的部分血管反复分支，相互缠绕成丛状，夹带着室管膜上皮和软膜突入室腔，成为第四脑室脉络丛，产生脑脊液。

（7）第四脑室脉络丛：呈 U 形分布，下部沿正中线两侧平行排列，上升至下髓帆附近时，分别向两侧横行，最终向外延伸至第四脑室外侧隐窝，并经第四脑室外侧孔突入蛛网膜下隙。

（8）第四脑室向上经中脑导水管通第三脑室，向下续为延髓下部和脊髓的中央管，并借脉络组织上的 3 个孔与蛛网膜下隙相通。

单一的第四脑室正中孔，位于菱形窝下角的正上方。

成对的第四脑室外侧孔，位于第四脑室外侧隐窝的尖端（图 18-2-2）。脑室系统内的脑脊液经上述 3 个孔注入蛛网膜下隙的小脑延髓池。

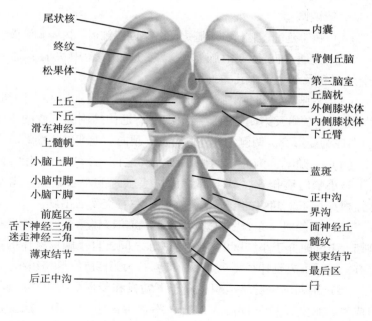

图 18-2-2 脑干外形（背侧面）

（二）脑干的内部结构

1. 脑干的灰质

（1）脑神经核

1）一般躯体运动核（4 对）（表 18-2-1）

表 18-2-1　一般躯体运动核

脑神经核	位　置	脑神经	功　　能
动眼神经核	中脑上丘高度，中脑导水管周围灰质的副内侧	Ⅲ	支配上睑提肌，上、下、内直肌，下斜肌
滑车神经核		Ⅳ	支配眼上斜肌
展神经核	脑桥下部，面神经丘深面	Ⅵ	支配外直肌
舌下神经核	延髓上部，舌下神经三角深面	Ⅶ	支配舌内、外肌

当一侧展神经核损伤时除出现患侧眼的外直肌麻痹外，对侧眼的内直肌在做双眼向患侧水平凝视时也不能收缩，致使双眼不能向患侧凝视。

2）特殊内脏运动核（4 对）（表 18-2-2）

表 18-2-2　特殊内脏运动核

脑神经核	位　置	脑神经	功　　能
三叉神经运动核	脑桥中部网状结构的背外侧	Ⅴ	支配咀嚼肌、二腹肌前腹、下颌舌骨肌、腭帆张肌和鼓膜张肌
面神经核	脑桥下部	Ⅶ	支配面肌、二腹肌后腹、茎突舌骨肌、镫骨肌
疑核	延髓	Ⅸ，Ⅹ，Ⅺ	上部支配茎突咽肌 中部支配软腭、咽、喉及食管上部骨骼肌 下部除环甲肌以外的喉肌
副神经核　延髓部 　　　　　脊髓部	疑核的下端 疑核下方	Ⅺ	支配胸锁乳突肌、斜方肌

3）一般内脏运动核（4对）（表18-2-3）

表18-2-3　一般内脏运动核

脑神经核	位　置	脑神经	功　能
动眼神经副核（E-W核）	中脑上丘高度，动眼神经核的背内侧	Ⅲ	支配瞳孔括约肌、睫状肌的收缩，以调节晶状体的曲度和缩小瞳孔
上泌涎核	脑桥的最下端	Ⅶ	管理泪腺、下颌下腺、舌下腺以及口、鼻腔黏膜腺的分泌
下泌涎核	延髓上部	Ⅸ	管理腮腺的分泌
迷走神经背核	延髓迷走神经三角深面	Ⅹ	支配颈部、胸部所有脏器、腹腔大部分脏器的平滑肌、心肌的活动和腺体的分泌

4）一般内脏感觉核（1对）（表18-2-4）

表18-2-4　一般内脏感觉核

脑神经核	位置	脑神经	功　能
孤束核	延髓	Ⅶ，Ⅸ，Ⅹ	接受味觉和内脏一般感觉

5）一般躯体感觉核（3对）（表18-2-5）

表18-2-5　一般躯体感觉核

脑神经核	位置	脑神经	功　能
三叉神经中脑核	中脑	Ⅴ	假单极神经元的周围突分布咀嚼肌、表情肌、牙齿、牙周组织、下颌关节囊和硬膜等处，传递本体感觉和触、压觉；中枢突终止于三叉神经运动核和三叉神经脊束核等
三叉神经脑桥核	脑桥	Ⅴ	传递头面部触、压觉
三叉神经脊束核	延髓	Ⅴ	传递头面部痛、温觉

三叉神经脊束核可分为颅侧亚核、极间亚核和尾侧亚核三个亚核，分别位于脑桥中下部、延髓上部及延髓下部和第1、2颈段脊髓。尾侧亚核的细胞构筑相似于脊髓后角，分成边缘层、胶状质和大细胞部，分别相当于脊髓的 I～IV 层，故又称延髓后角，与传递和调制口部痛、温觉冲动信息相关。

6）特殊躯体感觉核（2对）（表18-2-6）

表18-2-6　特殊躯体感觉核

脑神经核	位　置	脑神经	功　　能
前庭神经核	脑桥、延髓（前庭区深面）	Ⅷ	接受内耳球囊斑、椭圆囊斑和壶腹嵴的平衡觉冲动
蜗神经核	脑桥、延髓（菱形窝听结节深面）	Ⅷ	接受内耳螺旋器听觉冲动

蜗神经核分为蜗腹侧核和蜗背侧核，分别位于小脑下脚的腹外侧和背外侧。

蜗腹侧核又分为蜗腹侧前核和蜗腹侧后核。

蜗神经核接受蜗神经初级听觉纤维，发出的听觉二级纤维。大部分在脑桥基底部和被盖部之间组成横穿内侧丘系的带状纤维束，称斜方体，越过中线交叉到对侧被盖部的前外侧，于上橄榄核的外侧转折上升；小部分纤维不交叉，在同侧上行。

对侧交叉过的纤维和同侧未交叉的纤维共同构成外侧丘系，其中多数纤维终止于下丘核；余下的部分纤维直接进入间脑的内侧膝状体核，部分纤维在上橄榄核和外侧丘系核中继后再加入外侧丘系。因此，上橄榄核和外侧丘系核亦被认为是听觉传导路上的中继核（参见听觉传导通路）。

7）特殊内脏感觉核：即孤束核上部（头段），接受来自味蕾的味觉传入纤维。

2. 中继核（表18-2-7）

表 18-2-7　中继核

中　继　核	位　置
红核、黑质、上丘灰质层、下丘核	中脑
脑桥核、蓝斑核	脑桥
薄束核、楔束核、下橄榄核	延髓

（1）薄束核、楔束核：分别位于延髓下部薄束结节和楔束结节的深面，接受来自薄束和楔束的纤维。它们发出纤维形成内侧丘系交叉，交叉后的纤维在中线两侧转折上行，形成内侧丘系。它们是向高级脑部传递躯体和四肢意识性本体感觉和精细触觉冲动的中继性核团。

（2）下橄榄核：位于延髓上部，橄榄的深面。它接受来自脊髓、脑干、大脑皮质、丘脑、基底核、红核和导水管周围灰质的纤维投射，发出的橄榄小脑纤维越边，脊髓小脑后束在其外侧加入，共同组成粗大的小脑下脚。下橄榄核参与修饰小脑对运动的控制，并参与小脑对运动的学习记忆和对反射的修饰。

（3）红核：位于中脑上丘至间脑尾侧平面，黑质的背内侧，红核的传入纤维主要来自小脑核、大脑皮质等，传出联系主要为脊髓、下橄榄核等。红核参与对躯体运动的控制。

（4）黑质：位于中脑脚底和被盖之间，并延伸至间脑尾侧。自尾状核和壳发出纤维止于黑质，再由黑质发出纤维返回尾状核和壳。黑质参与对躯体运动的调节。

3. 脑干的白质

（1）上行纤维束

1）内侧丘系（图18-2-3）：延髓下部的薄束核、楔束核接受来自薄束、楔束的纤维。两核发出的纤维在中央管腹侧的中线上左右交叉，称内侧丘系交叉。交叉后的纤维在中线两侧转折上行，形成内侧丘系。<u>该系传递来自对侧躯体和四肢的意识性本体感觉和精细触觉冲动。</u>

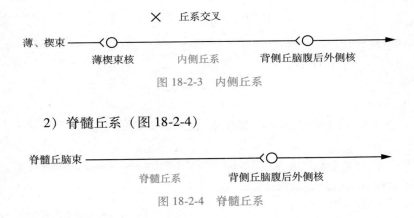

图 18-2-3　内侧丘系

2）脊髓丘系（图 18-2-4）

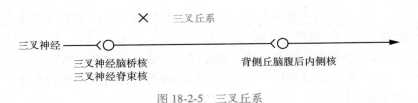

图 18-2-4　脊髓丘系

3）三叉丘系（图 18-2-5）：三叉神经脊束核及大部分三叉神经脑桥核发出的三叉丘脑纤维，越边至对侧上行，组成三叉丘系。<u>三叉丘系传递对侧面部皮肤、眼、牙和口、鼻腔黏膜的一般躯体感觉冲动。</u>

图 18-2-5　三叉丘系

4）外侧丘系（图 18-2-6）：起于双侧上橄榄核及对侧蜗背侧核和蜗腹侧后核的听觉纤维，在脑桥中、下部，上橄榄核的

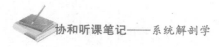

外侧，转折向上，形成外侧丘系。外侧丘系传递双侧的听觉冲动（对侧为主）。

上橄榄核和蜗腹侧核的听觉纤维在脑桥中、下部被盖腹侧部横行，并在中线上交叉，形成斜方体。

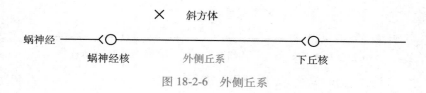

图 18-2-6　外侧丘系

（2）下行纤维束——锥体束（图 18-2-7）

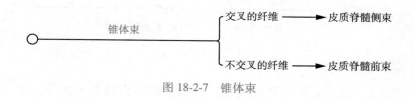

图 18-2-7　锥体束

4. 脑干网状结构

（1）位置：位于脑干内神经核与上、下行纤维束之间。

（2）功能

1）上行网状激活系统：传导非特异性冲动，使大脑皮质保持意识水平、维持清醒状态。

2）躯体运动调节系统：通过网状脊髓束参与运动调节。

3）生命运动中枢：延髓网状结构内有心血管运动中枢和呼吸中枢，调节心、血管运动和呼吸运动。

（三）脑干各部代表性水平切面观察

1. 延髓的代表性切面

（1）锥体交叉水平切面：此切面的外形及内部结构配布类似于脊髓。切面中心为中央管，其周围为中央灰质。在切面的腹侧部，锥体束中的皮质脊髓束纤维在中央管的腹侧越过中线交叉形成锥体交叉；在前角区出现副神经核。在背侧部的薄束、楔束中开始出现薄束核和楔束核的神经元群。后角处相当于脊髓胶状质的部位为三叉神经脊束核尾侧亚核，其浅面为三叉神经脊束。其他纤维束继续保持在类似于脊髓的位置上。

（2）内侧丘系交叉水平切面：该切面取自锥体交叉的颅侧。锥体已形成，薄束结节和楔束结节更为明显。

自脊髓后索来的薄束、楔束，上行至延髓后，分别止于薄束结节和楔束结节深部的薄束核和楔束核。由它们发出的纤维绕中央灰质的外缘至腹侧，与对侧来的纤维进行交叉——内侧丘系交叉。交叉后的纤维折转向上，在正中线两旁、左右下橄榄核之间形成内侧丘系，是传导精细触觉和本体感觉的二级纤维。

三叉神经脊束和核更加膨大，在其腹侧的脊髓小脑前、后束、红核脊髓束和脊髓丘脑束，前索内的内侧纵束、顶盖脊髓束被锥体挤向背侧。

（3）橄榄中部水平切面

1）下橄榄核和小脑下脚：在橄榄体深方有下橄榄核，接受大脑皮质、脊髓和中脑红核的纤维，发出纤维起向对侧，与脊髓小脑后束等共同组成小脑下脚→小脑。

2）脑神经核：①舌下神经核：位于舌下神经三角深面，属躯体运动性，发出的纤维由锥体外侧穿出，支配舌肌运动。该核主要接受对侧皮质核束的纤维。②副神经核：属特殊内脏运动性，分两部。延髓部起自疑核的尾端，发出纤维加入迷走神经→咽喉肌；脊髓部起自脊髓上六颈节前角的副神经核，发出纤维→胸锁乳突肌和斜方肌。③迷走神经背核：在迷走神经三角的深方，舌下神经核的外侧，属一般内脏运动性（副交感神经核），发出节前纤维作为迷走神经的主要成分→颈、胸、腹腔脏器（降结肠以下除外），交换神经元后→控制这些脏器的活动。④疑核：位于网状结构中，属特殊内脏运动性，发出纤维加入Ⅸ、Ⅹ、Ⅺ对脑神经，支配咽喉肌及软腭肌的运动。⑤孤束核：是一般内脏感觉和味觉纤维的终止核，在迷走神经背核的腹外侧，孤束核的细胞包围着孤束。

3）传导束：在前正中裂两侧由前向后为锥体束、内侧丘系、顶盖脊髓束和内侧纵束。脊髓丘脑束和红核脊髓束仍居原位（外侧部）。神经核与下橄榄核之间为延髓的网状结构。

（4）延髓橄榄上部水平切面：此切面取自橄榄上部（近脑桥）。下橄榄核已变小。在前庭区深方有前庭神经核，邻近小脑下脚有蜗背侧核，其腹侧有蜗腹侧核，小脑下脚粗大，其腹侧有舌咽神经根，在网状结构中有散在的下泌涎核（一般内脏运动性，发出纤维→舌咽神经控制腮腺的分泌活动）。传导束的位置与橄榄中部略同。

2. 脑桥的代表性切面　在脑桥的切面上分为两部，腹侧较大，为基底部，背侧稍小，为被盖部。两者以斜方体为界。

（1）脑桥下部水平切面：此平面通过面神经丘。

1）基底部：上连中脑的大脑脚，下续延髓的锥体。内含纵、横两种纤维及脑桥核（接受皮质脑桥束纤维）。横行纤维由脑桥核发出，交叉到对侧，组成小脑中脚入小脑。纵行纤维为锥体束。

2）被盖部：背侧为第四脑室底，在界沟内侧，面神经丘深部有展神经核和绕过此核的面神经纤维，界沟外侧为前庭神经核。被盖部前缘为横行的斜方体纤维，斜方体背外侧为上橄榄核，上橄榄核的背外侧为面神经核。面神经核的背外方见三叉神经脊束核、三叉神经脊束、红核脊髓束、脊髓小脑前束和脊髓丘脑束。顶盖脊髓束、内侧纵束仍居中线两旁。

3. 中脑的代表性切面　中脑的内部结构借中脑导水管分为背侧的顶盖和腹侧的大脑脚。大脑脚又被黑质分为腹侧的大脑脚底被盖。

（1）中脑下丘水平切面

1）下丘：是听觉传导路上重要中继站，也是听觉反射中枢。细胞成团称下丘核。

2）滑车神经核：位于内侧纵束的背面，属躯体运动性，发出纤维绕中央灰质、至前髓帆中左右交叉后出脑→上斜肌。

3）小脑上脚交叉：在被盖中线两侧。其他上行束位置基本与脑桥上部相同。

4）黑质：位于中脑被盖与大脑脚底之间，是含黑色素的神经细胞团，是脑内合成多巴胺的主要场所。当其变性时→多巴胺合成减少→震颤麻痹。

5）大脑脚底：是锥体束和皮质脑桥束所组成。锥体束占中3/5，顶枕颞桥束占外侧1/5，额桥束占内侧1/5。

6）脚间核：在小脑上脚交叉的腹侧。

（2）中脑上丘水平切面：与下丘切面之不同处如下。①背面凸起为上丘，上丘与大脑脚之间为内侧膝状体（属间脑）。②在中央灰质的腹侧有左、右动眼神经核和副核，两核发出的纤维行向腹侧，经脚间窝出窝。③被盖部出现了红核。

1）上丘和顶盖前区：上丘细胞排列成层，是视觉反射中枢。它接受下丘（听觉信息）脊髓（躯体感觉信息）、枕叶皮质和视网膜（视觉信息）来的纤维。上丘发出的纤维在中央灰质的腹侧交叉后下行，组成顶盖脊髓束，止于脑神经运动核和前角细胞，完成视、听觉所引起的反射活动。

顶盖前区是指在中脑和间脑交界水平、紧靠上丘颅侧的小细胞群。接受经上丘臂来的视网膜纤维，发出纤维→双侧动眼神经副核，完成瞳孔对光反射。

2）动眼神经核群：位于内侧纵束形成的凹槽内。①动眼神经核——躯体运动性，可分为成对的外侧核和不成对的正中核，发出纤维向腹侧穿过红核，在大脑脚内侧出脑→眼球外肌（除外直肌和上斜肌）和提上睑肌。接受双侧皮质核束和顶盖脊髓束来的纤维。②动眼神经副核——一般内脏运动性，是动眼神经副交感节前神经元的胞体；由顶盖前区来的纤维→动眼神经副核→动眼神经→睫状神经节→瞳孔括约肌和睫状肌，控制瞳孔缩小和调节晶体的曲度。

3）红核：在被盖部，呈圆柱形，主要接受小脑和大脑皮质发来的纤维。发出纤维在被盖中部中线上交叉后下行，形成红核脊髓束，影响前角细胞的活动。

4）传导束：上行传导束聚集在被盖的外侧部。内侧丘系——在红核外侧、黑质的后方。脊髓丘脑束和三叉丘系——在内侧丘系的背外侧。黑质与大脑脚底与下丘切面同。

（四）代表性脑干损伤及其临床表现

脑干的损伤除少见的外伤和肿瘤占位性压迫外，多由椎-基底动脉系供血区的血管性病变（梗死或出血）所致。典型的脑干损伤及其临床表现如下。

1. 延髓内侧综合征　如为单侧损伤，又称舌下神经交叉性偏瘫。通常由椎动脉的延髓支阻塞所致。主要受损结构及临床表现：①锥体束损伤：对侧上、下肢瘫痪。②内侧丘系损伤：对侧上、下肢及躯干意识性本体感觉和精细触觉障碍。③舌下神经根损伤：同侧半舌肌瘫痪，伸舌时舌尖偏向患侧。

2. 延髓外侧综合征　又称 Wallenberg 综合征，由椎动脉的延髓支或小脑下后动脉阻塞所致。主要受损结构及临床表现：

1）三叉神经脊束受损：同侧头面部痛、温觉障碍。

2）脊髓丘脑束受损：对侧上、下肢及躯干痛、温觉障碍。

3）疑核受损：同侧软腭及咽喉肌麻痹，吞咽困难，声音嘶哑。

4）下丘脑至脊髓中间外侧核的交感下行通路受损：同侧霍纳（Horner）综合征，表现为瞳孔缩小、上睑轻度下垂、面部皮肤干燥、潮红及汗腺分泌障碍。

5）小脑下脚受损：同侧上、下肢共济失调。

6）前庭神经核受损：眩晕，眼球震颤。

3. 脑桥基底部综合征　如为单侧损伤，又称展神经交叉性偏瘫。由基底动脉的脑桥支阻塞所致。主要受损结构及临床表现：①锥体束受损，对侧上、下肢瘫痪。②展神经根受损，同侧眼球外直肌麻痹，眼球不能外展。

4. 脑桥背侧部综合征　通常因小脑下前动脉或小脑上动脉的背外侧支阻塞，引起一侧脑桥尾侧或颅侧部的被盖梗死所致。依脑桥尾侧被盖损伤为例，主要受损结构及临床表现：

（1）展神经核受损：同侧眼球外直肌麻痹，双眼患侧凝视麻痹。

（2）面神经核受损：同侧面肌麻痹。

（3）前庭神经核受损：眩晕，眼球震颤。

（4）三叉神经脊束受损：同侧头面部痛、温觉障碍。

（5）脊髓丘脑束受损：对侧上、下肢及躯干痛、温觉障碍。

（6）内侧丘系受损：对侧上、下肢及躯干意识性本体觉和精细触觉障碍。

（7）下丘脑至脊髓中间带外侧核的交感下行通路受损：同侧霍纳（Horner）综合征。

（8）小脑下脚和脊髓小脑前束受损：同侧上、下肢共济失调。

5. 大脑脚底综合征 如为单侧损伤，又称动眼神经交叉性偏瘫（或 Weber 综合征）。由大脑后动脉的分支阻塞所致。主要受损结构及临床表现：①动眼神经根损伤，同侧除外直肌和上斜肌以外的眼球外肌麻痹，瞳孔散大。②皮质脊髓束受损，对侧上、下肢瘫痪。③皮质核束损伤，对侧面神经和舌下神经的核上瘫。

6. 本尼迪克特综合征（Benedikt 综合征） 累及一侧中脑被盖的腹内侧部。主要受损结构及临床表现：①动眼神经根损伤，同侧除外直肌和上斜肌外的眼球外肌麻痹，瞳孔散大。②小脑丘脑纤维（为已交叉的小脑上脚纤维）和红核受损伤，对侧上、下肢意向性震颤，共济失调。③内侧丘系损伤，对侧上、下肢及躯干意识性本体觉和精细触觉障碍。

二、小脑

小脑位居颅后窝，借其上、中、下 3 对小脑脚连于脑干的背面，其上方借大脑横裂和小脑幕与大脑分隔。小脑是机体重要的躯体运动调节中枢之一，其功能主要是维持身体平衡、调节肌张力以及协调随意运动。

（一）小脑的外形

1. 分部 中间狭窄部为小脑蚓（维持重心与平衡），两侧的膨大部分为小脑半球。

2. 小脑的分叶、分区

小脑上面前、中 1/3 交界处有一略呈 V 形的深沟称为原裂；小脑下面绒球和小结的后方有一深沟，为后外侧裂。小脑以原裂和后外侧裂分为 3 叶。

（1）绒球小结叶：以后外侧裂与小脑的其他部分相分隔。位于小脑下面的最前端，包括半球上的绒球和小脑蚓中的小结，属古小脑，接受前庭神经及前庭神经核的纤维，与平衡有关。

（2）小脑前叶：原裂和后外侧裂于小脑表面几乎形成一个环。此环前上部分为小脑前叶，属旧小脑。

（3）小脑后叶：环的后下部。

前叶和后叶合称小脑体。

小脑内侧区和中间区在进化上出现较晚，共同组成旧小脑；小脑体的外侧区在进化中最晚，通过皮质脑桥束、脑桥核和小脑中脚与大脑皮质相连系，故称新小脑。在人类它占据了小脑的大部分。

3. 小脑扁桃体

位置：在小脑半球下面前内侧部，靠近枕骨大孔。

临床意义：当颅内压增高时，小脑扁桃体可嵌入枕骨大孔，压迫延髓（延髓是脑干中的重要部分，管理吞咽、发声、胃肠运动、呼吸及循环等重要功能活动）内的呼吸中枢和心血管运动中枢，危及生命。

（二）小脑的内部结构

1. 小脑皮质　为位于小脑表面的灰质。3 层——由深至浅依次为颗粒层、梨状细胞层、分子层（保证肢体从共济运动）。

2. 小脑髓质　由 3 类纤维构成：①小脑皮质与小脑核之间的往返纤维。②小脑叶片间或小脑各叶之间的联络纤维。③小脑的传入和传出纤维。传入和传出纤维组成小脑上、中、下脚 3 对脚小脑内部的白质，髓质内部的灰质核团称中央核。

（1）小脑下脚：又称绳状体，连于小脑和延髓之间，由小脑的传入纤维和传出纤维两部分构成。

传入纤维：起于前庭神经、前庭神经核、延髓下橄榄核、延髓网状结构进入小脑的纤维；脊髓小脑后束及楔小脑束的纤维。

传出纤维：发自绒球和部分小脑蚓部皮质，止于前庭神经核的小脑前庭纤维；起于顶核，止于延髓的顶核延髓束纤维和顶核网状纤维

（2）小脑中脚：又称脑桥臂，最粗大，位于最外侧，连于小脑和脑桥之间。其主要成分为小脑传入纤维，几乎全部由对侧脑桥核发出的脑桥小脑纤维构成，仅少许脑桥网状核到小脑皮质的纤维；小脑中脚含少量小脑至脑桥的传出纤维。

（3）小脑上脚：又称结合臂，连于小脑和中脑之间。其主要成分为起自小脑核，止于对侧红核和背侧丘脑的小脑传出纤维；小脑传入纤维主要有脊髓小脑前束、三叉小脑束及起自顶盖和红核的顶盖小脑束、红核小脑束等。

3. 小脑核　由内向外依次为顶核、球状核、栓状核、齿状核，共4对。球状核和栓状核合称为中间核。顶核和中间核接受脊髓小脑的传出纤维，而齿状核接受大脑小脑的传出纤维。

（三）小脑的纤维联系和功能

1. 小脑的纤维联系　传入纤维有前庭小脑纤维（原小脑）、脊髓小脑纤维（旧小脑）、大脑小脑纤维（新小脑）。传出纤维在齿状核中继后经小脑上脚进入红核和对侧丘脑的腹外侧核。

2. 小脑的功能

（1）前庭小脑：调节躯干肌运动、协调眼球运动以及维持身体平衡。

（2）脊髓小脑：调节肌张力。

（3）新小脑：维持共济运动。

（四）小脑损伤的临床表现

1. 平衡失调　走路时两腿间距过宽，东摇西摆，状如醉汉。

2. 共济失调　运动时有控制速度、力量和距离上的障碍，

如不能闭眼指鼻、不能做快速的轮替动作等。

3. 意向性震颤 肢体运动时，产生不随意的有节奏地摆动，越接近目标时越加剧。

4. 眼球震颤 表现为眼球非自主地有节奏地摆动。

5. 肌张力低下 主要为旧小脑损伤所致。

三、间脑

位置：间脑在中脑和大脑半球之间，被两侧大脑半球所掩盖，只有在脑的腹侧面才能观察到间脑的一部分。

分部：间脑分为上丘脑、背侧丘脑、后丘脑、底丘脑和下丘脑 5 部分。间脑的室腔为第三脑室。

（一）背侧丘脑

见图 18-2-8。

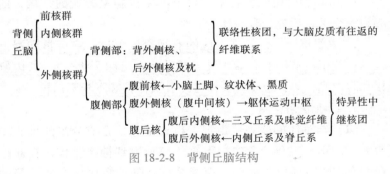

图 18-2-8 背侧丘脑结构

非特异性投射核团，包括在丘脑内侧面，第三脑室侧壁上的薄层灰质及丘脑间黏合内的中线核。内髓板内的若干板内核。在外侧核群与内囊之间的薄层灰质丘脑网状核。维持机体觉醒状态。

（二）后丘脑——特异性中继核

1. 内侧膝状体 是听觉传导通路在丘脑的中继站，接受下丘来的听觉纤维，发出纤维组成听辐射投射至颞叶的听觉中枢。

2. 外侧膝状体　为视觉传导通路的中继站，接受视束的传入纤维，继而发出纤维组成视辐射，投射至枕叶的视觉中枢。

（三）上丘脑——与嗅觉有关

包括松果体（内分泌腺）、缰连合、缰三角、丘脑髓纹和后连合。

（四）底丘脑——是中脑被盖和背侧丘脑的过渡区

仅在切面上见到，中脑的红核和黑质都伸延至此，含底丘脑核，属锥体外系的一部分。

（五）下丘脑——与内脏和内分泌活动有关

1. 下丘脑的范围　丘脑沟以下的第三脑室旁壁的结构，前界为视交叉，后界为乳头体的后缘。

2. 主要核团　位于视上区的有视交叉上核、室旁核和视上核等；位于结节区的有漏斗核（哺乳动物又称弓状核）、背内侧核和腹内侧核等；位于乳头体区的乳头体核和下丘脑后核。

3. 纤维联系

（1）与垂体的联系：由视上核和室旁核合成分泌的抗利尿激素（ADH）和催产素经视上垂体束投射到神经垂体，在此贮存并在需要时释放入血液；由漏斗核及邻近室周区合成分泌的多种激素释放因子或抑制因子经结节漏斗束投射到垂体门脉系统，调控腺垂体的内分泌功能。

（2）与边缘系统的联系：通过穹隆将海马结构和乳头体核相联系；经前脑内侧束将隔区、下丘脑（横贯下丘脑外侧区）和中脑被盖相联系；借终纹将隔区、下丘脑和杏仁体相联系。

（3）与丘脑、脑干和脊髓的联系：分别通过乳头丘脑束、乳头被盖束、背侧纵束下丘脑脊髓束与丘脑前核、中脑被盖、脑干副交感核、脊髓的侧角（交感节前神经元和骶髓的副交感节前神经元）相联系。

4. 下丘脑的功能 下丘脑是调节内脏活动的较高级中枢，对摄食、水平衡、内分泌等的调节起重要作用。

四、端脑——脑的最高级部位

（一）端脑的外形和分叶

左右 2 个大脑半球以大脑纵裂为界，以胼胝体相连。大脑和小脑之间以大脑横裂为隔。

1. 每个大脑半球有 3 个主要脑沟

（1）中央沟：在大脑半球背侧面中央，自后上→前下。

（2）外侧沟：起自半球下面→背外侧面，自前下→后上。

（3）顶枕沟：在半球内侧在后部。

2. 每个半球被上述 3 沟分成 5 叶

（1）额叶：在中央沟前方。

（2）顶叶：在中央沟后方，顶枕沟前方。

（3）枕叶：在顶枕沟后方。

（4）颞叶：在外侧沟下方。

（5）岛叶：在外侧沟的深处，被额、顶、枕、颞 4 叶所遮盖。

3. 大脑半球上外侧面的沟与回

额叶
- 中央前沟、额上沟、额下沟 3 沟把额叶分成 4 个脑回
- 中央前回：中央沟与中央前沟之间
- 额上回：额上沟以上
- 额中回：额上沟与额下沟之间
- 额下回：额下沟与外侧沟之间

中央后回 { 中央后沟、顶内沟

在中央沟与中央后沟之间

顶叶 { 顶上小叶：顶内沟与大脑上缘之间

顶下小叶：顶内沟以下的区域，主要脑回有缘上回和角回

颞叶 { 颞上沟、颞下沟

颞上回：颞上沟与外侧沟之间

颞横回：外侧沟下壁后部

颞中回：颞上沟与颞下沟之间

颞下回：颞下沟与大脑下缘之间

4. 大脑内侧面与下面的沟回

内侧面 { 中央旁小叶：中央前、后回向大脑内侧面的延续部分

扣带回：胼胝体沟与扣带沟之间

距状沟：位于胼胝体后下方呈弓形向后至枕叶后端

楔叶：距状沟与顶枕沟之间

舌回：距状沟下方皮质

额叶下面：眶回、嗅球、嗅束、嗅三角

下面 { 枕颞沟、侧副沟、海马沟

枕颞外侧回：枕颞沟与大脑下缘之间

枕颞内侧回：枕颞沟与侧副沟之间

海马旁回：位于侧副沟的内侧

钩：海马旁回前端的弯曲

齿状回、海马——海马结构

边缘叶：隔区（胼胝体下区、终板旁回）、扣带回、海马旁回、海马、齿状回。

（二）大脑皮质功能定位

1. 第 I 躯体运动区

（1）位置：中央前回、中央旁小叶前部（包括 4、6 区）。

（2）特点

1）上下颠倒，但头部是正的。

2）左右交叉。

3）身体各部投影区的大小取决于该部功能的重要性和复杂程度。

2. 第 I 躯体感觉区

（1）位置：中央后回、中央旁小叶后部（3、1、2 区）。

（2）特点

1）上下颠倒，但头部是正的。

2）左右交叉。

3）身体各部投影区的大小取决于该部感觉的敏感程度。

3. 第 1 视区　距状沟上、下的枕叶皮质（17 区），一侧视区接受双眼同侧半视网膜传来的冲动，即一侧视区管理双眼对侧半视野。

4. 第 1 听区　颞横回（41、42 区），每侧听区接受双侧听觉传入纤维。

5. 平衡觉区　中央后回下端。

6. 嗅觉区　在海马旁回钩的内侧部及其附近。

7. 味觉区　中央后回下端岛盖部。

8. 内脏运动中枢　位于边缘叶，在该叶的皮质区可找到呼吸、血压、瞳孔、胃肠和膀胱等各种内脏活动的代表区。因此认定，边缘叶是内脏神经功能调节的高级中枢。

9. 语言中枢

（1）运动性语言（说话）中枢：额下回后 1/3 部（44、45 区），受损产生运动性失语。

（2）书写中枢：额中回后部（6、8 区），受损产生失写症。

（3）听觉性语言（听话）中枢：颞上回后部（22 区），受损产生感觉性失语。

（4）视觉性语言（阅读）中枢：在顶下小叶的角回（39区），受损产生失读症。

一般认为，语言中枢在一侧大脑半球，即善用右手（右利）者在左侧半球，善用左手（左利）者的语言中枢也多在左侧半球，只有一部分人在右侧半球。

（三）端脑的内部结构

1. 基底核　大脑半球内的灰质核团，位于脑底附近。

（1）尾状核：与侧脑室相邻、分头、体、尾3部分。

（2）豆状核：位于岛叶深部。

尾状核和豆状核组成纹状体。在种系发生上，尾状核及壳是较新的结构，合称新纹状体，苍白球为较旧的结构，称旧纹状体。纹状体是锥体外系的重要组成部分，在调节躯体运动中起到重要作用。

（3）屏状核：位于岛叶皮质与豆状核之间。屏状核与豆状核之间的白质称外囊，屏状核与岛叶皮质之间的白质称最外囊。

（4）杏仁体：位于海马旁回钩的深面，与尾状核尾部相连接。属边缘系统。

2. 侧脑室　位于大脑半球内，左右各一，前部以室间孔（位于丘脑前结节与穹隆之间）与第三脑室相通。分4部分。

（1）中央部：位于顶叶内。

（2）前角：位于额叶内。

（3）后角：位于枕叶内。

（4）下角：位于颞叶内，最长，几达海马旁回的钩处。

　主治语录：中央部和下角内有脉络丛，是产生脑脊液的主要部分。

3．大脑皮质

（1）原（古）皮质：海马、齿状回。

（2）旧皮质：嗅脑。原皮质和旧皮质为 3 层结构。

（3）新皮质：6 层结构（Ⅰ分子层、Ⅱ外粒层、Ⅲ外锥体层、Ⅳ内粒、Ⅴ内锥体层、Ⅵ多形层）。

（四）大脑半球的髓质

1．联络纤维　联系同侧半球内各部分皮质的纤维。

（1）弓状纤维：联系相邻脑回。

（2）钩束：连接额、颞两叶的前部。

（3）上纵束：连接额、顶、枕、颞 4 叶。

（4）下纵束：连接枕、颞叶。

（5）扣带：位于扣带回、海马旁回深部，连接边缘系的各部。

2．连合纤维　连接左、右大脑半球皮质的纤维。

（1）胼胝体：连接两侧半球广泛区域，分为嘴、膝、干、压四部分。

（2）前连合：连接左、右嗅球和两侧颞叶。

（3）穹隆和穹隆连合：穹隆的部分纤维越至对侧，连接对侧海马。

3．投射纤维　由联系大脑皮质与皮质下结构间的上、下行纤维组成，大部分通过内囊。

内囊由宽厚的白质纤维板构成。位于丘脑、尾状核和豆状核之间。在水平切面上，内囊是一 V 形的白质板，分内囊前肢、内囊膝和内囊后肢三部。

（1）经内囊前肢的投射纤维：额桥束和由丘脑背内侧核投射到额叶前部的丘脑前辐射。

（2）经内囊膝部的投射纤维：皮质核束。

（3）经内囊后肢的投射纤维：皮质脊髓束、皮质红核束、顶枕颞桥束、丘脑中央辐射、丘脑后辐射、视辐射、听辐射等。当内囊损伤广泛时，患者会出现偏身感觉丧失（丘脑中央辐射受损），对侧偏瘫（皮质脊髓束、皮质核束损伤）和偏盲（视辐射受损）的"三偏"症状。

（五）边缘系统

1. 边缘系统的组成　扣带回、海马旁回围绕胼胝体，加上海马和齿状回共同组成边缘叶。边缘叶与其联系密切的皮质下结构如杏仁体、隔区、下丘脑、背侧丘脑的前核群等，共同组成边缘系统。

2. 功能

（1）个体保存（觅食、防御等）和种族保存（生殖行为）。

（2）调节内脏和情绪活动。

（3）参与脑的记忆活动。

历年真题

1. 成人脊髓圆锥下端平齐
   A. 第 12 胸椎体下缘
   B. 第 1 腰椎体上缘
   C. 第 1 腰椎体下缘
   D. 第 2 腰椎体上缘
   E. 第 2 腰椎体下缘

2. 第 4~5 胸椎受损伤，可累及脊髓的节段是
   A. 颈段
   B. 胸段
   C. 腰段
   D. 骶段
   E. 骶、尾段

3. 网状核相当于脊髓灰质 Rexed 分层模式
   A. Ⅰ层
   B. Ⅱ层
   C. Ⅲ层
   D. Ⅳ层
   E. Ⅴ层

4. 关于皮质脊髓束的描述，正确的是

A. 皮质脊髓前束部分纤维经白
质前连合交叉止于对侧前角
运动细胞

B. 皮质脊髓前束纵贯脊髓全长

C. 皮质脊髓束在脊髓都直接止
于前角运动细胞

D. 在脊髓内损伤皮质脊髓侧束
属下运动神经元损伤

E. 皮质脊髓前束仅止于同侧脊
髓灰质前角

5. 一侧薄束、楔束受损将会导致

A. 同侧受损平面以下 1~2 节段
皮肤的痛、温觉障碍

B. 同侧受损平面以下意识性本
体觉障碍

C. 对侧受损平面以下意识性本
体觉障碍

D. 对侧受损平面以下皮肤的
痛、温觉障碍

E. 对侧受损平面以下骨骼肌的
随意运动障碍

6. 关于脊髓丘脑束的描述，正确
的是

A. 传导对侧的痛、温觉与精细
触觉

B. 它的外侧与脊髓小脑后束
毗邻

C. 在白质前连合中交叉

D. 纤维起于对侧的后角边缘核

E. 只位于脊髓外侧索中

7. 在脑桥与疑核属于同一功能柱
的核团是

A. 三叉神经脑桥核

B. 面神经核

C. 上橄榄核

D. 上泌涎核

E. 孤束核

8. 关于孤束核的描述，正确的是

A. 含一级传入神经元胞体

B. 与味觉传导有关

C. 纵贯脑干全长

D. 孤束位于孤束核周围

E. 与面部皮肤触觉传导有关

参考答案：1. C　2. B　3. E
4. A　5. B　6. C
7. B　8. B

第十九章 神经系统的传导通路

核心问题

1. 躯干、四肢本体感觉通路的组成。

2. 躯干、四肢、头面部的痛、温觉通路的组成。

3. 视觉传导通路的组成和各部损伤的表现。瞳孔对光反射路径。

4. 锥体系的组成、行径及对各运动核的支配情况，面神经和舌下神经核上瘫与核下瘫所产生的症状及原理。

内容精要

神经系统一方面，感受器接受机体内外环境的各种刺激并将其转变成神经冲动，沿传入神经元传递至中枢神经系统相应部位，最后至大脑皮质高级中枢产生感觉。

另一方面，大脑皮质将这些感觉信息分析整合后发出指令，沿传出纤维经脑干和脊髓的运动神经元到达躯体和内脏效应器，引起反应。

神经系统传导通路，见图 19-0-1。

$$\text{感觉（上行）传导通路}\begin{cases}\text{本体感觉传导通路} \\ \text{（深感觉传导通路）} \end{cases}\begin{cases}\text{躯干、四肢}\begin{cases}\text{意识性}\\\text{非意识性}\end{cases}\\\text{头面部}\end{cases}$$

感觉（上行）传导通路

本体感觉传导通路（深感觉传导通路）
- 躯干、四肢
  - 意识性
  - 非意识性
- 头面部

痛湿觉、粗触觉和压觉传导通路（浅感觉传导通路）
- 躯干、四肢
- 头面部

视觉传导通路和瞳孔对光反射通路

听觉传导通路

平衡觉传导通路

内脏感觉传导通路
- 一般内脏感觉
- 特殊内脏感觉

运动（下行）传导通路

锥体系
- 皮质脊髓束
- 皮质核束

锥体外系
- 皮质-新纹状体-背侧丘脑-皮质环路
- 新纹状体-黑质环路
- 苍白球-底丘脑环路
- 皮质-脑桥-小脑-皮质环路

内脏运动传导通路
- 一般内脏运动
- 特殊内脏运动

图 19-0-1　神经系统传导通路

第一节　感觉传导通路

一、本体（深）感觉传导通路

深部感觉包括运动觉、位置觉和震动觉。

（一）躯干和四肢意识性本体感觉和精细触觉传导通路

该传导通路由 3 级神经元组成。第 1 级神经元为脊神经节内假单极神经元。第 2 级神经元的胞体在薄、楔束核内，由此二核发出的纤维在延髓形成内侧丘系交叉，交叉后的纤维转折向上，称内侧丘系。第 3 级神经元的胞体在背侧丘脑的腹后外侧核，皮质投射区主要为中央后回的中、上部和中央旁小叶的后部。

深感觉通路中，纤维的排列有明确的定位，在后索中由内侧向外侧依次排列为骶、腰、胸、颈部的纤维。

深部感觉传导通路损伤后的主要表现：薄束（传导躯干下部及下肢来的信息）、楔束（传导躯干上部及上肢来的信息）受损，可出现闭目站立时身体倾斜、摇晃、易跌倒，同时精细触觉和震动觉丧失。

（二）躯干和四肢非意识性本体感觉传导通路

此通路实际上是反射通路的上行部分，为传入至小脑的本体感觉，由 2 级神经元组成。第 1 级神经元为脊神经节内假单极神经元，其周围突分布于肌、腱、关节的本体感觉感受器，中枢突经脊神经后根的内侧部进入脊髓，终止于 $C_8 \sim L_2$ 节段胸核和腰骶膨大第 V~VII 层外侧部。

由胸核发出的第 2 级纤维向上经小脑下脚进入旧小脑皮质；由腰膨大第 V~VII 层外侧部发出的第 2 级纤维经小脑上脚止于旧小脑皮质。以上第 2 级神经元传导躯干（除颈部外）和下肢的本体感觉。传导上肢和颈部的本体感觉的第 2 级神经元胞体位于颈膨大部第 VI、VII 层和延髓的楔束副核，这两处神经元发出的第 2 级纤维也经小脑下脚进入小脑皮质。

小脑接受冲动后，经锥体外系反射性地调节肌张力和协调运动，以维持身体的平衡和姿势。

二、痛温觉、粗触觉和压觉（浅）传导通路

1. 躯干和四肢痛温觉、粗触觉和压觉传导通路　此通路（图 19-1-1）由 3 级神经元组成，第 1 级神经元为脊神经节细胞。第 2 级神经元的胞体主要位于脊髓灰质第 I、IV 到 VII 层，它们

发出纤维上升 1~2 节段经白质前连合到对侧上行，组成脊髓丘脑侧束和脊髓丘脑前束。第 3 级神经元胞体在背侧丘脑的腹后外侧核，皮质投射区主要为中央后回的中、上部和中央旁小叶的后部。

在脊髓内，脊髓丘脑束纤维的排列有一定的顺序：自外向内、由浅入深，依次排列着来自骶、腰、胸、颈部的纤维。因此，当脊髓内肿瘤压迫一侧脊髓丘脑束时，痛温觉障碍首先出现在身体对侧上半部（压迫来自颈、胸部的纤维）。若受到脊髓外肿瘤压迫，则发生感觉障碍的顺序相反。

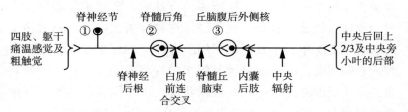

图 19-1-1　躯干和四肢痛温觉、粗触觉和压觉传导通路

2. 头面部的痛温觉和触压觉传导通路　此通路（图 19-1-2）由 3 级神经元组成，第 1 级神经元为三叉神经节。第 2 级神经元的胞体在三叉神经脊束核和三叉神经脑桥核内，它们发出纤维交叉到对侧，组成三叉丘系。第 3 级神经元位于腹后内侧核，其传出纤维经内囊后肢，投射到中央后回下部。

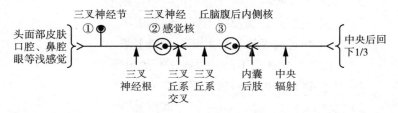

图 19-1-2　头面部的痛温觉和触压觉传导通路

在此通路中，若三叉丘系以上受损，则导致对侧头面部痛温觉和触压觉障碍；若三叉丘系以下受损，则同侧头面部痛温觉和触压觉发生障碍。

三、视觉传导通路和瞳孔对光反射通路

（一）视觉传导通路

此通路由 3 级神经元组成，眼球视网膜神经部外层的视锥细胞和视杆细胞为光感受器细胞，第 1 级神经元为视网膜的双极细胞。第 2 级神经元为视网膜的节细胞，节细胞的轴突在视神经盘处集合成视神经，视神经经视神经管入颅腔，形成视交叉。在视交叉中，来自两眼视网膜鼻侧半的纤维交叉，交叉后加入对侧视束，来自视网膜颞侧半的纤维不交叉，进入同侧视束。第 3 级神经元胞体在外侧膝状体，由外侧膝状体发出纤维组成视辐射，经内囊后肢投射到端脑距状沟两侧的视区。

1. 视野与视网膜间光线投射的相应关系

（1）视野：指眼球固定向前平视时，所能看到的空间范围。

1）中心视野：黄斑部所能感的空间范围。

2）周边视野：黄斑以外视网膜所感受的空间范围。

（2）视野投射

1）鼻侧半视野的光线投射到视网膜颞侧半。

2）颞侧半视野的光线投射到视网膜鼻侧半。

3）上半视野的光线投射射到视网膜下半。

4）下半视野的光线投射射到视网膜上半。

（3）视觉传导通路不同部位损伤时的视野变化

1）一侧视神经损伤→患侧眼全盲。

2）视交叉中部损伤→双眼视野颞侧偏盲。

3）视交叉外侧部损伤→患侧视野鼻侧偏盲。

4）一侧视束损伤
　　一侧视辐射损伤　　 } 双眼视野对侧同向性偏盲
　　一侧视觉中枢损伤

（二）瞳孔对光反射路程

1. 强光照一侧瞳孔→双侧瞳孔缩小，称为瞳孔对光反射，分直接对光反射（同侧瞳孔缩小）和间接对光反射（对侧瞳孔也缩小）。

2. 瞳孔对光反射路径　视网膜→视神经→视交叉→视束→上丘臂→顶盖前区→两侧动眼神经副核→动眼神经→睫状神经节→节后纤维→瞳孔括约肌收缩→两侧瞳孔缩小。

3. 不同部位损伤瞳孔对光反射表现（表 19-1-1）

表 19-1-1　不同部位损伤瞳孔对光反射表现

部　　位	患侧眼		健康侧眼	
	直接对光反射	间接对光反射	直接对光反射	间接对光反射
视神经损伤	丧失（-）	存在（+）	存在（+）	丧失（-）
动眼神经损伤	丧失（-）	丧失（-）	存在（+）	存在（+）

四、听觉传导通路

第 1 级神经元：为蜗神经节内的双极神经细胞，其周围突分布于内耳的螺旋器（或称 Corti 器）；中枢突组成蜗神经，与前庭神经伴行，在延髓和脑桥交界处入脑，止于蜗腹侧核和蜗背侧核。

第 2 级神经元：胞体在蜗腹侧核和蜗背侧核内，发出纤维大部分在脑桥内形成斜方体并交叉至对侧，至上橄榄核外侧折向上行，形成外侧丘系。外侧丘系的纤维经中脑被盖的背外侧部大多数止于下丘核。

第3级神经元：胞体在下丘核，其纤维经下丘臂止于内侧膝状体。

第4级神经元：胞体在内侧膝状体，发出纤维组成听辐射，经内囊后肢，止于大脑皮质颞横回的听觉区。

少数蜗腹侧核和蜗背侧核的纤维不交叉，进入同侧外侧丘系；还有一些蜗神经核发出的纤维在上橄榄核换神经元，然后加入同侧的外侧丘系。也有少数外侧丘系的纤维直接止于内侧膝状体。因此，听觉冲动是双侧传导的。若一侧通路在外侧丘系以上受损，不会产生明显症状，但若损伤了蜗神经、内耳或中耳，则将导致听觉障碍。

听觉的反射中枢在下丘。下丘内神经元发出纤维到上丘，再由上丘神经元发出纤维，经顶盖脊髓束下行至脊髓的前角细胞，完成听觉反射。

此外，大脑皮质听觉区还可发出下行纤维，经听觉通路上的各级神经元中继，影响内耳螺旋器的感受功能，形成听觉通路上的负反馈调节。

五、平衡觉传导通路

第1级神经元是前庭神经节内的双极神经元，其周围突分布于内耳半规管的壶腹嵴及前庭内的球囊斑和椭圆囊斑；中枢突组成前庭神经，与蜗神经一起经延髓和脑桥交界处入脑，止于前庭神经核群。

第2级神经元为前庭神经核群，由此核群发出的纤维向大脑皮质的投射径路尚不清，可能是在背侧丘脑的腹后核换神经元，再投射到颞上回前方的大脑皮质。由前庭神经核群发出纤维至中线两侧组成内侧纵束，其中，上升的纤维止于动眼、滑车和展神经核完成眼肌前庭反射（如眼球震颤）；下降的纤维至副神经脊髓核和上段颈髓前角细胞，完成转眼、转头的协调运动。

此外，由前庭神经外侧核发出纤维组成前庭脊髓束，完成躯干、四肢的姿势反射（伸肌兴奋、屈肌抑制）。前庭神经核群还发出纤维与部分前庭神经直接来的纤维，共同经小脑下脚进入小脑，参与平衡调节。

前庭神经核群还发出纤维与脑干网状结构、迷走神经背核及疑核联系，故当平衡觉传导通路或前庭器受刺激时，可引起眩晕、恶心呕吐等症状。

六、内脏感觉传导通路

（一）一般内脏感觉传导通路

一般内脏感觉是指嗅觉和味觉以外的心、血管、腺体和内脏的感觉（图 19-1-3）。

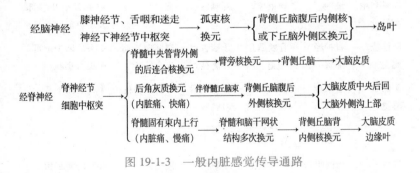

图 19-1-3　一般内脏感觉传导通路

（二）特殊内脏感觉传导通路

特殊内脏感觉传导通路指的是传导嗅觉和味觉的通路（图

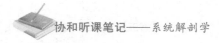

19-1-4)。

嗅觉　嗅细胞　——中枢突形成嗅丝——→　嗅球换元　——经嗅束、嗅三角和外侧嗅纹——→　{ 梨状前区、杏仁周区、杏仁体皮质内侧核

味觉　膝神经节、舌咽和迷走神经下神经节中　——→　孤束核上段　——→　背侧丘脑腹后内侧核　——→　额叶岛盖、岛叶

图 19-1-4　嗅觉和味觉传导通路

主治语录：见表 19-1-2。

表 19-1-2　主要感觉传导通路小结

传导通路	一级神经元	二级神经元	三级神经元	纤维交叉部位	投射中枢
意识性本体觉和精细触觉	脊神经节细胞	薄束核、楔束核	丘脑腹后外侧核	延髓丘系交叉	中央后回中上部、中央旁小叶后部及中央前回
肢体浅感觉	脊神经节细胞	脊髓后角细胞	丘脑腹后外侧核	脊髓白质前连合	中央后回中上部、中央旁小叶
头面浅感觉	三叉神经节	三叉神经脑桥核、三叉神经脊束核	丘脑腹后内侧核	延髓和脑桥	中央后回下部
视觉	视网膜双极细胞	视网膜节细胞	外侧膝状体	视交叉	枕叶内面距状沟周

第二节　运动传导通路

一、锥体系

1. 皮质脊髓束（图 19-2-1）　由中央前回中、上部和中央旁小叶前部皮质的锥体细胞轴突集中而成，下行经内囊后肢的前部、大脑脚底中 3/5 的外侧部和脑桥基底部至延髓锥体。在锥体下端，75%～90% 的纤维交叉到对侧，形成锥体交叉。交叉后的纤维继续于对侧脊髓侧索内下行，称皮质脊髓侧束。此束沿途发出侧支，逐节终止于前角细胞，支配四肢肌。

小部分未交叉的纤维在同侧脊髓前索内下行，称皮质脊髓前束。该束仅达上胸节，并经白质前连合逐节交叉至对侧，终止于前角细胞，支配躯干和上肢近端肌的运动。

皮质脊髓前束中有一部分纤维始终不交叉而止于同侧脊髓前角细胞，主要支配躯干肌。所以躯干肌是受两侧大脑皮质支配，一侧皮质脊髓束在锥体交叉前受损，主要引起对侧肢体瘫痪，而躯干肌运动无明显影响。在锥体交叉后受损，主要引起同侧肢体瘫痪。

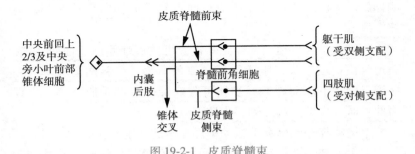

图 19-2-1　皮质脊髓束

实际上，皮质脊髓束只有 10%～20% 的纤维直接终止于前角细胞，大部分纤维需经中间神经元与前角细胞联系。

2. 皮质核束（图 19-2-2）　皮质核束主要由中央前回下部的锥体细胞的轴突集合而成，下行经内囊膝部至大脑脚底中 3/5 的内侧部，大部分终止于双侧脑神经运动核（动眼神经核、滑车神经核、展神经核、三叉神经运动核、面神经核上部、疑核和副神经脊髓核），支配眼外肌、咀嚼肌、面上部表情肌、胸锁乳突肌、斜方肌和咽喉肌。小部分纤维完全交叉到对侧，终止于面神经核下部和舌下神经核，支配对侧面下部表情肌和舌肌。

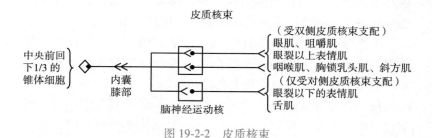

图 19-2-2　皮质核束

一侧上运动神经元受损，只会使对侧眼裂以下的面肌和对侧舌肌瘫痪，表现为病灶对侧鼻唇沟消失、口角低垂并向病灶侧偏斜、流涎、不能鼓腮露齿，伸舌时舌尖偏向病灶对侧，为核上瘫。

一侧面神经下运动神经元受损，可致病灶侧所有面肌瘫痪，表现为额横纹消失，眼不能闭，口角下垂，鼻唇沟消失等；一侧舌下神经下运动神经元受损可致病灶侧全部舌肌瘫痪，表现为伸舌时舌尖偏向病灶侧，为核下瘫。

上运动神经元瘫和下运动神经元瘫的区别，见表 19-2-1。

上运动神经元损伤（核上瘫）：指脊髓前角细胞和脑神经运动核以上的锥体系损伤，即锥体细胞或其轴突即锥体束的损伤。

下运动神经元损伤（核下瘫）：指脑神经运动核和脊髓前角

细胞以下的锥体系损伤，即脑神经运动核和脊髓前角细胞以及它们的轴突的损伤。

表 19-2-1 上运动神经元瘫和下运动神经元瘫的区别

	上运动神经元瘫	下运动神经元瘫
损害部位	皮质运动区、锥体系	脊髓前角细胞、脑干躯体运动核及两者的轴突
瘫痪的范围	较广泛、全肌群瘫	较局限、单一或几块肌瘫
肌萎缩	无或失用性肌萎缩	明显、早期即可出现
肌张力	增高，呈折刀样，称痉挛性瘫痪（硬瘫）	减低，称弛缓性瘫痪（软瘫）
反射	腱反射亢进，浅反射消失	腱反射、浅反射均消失
病理反射	有	无
肌纤维颤动	无	有

二、锥体外系

1. 定义 指锥体系以外的影响和控制躯体运动的一切传导路径，其结构十分复杂，包括大脑皮质（主要是躯体运动区和躯体感觉区）、纹状体、背侧丘脑、底丘脑、中脑顶盖、红核、黑质、脑桥核、前庭神经核、小脑和脑干网状结构等以及它们的纤维联系。

2. 主要环路

（1）皮质-新纹状体-背侧丘脑-皮质环路（图 19-2-3）。

（2）新纹状体-黑质环路：自尾状核和壳发出纤维，止于黑质，再由黑质发出纤维返回尾状核和壳。黑质神经细胞能产生和释放多巴胺，当黑质变性后，则纹状体内的多巴胺含量亦降低，与 Parkinson 病（帕金森病）的发生有关。

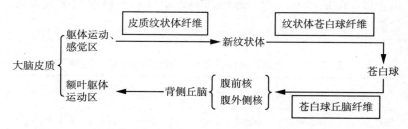

图 19-2-3　锥体外系通路——皮质-新纹状体-背侧丘脑-皮质环路

（3）苍白球-底丘脑环路：苍白球发出纤维止于底丘脑核，后者发出纤维经同一途径返回苍白球，对苍白球发挥抑制性反馈影响。一侧底丘脑核受损，丧失对同侧苍白球的抑制，对侧肢体出现大幅度颤搐。

（4）皮质-脑桥-小脑-皮质环路（图 19-2-4）。

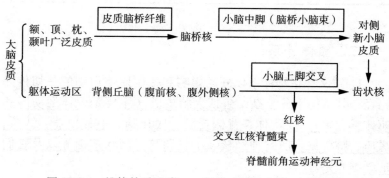

图 19-2-4　锥体外系通路——皮质-脑桥-小脑-皮质环路

3. 主要功能

（1）调节肌张力。

（2）协调肌肉的活动。

（3）维持和调整姿势、体态、进行规律性和习惯的运动。

（4）协调随意活动。

第三节　神经系统传导通路的相关递质

一、胆碱能通路

胆碱能通路以乙酰胆碱为神经递质。乙酰胆碱在神经元胞体内合成，经轴浆运输至末梢，贮存于突触囊泡，释放后作用于靶细胞。通路的分布十分广泛。主要有：①运动传导通路的下运动神经元（脑神经运动核和脊髓前角细胞），控制随意运动；②脑干网状结构非特异性上行激动系统；③脊髓后角→背侧丘脑→大脑皮质的特异性感觉投射；④交感神经节前神经元，副交感神经节前和节后神经元，司内脏活动。

二、胺能通路

（一）去甲肾上腺素能通路

见图 19-3-1。

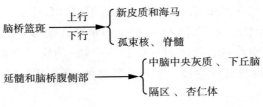

图 19-3-1　去甲肾上腺素能通路

（二）肾上腺能通路

肾上腺能通路由延髓（背侧、中缝背侧、腹外侧网状核）

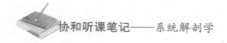

发出纤维上行至迷走神经背核、孤束核、蓝斑、缝核、丘脑中线核群、下丘脑；下行至脊髓中间外侧核。

（三）多巴胺能通路

多巴胺能通路包括：①黑质纹状体系。②脚间核边缘系统（隔区、杏仁体、扣带回等）。③下丘脑弓状核正中隆起系。

（四）5-羟色胺能通路

见图 19-3-2。

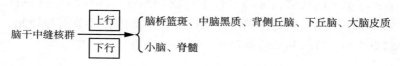

图 19-3-2　5-羟色胺能通路

三、氨基酸能通路

参与神经传导的氨基酸有兴奋性和抑制性两类，前者包括天冬氨酸、谷氨酸；后者包括 γ 氨基丁酸（GABA）、甘氨酸和牛磺酸。其中，以 GABA 能通路分布最广。GABA 能通路包括：纹状体-黑质路径、隔区海马路径、小脑-前庭外侧核路径、小脑皮质-小脑核往返路径、下丘脑乳头体-新皮质路径、黑质-上丘路径等。

四、肽能通路

在中枢和周围神经系内广泛存在着多种肽类物质，它们执行着神经递质或调质的功能。其中研究较多的有 P 物质能通路、生长抑素能通路、后叶加压素和催产素能通路等。

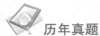 **历年真题**

1. 与端脑相连的脑神经是
   A. 动眼神经
   B. 嗅神经
   C. 滑车神经
   D. 视神经
   E. 三叉神经
2. 躯体运动性脑神经核不包括

   A. 展神经核
   B. 舌下神经核
   C. 滑车神经核
   D. 迷走神经核
   E. 动眼神经核

参考答案：1. B 2. D

第二十章 脑和脊髓的被膜、血管及脑脊液循环

核心问题

1. 脊髓被膜的形态特征。
2. 蛛网膜下腔和硬膜外腔位置、特性。
3. 硬脑膜及硬脑膜窦的解剖特点。海绵窦的位置、内容物及交通。
4. 脑室系统以及脑脊液的产生和循环途径。
5. 颈内动脉、椎动脉和基底动脉的行径及其主要分支分布。
6. Willis 环的组成。了解脑的浅、深静脉的主要属支和回流情况。

内容精要

脑和脊髓的表面包有 3 层被膜，由外向内依次为硬膜、蛛网膜和软膜，有支持、保护脑和脊髓的作用。

第一节 脑和脊髓的被膜

一、脊髓的被膜

（一）硬脊髓

厚而坚韧，上端附于枕骨大孔边缘，下部在 S_2 逐渐变细，

包裹马尾，末端附于尾骨。

1. 硬膜外隙

位置：位于硬脊膜与椎管内面骨膜之间的疏松间隙。

内容：疏松结缔组织、脂肪、淋巴管和静脉丛，此隙略呈负压，有脊神经根通过。

临床意义：硬膜外麻醉。

2. 硬膜下隙　硬脊髓和脊髓蛛网膜之间。

（二）脊髓蛛网膜

为半透明薄膜，位于硬脊膜与软脊膜之间，下隙向上与脑蛛网膜相延续。

1. 蛛网膜下腔　脊髓蛛网膜与软脊膜之间，腔内充满脑脊液。脊髓蛛网膜下隙与脑蛛网膜下隙相通。

2. 终池　蛛网膜下隙下部，自脊髓下端至 S_2 水平扩大，内有马尾。

临床意义：临床上常在第 3、4 或第 4、5 腰椎间行腰椎穿刺，以抽取脑脊液或注入药物（临床上的腰麻）而不伤及脊髓。

（三）软脊膜

薄而富有血管，紧贴脊髓表面，在脊髓下端形成终丝；在脊神经前后根之间形成齿状韧带，其尖端附于硬脊膜上，起固定脊髓的作用，还可作为椎管内手术的定位标志。

临床意义：脊髓借齿状韧带和脊神经根固定于椎管内，并浸泡于脑脊液中，连同硬膜外隙内的脂肪组织和椎内静脉丛的弹性垫作用，使脊髓不易遭受因外界震荡而造成的损伤。齿状韧带还可作为椎管内手术的标志。

二、脑的被膜

（一）硬脑膜

1. 特点

（1）由两层合成，内层较外层坚厚，两层之间有丰富的血管和神经。

（2）外层兼具颅骨内骨膜的作用，与颅盖骨连接疏松，易分离，当硬脑膜血管损伤时，可在硬脑膜与颅骨之间形成硬膜外血肿。

主治语录：在颅底部与颅骨结合紧密，故颅底骨折时，易将硬脑膜与脑蛛网膜同时撕裂，使脑脊液外漏。

2. 硬脑膜的内层折叠形成若干板状突起，深入脑各部之间，以更好地保护脑。硬脑膜形成的结构，见表 20-1-1。

表 20-1-1　硬脑膜形成的结构

名　称	特　点
大脑镰	伸入两侧大脑半球之间
小脑幕	伸入大、小脑之间，其前内侧缘游离形成幕切迹
小脑镰	伸入两侧小脑半球之间
鞍膈	位于蝶鞍上方，封闭垂体窝，其正中有一小孔有漏斗通过

3. 硬脑膜在某些部位两层分开，内面衬以内皮细胞，构成硬脑膜窦，内含静脉血，窦壁无平滑肌，不能收缩，故损伤时难止血，容易形成颅内血肿。

（1）上矢状窦：位于大脑镰上缘。

（2）下矢状窦：位于大脑镰下缘。

（3）直窦：大脑镰与小脑幕相接处，向后通窦汇。

（4）横窦：枕骨内面横窦沟内。

（5）乙状窦：位于乙状沟内。

（6）海绵窦：蝶鞍两侧，窦内有颈内动脉、展神经通过；窦外侧壁有动眼神经、滑车神经、眼神经和上颌神经通过；借眼静脉与面静脉交通，借卵圆孔静脉与翼丛相交通。

（7）岩上窦与岩下窦：分别位颞骨岩部的上缘和后缘。

硬脑膜窦内血流方向，见图 20-1-1。

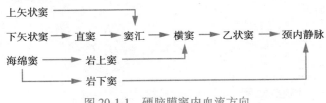

图 20-1-1　硬脑膜窦内血流方向

（二）脑蛛网膜

脑蛛网膜薄而透明，缺乏血管和神经，与硬脑膜之间有硬膜下腔。

1. 蛛网膜下腔　位于蛛网膜与软脑膜之间，内充满脑脊液。此隙向下与脊髓蛛网膜下腔相通。

蛛网膜下池：蛛网膜下腔扩大处。

（1）小脑延髓池：小脑与延髓之间，临床上可在此进行穿刺，抽取脑脊液进行检查。

（2）脚间池：中脑的两大脑脚之间。

（3）交叉池：视交叉前方。

（4）桥池：脑桥腹侧。

（5）上池：胼胝体压部与小脑上面之间。

2. **蛛网膜颗粒** 由蛛网膜在上矢状窦附近突入窦内形成的绒毛状突起，为脑脊液回流入脑膜窦的结构。

（三）软脑膜

薄而富有血管，覆盖于脑的表面并深入沟裂内。

1. **脉络组织** 在脑室一定部位，软脑膜及其血管与室管膜上皮共同构成脉络组织。

2. **脉络丛** 脉络组织中的血管反复分支成丛，连同其表面的软脑膜和室管膜上皮突入脑室形成脉络丛，是产生脑脊液的主要结构。

第二节 脑和脊髓的血管

一、脑的血管

（一）脑的动脉

颈内动脉：供应大脑半球前2/3及部分间脑。

椎-基底动脉：供应大脑半球后1/3、间脑后部、小脑和脑干。

这两系动脉在大脑的部分可分为皮质支和中央支。皮质支营养大脑皮质及其深面的髓质，中央支供应基底核、内囊及间脑等。

1. 颈内动脉

（1）行程：颈总动脉→颈内动脉（①颈部）→颈动脉管（②岩部）→海绵窦（③海绵窦部）→前床突（④前床突上部）。

（2）分支

1）大脑前动脉
- 皮质支：分布于顶枕沟以前大脑半球内侧面、额叶底面的一部分和额、顶叶上外侧面的上部
- 中央支：供应尾状核、豆状核的前部和内囊前肢

2）大脑中动脉
- 皮质支：营养大脑半球上外侧面的大部分和岛叶
- 中央支（豆纹动脉）：垂直向上进入脑实质，营养豆状核、尾状核、内囊膝和内囊后肢

3）脉络丛前动脉→侧脑室脉络丛，沿途发出分支供应外侧膝状体、内囊后肢的后下部、大脑脚底的中 3/5 及苍白球等。

4）后交通动脉：连于大脑后动脉。

2. 椎动脉

（1）行程：锁骨下动脉→椎动脉→穿第 6 至第 1 颈椎横突孔→枕骨大孔入颅腔→脑桥下缘两椎动脉合成一条基底动脉。

（2）椎动脉的分支
- 脊髓前动脉→脊髓
- 脊髓后动脉
- 小脑下后动脉→小脑下面后部、延髓后外侧部
- 小脑下前动脉→小脑下面的前部

（3）基底动脉的分支
- 迷路动脉→内耳迷路
- 脑桥动脉→脑桥基底部
- 小脑上动脉→小脑上部
- 大脑后动脉
  - 皮质支：颞叶内侧面和底面及枕叶
  - 中央支：背侧丘脑、内外侧膝状体、下丘脑和底丘脑

3. 大脑动脉环（Willis 环）

（1）构成：由前交通动脉、两侧大脑前动脉起始段、两侧颈内动脉末端，后交通动脉和两侧大脑后动脉共同构成。

（2）位置：脑底下方、蝶鞍上方，环绕视交叉、灰结节及乳头体周围。

（3）作用：此环使两侧颈内动脉系与椎基底动脉系相交通。正常情况下，大脑动脉环两侧的血液不相混合，而是一种代偿的潜在结构。当此环的某一处发育不良或阻塞时，可在一定程度上通过此环使血液重新分配和代偿，以维持脑的血液供应。

据统计，国人约有 48% 的大脑动脉环发育不全或异常，不正常的动脉环易出现动脉瘤，大脑前动脉与前交通动脉的连接处是动脉瘤的好发部位。

（二）脑的静脉

1. 特点　①不与动脉伴行。②壁薄无瓣膜。③分浅、深两组，吻合丰富。

2. 浅静脉

（1）大脑上静脉（外侧沟以上），收集大脑半球上外侧面和内侧面上部的血液→上矢状窦。

（2）大脑中静脉

1）浅静脉收集半球上外侧面近外侧沟附近的静脉→海绵窦。

2）深静脉收集岛叶的血液与大脑前静脉和纹状体静脉汇合成→基底静脉→大脑大静脉。

（3）大脑下静脉（外侧沟以下），收集大脑半球上外侧面下部和半球下面的血液→横窦和海绵窦。

3. 深静脉　大脑内静脉由脉络膜静脉和丘脑纹静脉在室间孔后上缘合成，向后至松果体后方，与对侧的大脑内静脉汇合成→一条大脑大静脉（Galen 静脉）。

大脑大静脉很短，收纳大脑半球深部髓质、基底核、间脑和脉络丛等处的静脉血，在胼胝体压部的后下方→注入直窦。

二、脊髓的血管

（一）脊髓的动脉

脊髓的动脉有两个来源，即椎动脉和节段性动脉。椎动脉发出脊髓前动脉和脊髓后动脉。它们在下行过程中，不断得到节段性动脉（由颈升动脉、肋间后动脉、腰动脉和骶外侧动脉等发出）分支的补充以保障足够的血液供应脊髓。

1. 脊髓前动脉　由椎动脉末端发出，左、右脊髓前动脉在延髓腹侧合成干，沿前正中裂下行至脊髓末端。

2. 脊髓后动脉　自椎动脉发出向后行，经枕骨大孔出颅后沿脊髓后外侧沟下行，直至脊髓末端。

（二）脊髓的静脉

脊髓内的小静脉最后汇合成脊髓前、后静脉→前、后根静脉→硬膜外隙的椎内静脉丛。

第三节　脑脊液及其循环

脑脊液是充满脑室系统（左右侧脑室、第三脑室、第四脑室）、蛛网膜下隙和脊髓中央管的无色透明液体。

一、脑脊液产生部位

主要由各脑室的脉络丛产生，少量由室管膜上皮和毛细血管产生。脑脊液总量成人平均约 150ml。

二、循环途径

侧脑室→室间孔→第三脑室→中脑水管→第四脑室→第四脑室正中孔及两个外侧孔→蛛网膜下腔→蛛网膜颗粒→上矢状窦→回流入血。

三、功能

1. 运输营养物质及代谢产物。
2. 缓冲震荡、保护脑和脊髓。
3. 维持颅内压及脑组织渗透压。

四、接触脑脊液的神经元系统

这些神经元接受脑脊液的化学和物理刺激、释放神经活性物质至脑脊液，执行感受、分泌和调节的功能。

第四节 脑 屏 障

一、组成

1. 血-脑屏障
位置：血液与脑和脊髓的神经细胞之间。
结构：脑和脊髓内毛细血管内皮细胞无窗孔，紧密连接；毛细血管基膜；胶质膜。
2. 血-脑脊液屏障
位置：脑室脉络丛的血液与脑脊液之间。
结构：脉络丛上皮建有闭锁小带相连。
3. 脑脊液-脑屏障
位置：脑室和蛛网膜下腔的脑脊液与脑和脊髓的神经细胞之间。

结构：室管膜上皮、软脑膜和软脑膜下胶质膜。

二、功能

保护脑和脊髓免受内、外环境各种物理、化学因素的影响，维持相对稳定的状态。

 历年真题

1. 脊髓的被膜由外向内依次为
   A. 硬脊膜、蛛网膜、软脊膜
   B. 硬脊膜、软脊膜、蛛网膜
   C. 软脊膜、蛛网膜、硬脊膜
   D. 软脊膜、硬脊膜、蛛网膜
   E. 蛛网膜、硬脊膜、软脊膜

2. 硬膜外隙
   A. 在硬脑膜与颅骨内面骨膜之间
   B. 在硬脊膜与椎管内面骨膜之间
   C. 在蛛网膜与软膜之间
   D. 在蛛网膜与硬膜之间
   E. 在硬脑膜与椎管内面骨膜之间

3. 蛛网膜下腔
   A. 在蛛网膜与软脊膜之间
   B. 在蛛网膜与硬脊膜之间
   C. 脑蛛网膜下腔与脊髓蛛网膜下腔不通
   D. 第 1 腰椎体以下无此腔隙
   E. 腔内为负压

4. 脊髓蛛网膜
   A. 位于软脊膜的内面
   B. 位于硬脑膜的外面
   C. 其外面有脑脊液流动
   D. 与硬脊膜之间有终池
   E. 与软脊膜之间的间隙称蛛网膜下腔

5. 终池
   A. 位于蛛网膜下腔的中部
   B. 在硬膜下隙内
   C. 内有马尾
   D. 不与脑蛛网膜下腔相通
   E. 自脊髓中部至第 2 骶椎水平

6. 硬脑膜形成的结构不包括
   A. 大脑镰
   B. 小脑幕
   C. 海绵窦
   D. 筛窦
   E. 鞍膈

7. 分布于大脑顶枕沟以前的半球内侧面的动脉是
   A. 大脑中动脉

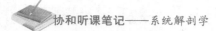

B. 大脑前动脉

C. 大脑后动脉

D. 前交通动脉

E. 基底动脉

8. 产生脑脊液处在

A. 蛛网膜粒

B. 脉络丛

C. 蛛网膜

D. 软脑膜

E. 软脊膜

9. 有关脑脊液的叙述，错误的是

A. 脑脊液由脉络丛产生

B. 侧脑室的脑脊液经室间孔入第三脑室

C. 由第三脑室经正中孔入第四脑室

D. 由第四脑室经正中孔和两个外侧孔入蛛网膜下腔

E. 经蛛网膜粒渗入硬脑膜窦

参考答案：1. A　2. B　3. A

4. E　5. C　6. D

7. B　8. B　9. C

第二十一章　内分泌系统

核心问题

1. 甲状腺、甲状旁腺、肾上腺、胸腺、松果体的位置、形态。

2. 脑垂体的位置、形态、分部。

内容精要

内分泌系统由内分泌腺和内分泌组织组成。内分泌腺的毛细血管丰富，无导管，分泌的物质称为激素。激素直接进入血液循环，作用于特定的靶器官。内分泌腺包括垂体、甲状腺、甲状旁腺、肾上腺、松果体、胸腺和生殖腺等。

一、垂体

1. 位置　颅底蝶鞍的垂体窝内。

2. 形态　灰红色椭圆形小体，成人重 0.5~0.6g。

（1）腺垂体：分远侧部、结节部和中间部。前两者合称垂体前叶。分泌生长激素、促甲状腺激素、促肾上腺皮质激素、促腺性激素，后 3 种激素分别促进甲状腺、肾上腺皮质的生殖腺的分泌活动。

（2）神经垂体：神经部和腺垂体的中间部又合称为垂体后

叶，能贮存和释放视上核、室旁核的神经内分泌细胞合成的抗利尿激素（加压素）和催产素（缩宫素）。抗利尿激素主要促进肾远曲小管和集合管重吸收水，使尿液浓缩，若抗利尿激素分泌减少可导致尿崩症。催产素可促进子宫平滑肌收缩，还可促进乳腺分泌。

3. 临床

（1）生长激素

幼年分泌不足——侏儒症。

分泌过多在骨骼发育成熟前——巨人症。

骨骼发育成熟后——肢端肥大症。

（2）泌乳素：一种多肽激素，也叫催乳素（PRL），是脑垂体所分泌的激素中的一种。由集中于垂体后方两侧的专一细胞所分泌，与生长激素源于同一细胞。分泌过度——高泌乳素血症，闭经泌乳综合征。

二、甲状腺

1. 形态、位置　呈 H 形。侧叶位于喉下部与气管颈部的前外侧。上平甲状软骨中点，下至第 6 气管软骨，后方平对第 5~7 颈椎。甲状腺峡：位于第 2~4 气管软骨前方。

2. 甲状腺的被膜

纤维囊（真被膜）：峡部固定带。

甲状腺鞘（假被膜）：甲状腺悬韧带，甲状腺侧韧带。

3. 功能　分泌甲状腺素，调节机体基础代谢和生长发育，尤其对骨骼和神经系统。

4. 临床

（1）甲状腺功能亢进：基础代谢增高，心率增快，失眠烦躁，体重降低，眼球突出。

（2）甲状腺功能不全：黏液性水肿。

（3）先天性甲状腺发育不全：呆小症。

（4）单纯性甲状腺肿：缺碘引起。

三、甲状旁腺

1. 形态　棕黄色，黄豆大小，上、下两对。

2. 位置

上甲状旁腺：甲状腺侧叶后缘上、中 1/3 交界处，纤维囊和甲状腺鞘之间。

下甲状旁腺：多位于甲状腺侧叶后缘下端近甲状腺下动脉处。

3. 功能　调节钙磷代谢，维持血钙平衡。

4. 临床

（1）甲状旁腺切除：血钙降低，引起肌肉抽搐。

（2）功能亢进：血钙增高，引起骨质疏松，易骨折。

（3）功能不足：骨和牙齿过度骨化，血钙降低，神经兴奋性增高。

四、肾上腺

1. 形态、位置

位于肾上端的上内方。左肾上腺似半月形，右肾上腺似三角形。

2. 功能

皮质：分泌盐皮质激素、糖皮质激素调节水、盐和碳水化合物的代谢及性激素影响第二性征。

髓质：分泌肾上腺素和去甲肾上腺素，使心率加快、心收缩力加强；小动脉平滑肌收缩，维持血压稳定。

五、松果体

位置：上丘脑缰连合的后上方，附于第三脑室顶的后部。

功能：合成和分泌褪黑激素，可限制性激素的释放，进而抑制性腺的发育。褪黑素参与调节生殖系统的发育、月经周期的节律和许多神经功能活动。

临床：松果体病变可导致性早熟或生殖器官的过度发育。

六、胰岛

位置与功能：散在于胰腺实质内的细胞团，分泌胰岛素，调节血糖浓度。

临床：胰岛素分泌不足——糖尿病。

七、胸腺

位置：上纵隔的前部，胸骨柄的后方，由左、右两叶组成。

功能：分泌胸腺素和促胸腺生成素等激素，使原始淋巴细胞转化为既有免疫能力的 T 淋巴细胞。

八、生殖腺

1. 睾丸——男性生殖腺

位置：阴囊内。

功能：产生精子和雄激素。雄激素激发男性第二性征的出现，并维持正常的性功能，同时有促使生精细胞发育成精子及促进人体的合成代谢活动。

2. 卵巢——女性生殖腺

位置：位于盆腔侧壁的卵巢窝内。

功能：可产生卵泡。卵泡壁的细胞主要产生雌激素和孕激素。卵泡排卵后转变成黄体，黄体可分泌孕激素和雌激素。雌激素可刺激子宫、阴道和乳腺的生长发育，出现并维持女性第二性征。孕激素的主要作用是促进子宫内膜在雌激素作用的基础上继续生长发育，为受精卵着床在子宫内做准备，亦促进乳腺的发育，为哺乳做准备。

历年真题

1. 能分泌多种促激素促进其他内
   分泌腺的分泌活动的是
   A. 甲状腺
   B. 肾上腺
   C. 腺垂体
   D. 神经垂体
   E. 松果体

2. 在神经垂体内贮存的激素有
   A. 抗利尿激素和缩宫素
   B. 生长激素和抗利尿激素
   C. 促甲状腺素和生长激素
   D. 生长激素和促肾上腺皮质
      激素
   E. 抗利尿激素和促性腺激素

3. 分泌物能调节机体基础代谢
   的是
   A. 垂体
   B. 甲状腺
   C. 甲状旁腺

   D. 松果体
   E. 胸腺

4. 除具有内分泌功能外还能产生
   T淋巴细胞的是
   A. 松果体
   B. 肾上腺
   C. 垂体
   D. 甲状旁腺
   E. 胸腺

5. 儿童时期，分泌功能低下会导
   致呆小症的是
   A. 垂体
   B. 松果体
   C. 甲状腺
   D. 甲状旁腺
   E. 肾上腺

参考答案：1. C　2. A　3. B
　　　　　　4. E　5. C